The Science *of* Beauty

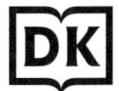

The Science of Beauty

뷰티의 과학

Dr. 미셸 윙 지음
김민경 옮김

시그마북스

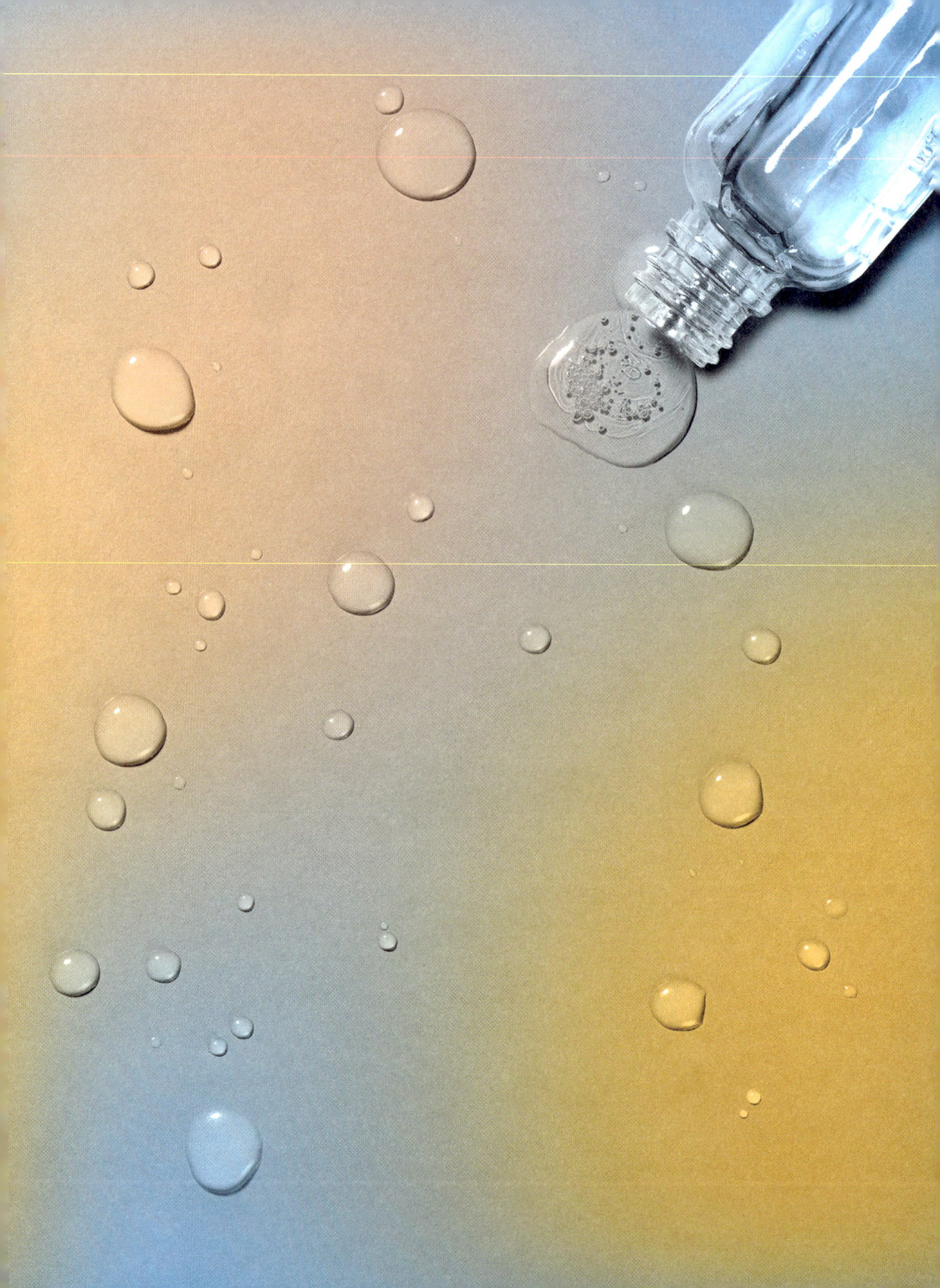

아름다움이란 무엇일까?	6
뷰티케어의 기초	10
일상적인 스킨케어	52
스킨케어의 모든 것	96
모발	138
메이크업	178
손톱	218
용어 해설	244
참고 자료	246
찾아보기	250
감사의 글	254

CONTENTS

아름다움이란 무엇일까?

아름다움이란 주관적이고도 가치 있는 개념으로, 이를 한마디로 정의하기란 거의 불가능하다. 아름다움은 우리가 이 세상과 타인을 경험해 나가는 데 피할 수 없는 요소다.

"아름다움은 보는 이의 눈에 따라 다르다."라는 말이 있다. 다만 많은 이들이 선호하는 아름다움의 기준은 국경을 초월한 보편성을 지닌다. 연구에 따르면 많은 사회에서 젊음, 대칭형 얼굴, 행복해 보이는 모습과 같은 특정 외모를 매력적이라 여긴다. 이와 관련된 한 이론은 아름다움이 진화에 따른 본능일 수 있음을 시사한다. 대칭형 얼굴의 아름다움은 건강한 상태를, 젊음에 따른 아름다움은 곧 활발한 생식 능력을 의미할 수 있기 때문이다. 또 다른 한 연구에서는, 한 국가 내 사람들의 얼굴 사진을 조합해 '평균적' 외모의 얼굴을 생성한 다음 그 국가의 사람들에게 보여 주었다. 사람들은 더 많은 얼굴을 조합한 사진일수록 더욱 매력적인 외모로 여겼다. 다시 말해 한 사회 혹은 문화 내에서 아름다운 외모란 결국 가장 익숙한 외모였던 것이다.

그렇기는 해도 아름다움의 기준은 개인마다 다양하게 나타날 수 있으며, 그러한 개인의 기준은 문화적인 기준, 대중 매체, 개인의 취향에 따라 달라진다. 옷차림도 해마다 유행이 바뀌며 동일한 문화권에서도 각각의 집단마다 아름다움과 스타일에 대한 고유의 선호 기준이 존재한다. 어떤 문화권에서는 까무잡잡한 피부색을 선호하고 다른 문화권에서는 뽀얀 피부를 선호한다. 물론 오늘날의 미적 기준을 살펴볼 때 서구 중심의 이상적인 미적 기준을 퍼뜨려 놓은 식민지화 및 세계화의 영향을 감안하지 않을 수 없다. 그 영향으로 많은 사회에 건전하지 못한 미적 기준이 정착되었기 때문이다. 비현실적이기까지 한 이상적인 외모와 전혀 다른 외모를 지닌 이들은 특히나 그러한 사회 분위기에 동조해야 한다는 압박에 시달리기도 해서 결국 자신의 신체에 만족하지 못하고 때로는 외모에 따른 차별을 심하게 겪기도 한다.

뷰티 산업

뷰티, 즉 아름다움은 추상적 개념만은 아니다. 그 자체만으로 거대 산업을 이루며, 여러 뷰티 제품 및 뷰티 관련업은 우리 일상에서 다양한 기능을 한다. 그중에는 건강이나 위생이 목적인 경우도 많지만 순전히 외모를 가꾸기 위한 목적도 중요할 수 있다. 사회생활을 하면서 자신을 주체적으로 표현함에 따라 삶의 만족도 및 자신감을 고취하는 수단이 될 수 있기 때문이다. 경제적인 효과를 볼 수도 있다. 불공평한 현실이기는 해

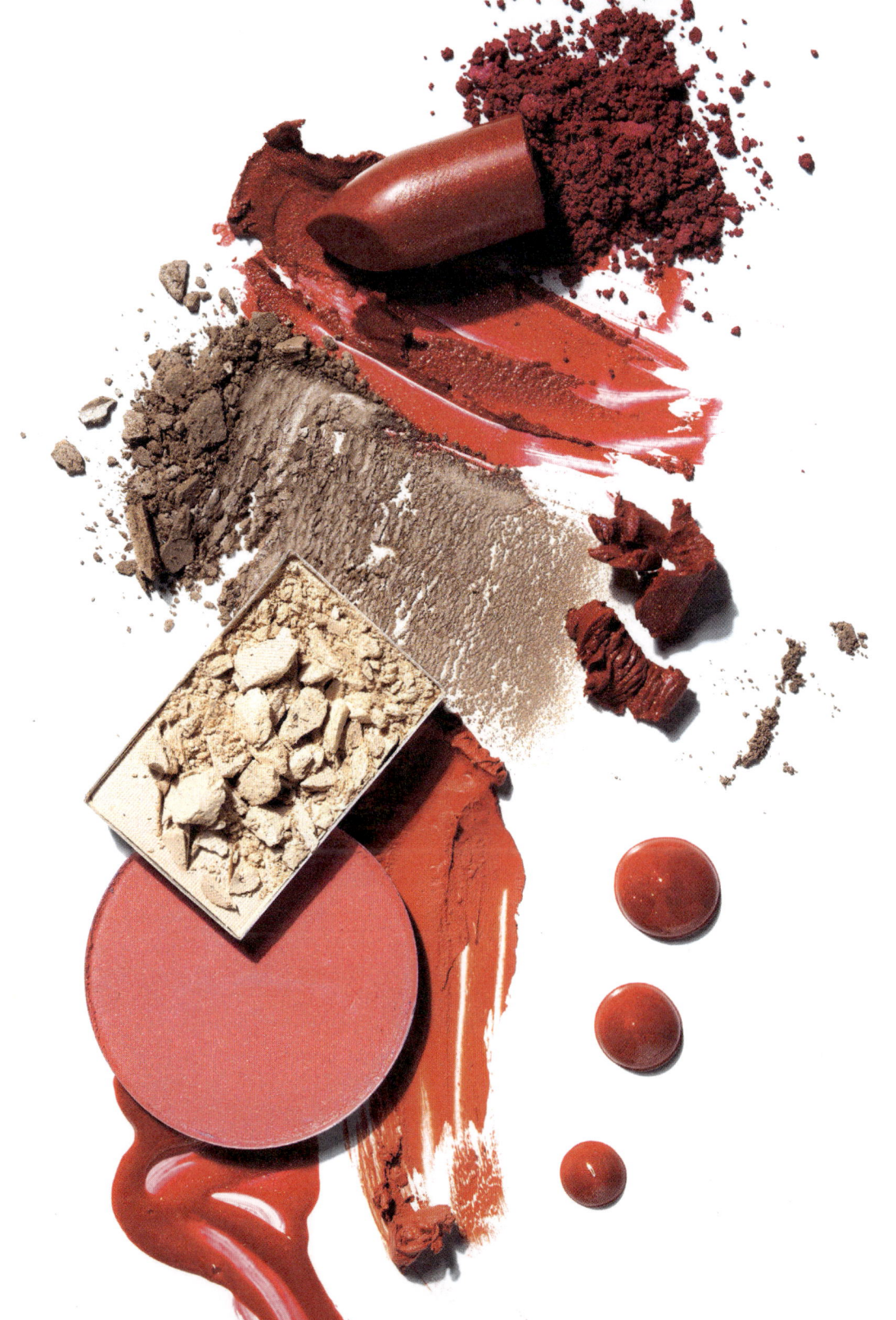

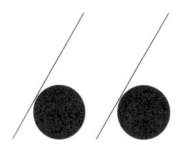

뷰티, 즉 아름다움은
추상적 개념만은 아니다.
그 자체만으로 거대 산업을
이루며, 여러 뷰티 제품 및
뷰티 관련업은 우리 일상에서
다양한 기능을 한다.

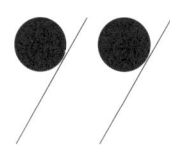

도 관련 연구에 따르면 매력적인 신체 조건을 지닌 사람이 평균적으로 소득 수준이 더 높다. 이러한 현실에서 뷰티 산업은 불공평함을 극복하는 데 도움이 될 수 있는 것이다.

다만 뷰티 산업은 그리 바람직하지 않은 미의 기준을 정립하는 데 일조하기도 했다. 지난 수십 년간 매끈하게 보정을 거친 화장품 광고는 거의 획일화된 '미모'의 기준을 정착시켰다. 다행히 최근 몇 년간 이에 대항해 다양성을 추구하려는 움직임이 나타났다. 제품 마케팅은 소비자의 불안 심리를 이용하는 전략을 쓰곤 한다. 해당 제품을 쓰면 더 젊고 날씬해 보일 것이고, 모공이나 셀룰라이트 같은 자연적인 인체의 특성을 제거해 준다고 유혹한다. 기업은 일단 문제점을 만들어 내고 이를 해결해 줄 신제품을 출시하는 방식으로 막대한 수익을 올린다. 이 책에서는 뷰티에 관한 일반적인 관심 주제를 과학적으로 풀어 보고자 한다. 이 책을 읽으면서 우리가 원하는 아름다움의 기준이 실은 우리 사회의 기대치에 맞게 형성된 경우가 많다는 점, 그리고 외모로는 인간으로서 우리의 가치를 판단할 수 없다는 점을 잊지 말기 바란다.

근거 없는 소문과 잘못된 정보

내가 2011년에 <랩 머핀 뷰티 사이언스(Lab Muffin Beauty Science)>를 설립한 이유는 각종 뷰티 제품이 어떻게 효과를 내는지에 대해 공개된 정보 자체도 부족하거니와 그러한 제품에 관한 잘못된 정보가 제대로 검증되지도 않은 채 온라인상에 엄청나게 퍼져 있다는 사실에 불만을 느꼈기 때문이다. 당시 화학 박사과정 중이었던 나로서도 그러한 내용을 과학적으로 풀어내는 작업은 정말 쉽지 않은 일이었다. 그래서 나는 애써 정리한 정보를 누구나 쉽게 얻을 수 있게 하고 싶었다. 이 작업에 많은 이들이 흥미를 보인 덕분에 처음 시작했던 블로그에서 인스타그램으로, 이어 유튜브 채널까지 개설하게 되었다.

지금껏 10년 이상 뷰티의 과학을 다루어 왔지만 아직도 밝혀내야 할 세간의 오해, 해석해야 할 각종 개념은 끝도 없다. 뷰티 업계에서는 예전부터 제품에 관한 과학적 세부 사항을 일일이 공개하기를 꺼리며 잘못된 정보가 양산될 여지를 두었다. 게다가 많은 기업은 소비자에게 헛된 희망을 판매하고 기업에 이득이 되는 온갖 오해가 확산하도록 부추기면서 이윤을 남기기도 한다.

이 책에서 나는 지난 수년간 받아 온 다양한 질문들에 대해 상세하면서도 이해하기 쉬운 답을 제시하고 스킨케어, 모발, 메이크업, 손톱 관리와 더불어 화장품 자체에 관해서도 과학적으로 풀어냈다. 독자 여러분이 이 책을 흥미롭게 읽고 관련 지식으로 무장하기를 바란다. 기업의 마케팅 전략 속 허구와 진실을 가려내고, 어떠한 제품이 자신에게 필요한 효과를 실제로 제공할 것인지를 분별하게 될 것이다.

Beauty basics

뷰티케어의 기초

화장품, 안심하고 사용해도 좋을까?

흔히들 화장품은 규제로부터 상대적으로 자유롭고, 대량 생산된 제품 중 상당수는 우리 몸에 해로울 것이라는 오해를 가지고 있다.

예로부터 인체에 유해한 화장품은 늘 존재했다. 18세기에는 중금속이 함유된 화장품이, 1930년대에는 방사성 물질이 함유된 크림이 판매된 적도 있다. 그러나 유해 물질에 관한 연구가 상당히 진전되면서 그에 걸맞게 법적 책임의 기준 또한 정립되었다. 미국이나 유럽처럼 규제가 잘 이루어지는 시장 대부분에서는 기업이 출시 제품의 안전성을 입증할 법적 책임을 지며, 유해한 제품을 판매하는 것은 불법이다.

화장품 제조업체로서도 제품의 안전성을 보장하는 것이 경영상 이익이다. 제품을 구매하도록 이미 유인한 소비자가 그 제품으로 피해를 입는다면 회사 재정에도 득이 될 것이 없으며, 제품의 하자가 발생하면 대규모 소송으로 이어질 수도 있기 때문이다. 제품 리콜 조치나 안전성 위반 사항이 드러나면 부정적인 여론을 일으켜 판매량이 급감하게 된다. 그래서 화장품을 시판하기에 앞서 안전성을 보장하도록 업계 표준 수칙이 정립되었다.

화장품 성분 선정 기준

화장품 구성 성분의 안전성 여부는 식품 및 의약품 안전성을 평가하는 독성학 기준을 적용해 과학적으로 판단한다. 제품 안전성 평가는 유럽연합의 소비자 안전 과학위원회(SCCS, Scientific Committee on Consumer Safety), 미국의 화장품 성분 리뷰(CIR, Cosmetics Ingredient Review), 향료 소재 연구소(RIFM, Research Institute for Fragrance Materials)와 같은 별도의 전문 기관이 수행한다.

'용량이 독성을 좌우한다'라는 표현도 있는 만큼 구성 성분의 용량은 특히 중요하다. 제품에 더 많은 성분의 분자가 함유될수록 해당 제품이 인체에 유해하거나 유익한 영향을 미칠 가능성이 높아진다. 그러나 극도로 적은 용량이라면 그러한 분자가 체내 조직에 영향을 미칠 가능성은 극히 희박해진다. 따라서 화장품에 함유된 극미량의 중금속이 그다지 문제가 되지 않는 것이다. 그리고 현대의 과학 기기로 인체에 유해한 기준치보다 현저히 적은 양의 물질을 탐지할 수도 있다. 제품의 위험도는 함유된 유해 성분 및 그 노출 정도에

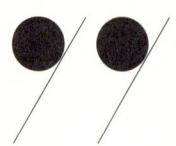

화장품 구성 성분의 안전성 여부는 식품 및 의약품 안전성을 평가하는 독성학 기준을 적용해 과학적으로 판단한다.

제품의 위험도 = 유해 성분 × 노출 정도

유해 성분 및 노출 정도에 따른 위험도를 과학적으로
검토해 안전성을 확보한다.

유해 성분   위험도   노출 정도

유해 성분
제품 구성 성분의 잠재적 유해성으로 일시적인 피부 발진이나 알레르기 반응을 일으키거나 장기적으로는 암, 내분비계 교란을 초래한다. 성분의 유해성 식별 방식은 다음과 같다.

- 화학물질, 체세포, 또는 분리된 인체 조직에 적용(시험관 내 실험 및 체외 실험)
- 동물 실험(체내 실험)
- 컴퓨터 모델로 정보 추출(가상 실험)
- 인간 지원자를 대상으로 임상 실험
- 인구 수준 영향을 살펴보는 전염병학 연구
- 해당 성분 관련 피해 사례
- 유사 성분의 데이터를 통해 위험도 추정

노출 정도
소비자가 해당 성분에 노출되는 정도는 다음의 경우를 검토해 판단한다.

- 1회 사용량 내 성분 포함량
- 성분의 특성(예: 피부 흡수도)
- 제품 사용 방식(사용 후 씻어 내는 제품인지 여부, 사용 빈도, 사용량 및 사용 부위)
- 소비자가 식품 및 생활용품을 포함한 여러 제품을 통해 해당 성분에 노출될 경우를 감안해 총노출량 산출
- 예상되는 오남용 사례

좌우되므로 매우 위험한 성분일지라도 안전하게 사용할 수 있다. 예컨대 보툴리눔 톡신, 소위 보톡스는 기존에 알려진 독소 물질 중 가장 강력한 독성을 지니는데, 숙련된 전문가가 안면 근육에 극소량을 주입하는 경우는 매우 안전하지만 해당 독소에 오염된 식품을 다량 섭취하게 되면 보툴리눔독소증을 일으켜 매우 위험하다. 그래서 제품의 유해 성분 및 노출 정도에 관한 데이터를 독성학적으로 계산하면 각 성분을 다양한 제품에 안전하게 적용할 수 있는 적정 농도를 산출할 수 있다. 화장품 제조사가 제품을 개발할 때는 독성학의 권장 사항을 참조하며, 규제 기관에서 설정한 제한 농도가 관련 법규에 명시되기도 한다.

여유 있는 안전성 기준

이 같은 방식에 따른 안전성 기준은 상당히 여유 있게 설정된다. 즉 제품에 실제 함유되는 용량은 대체로 현재의 과학적 근거에 따라 인체에 무해함이 입증된 양의 1/100 수준에 불과한 극소량이다.

제품 안전성

출시 전 단계

안정성 테스트
생산된 제품이 시간 경과에 따라 지나치게 변질되지 않는지 확인하기 위해 다양한 환경 조건에서 보관한다. 제품의 온도를 높이는 방식으로 장기간 실온 상태로 보관하는 상황을 모의실험하고 색상, 향, 산도(pH), 질감을 측정한다.

제조 공정 과정은 착오나 오염의 발생을 최소화하기 위해 전문 인력이 문서화된 절차에 따라 수행하며, 모니터링을 통해 문제점을 신속히 식별한다.

제품 출시 후 모니터링

예상치 못한 부작용 사례들이 소비자 및 의료계로부터 제기되면 규제 기관과 제조업체가 모니터링을 시행한다. 규제 기관은 시판 중인 제품을 검수하기도 하며, 결함이 있거나 안전성이 기준 이하인 제품은 리콜 조치된다.

방부제 효능 테스트
제품 사용 시 피부 발진, 염증을 비롯한 기타 상해를 유발할 수 있는 미생물의 과다 증식을 방지하려면 효과적인 보존 체계가 필요하다. 따라서 제품에 미생물을 주입해 그 증식 정도를 측정한다.

안전성 테스트
실험 지원자들이 제품을 사용한 후 자극 및 알레르기 반응이 나타나는지 살펴본다. 이때 최악의 상황 및 실제 사용 상황을 모두 고려한다. 과거에는 동물을 대상으로 실험했지만 현재는 다른 방식들로 거의 완전히 대체되었다.

생산 단계

제품 생산 및 포장 시설과 설비가 청결을 유지하도록 철저히 관리하고 오염도를 점검하며, 제조 공정에 앞서 원료에 미생물이나 불순물이 있는지 확인한다.

생산 공정에 관해 법적인 규제가 없는 국가가 많지만 대다수 화장품 제조업체는 제품의 일관된 품질을 보장하고 제품의 오염을 방지하기 위해 화장품 품질관리기준(GMP)에 따라 제품을 생산한다.

안전 수칙
화장품 대부분은 매우 안전하게 사용할 수 있지만 다음의 몇 가지 가이드라인으로 혹시 모를 피해를 사전에 막을 수 있다.

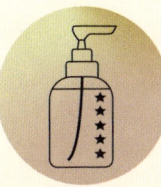

평판이 좋은 업체나 상표의 제품을 구매할 것. 표준 안전 수칙을 준수하지 않은 제품(예: 모조품)을 거를 수 있다.

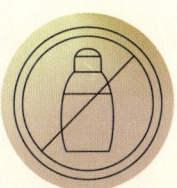

리콜 처리된 제품은 사용을 중단할 것

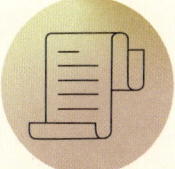

제품의 용법을 따를 것. 보관법, 유효 기간 등 안전과 관련된 사항을 확인하자.

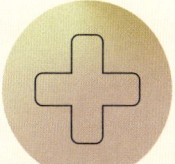

제품 사용 후 염려스러운 반응이 나타난다면 의사의 조언을 구할 것

천연 화장품은 효능이 더 뛰어나고 안전할까?

화장품 업계에서는 천연 성분 및 천연 성분이 함유된 화장품이 인체에 더 무해하다고 홍보하기도 한다. 하지만 그러한 주장은 오해의 소지가 다분하다.

천연 성분은 제대로 정의되지 않았다

정확히 무엇이 '천연' 제품인지에 관해서는 어떠한 합의도 이루어진 바가 없다. 세상 모든 물질은 엄밀히 따지면 자연에서 나온 것이기 때문에 화장품에 함유되는 모든 성분은 어찌 보면 죄다 천연 성분이다. 그러나 천연 원료라도 수분 크림 한 통에 들어가려면 여러 공정을 거쳐야 하므로 결국 소비자의 손에 들어갈 때쯤이면 이미 '천연'이라고 보기는 어려울 것이다.

더군다나 이론적으로는 자연에서 얻은 물질을 실험실에서도 똑같이 제조할 수 있다. 그렇게 제조된 합성 성분은 천연 성분과 분자 구조가 완전히 같으므로 인체에 동일하게 작용한다. 본래 자연에서 추출되는 원료라도 화장품에 첨가할 때는 인공적으로 합성된 원료를 사용하는 경우가 많다. 합성 원료를 사용하면 다음과 같은 이점이 있다.

- 천연자원 절약
- 대체로 저렴한 비용
- 천연 성분보다 예측이 가능한 구성 및 특성(예: 불순물 함유)

'천연 성분'이나 '천연 추출물'의 정의를 내리는 인증 기관도 있지만 판단 기준에 대해 여러 이견이 있기도 하며 기준 자체도 상당히 임의적이다. 가령 바셀린은 자연에서 추출한 원유 잔여물을 정제한 물질인데도 '합성 성분'으로 판단하는 경우가 대부분이다. 바셀린은 불순물이 제거되었을 뿐 분자 구조는 자연에서 추출된 상태와 동일한데도 말이다.

천연 성분이라고 무조건 안심할 수는 없다

천연 성분이 무조건 인체에 무해하다는 주장은 근거 없는 소리다. 예전에는 화장품에 납, 석면, 곰팡이균 같은 인체에 해로운 불순물이 섞여 있기도 했는데 그러한 물질도 따지고 보면 천연 성분이다.

천연 성분 대신 사용되는 합성 성분보다 천연 성분이 더 유해할 수 있다. 예를 들어 천연 향료로 쓰이는 천연 물질에는 알레르기 항원이 포함된 경우가 많다. 그러나 동일한 향료를 인공적으로 합성하면 알레르기를 피할 수 있다. 메이크업 제품에 쓰이는 산화철 색소는 거의 모든 경우 합성된 원료를 사용한다. 천연 산화철에는 대개 유해한 중금속이 함유되어 있기 때문이다.

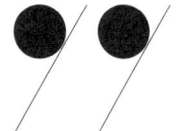

합성 성분은 더 일관된 품질로 생산할 수 있으므로 제품의 특성 및 효능을 예측하기가 훨씬 용이하다.

천연 성분의 효능이 반드시 더 우수한 것은 아니다

자연은 의약품을 비롯해 수많은 가치 있는 물질을 인간에게 제공해 왔다. 그러나 진화의 방향은 한 유기체가 번식할 수 있을 때까지 생존하는 데 초점을 둘 뿐이므로 천연 성분의 원료인 식물이 반드시 인간에게 이로운 물질을 생산하리라는 보장은 없다. 그러니 천연 성분이 인체에 유익할지 여부는 대체로 운에 맡길 수밖에 없다.

그에 반해 인공적으로 합성된 분자는 제품에 필요한 특질이 향상되도록 맞춤 제조할 수 있다. 천연 성분은 굉장히 다양한 형태로 나타나므로 품질 관리에 문제가 될 가능성도 있다. 식물 추출 성분 한 종류에만 수천 종의 고유한 화학 성분이 함유되었을 수 있으므로 식물이 자라는 기후, 채취 시기, 채취 방식 같은 많은 요인에 따라 성분의 비율 및 효능이 달라질 수 있다. 반면에 합성 성분은 더 일관된 품질로 생산할 수 있으므로 제품의 특성 및 효능을 예측하기가 훨씬 용이하다.

정리하자면, 제품의 성분이 천연 성분인지 아닌지만으로 제품의 유해성이나 효능을 판단할 수 없다. 천연이든 합성이든 모든 성분은 각각의 특성만 놓고 평가해야 할 것이다.

천연 성분 vs 합성 성분

합성 성분은 흔히 자연에서 발생하는 물질에서 착안해 해당 특질을 향상하는 방향으로 조작해 합성한다.

스쿠알렌(천연 성분)
상어의 간유, 올리브유, 인간의 피지에 함유된 성분

스쿠알렌 분자에서 이중 결합을 제거해 만들어진 스쿠알란은 스쿠알렌보다 향상된 안정성을 보인다.

스쿠알란(합성 성분)
사탕수수 추출물에서 합성되며 미생물 처리 및 화학 공정을 거친다.

스쿠알란은 스쿠알렌보다 안정적이면서도 보습 효과는 비슷하다.

화장품의 특정 성분은 인체에 유해할까?

화장품 업체의 홍보 문구에는 흔히 '무첨가' 성분이 열거되곤 한다. 하지만 그렇게 홍보하는 성분 가운데 대다수는 화장품에 실제 첨가해 사용했을 때 유해성 문제가 발생하지 않았다.

이러한 공포심을 유발하는 정보는 세포 실험이나 동물 실험을 근거로 하는데, 그러한 실험에서 사용되는 양은 화장품을 통해 인체에 노출되는 정도에 비하면 수백만 배 높은 수준일 때가 많다. 때로는 해당 성분과 발병 사이에 그리 큰 관련이 없다는 사실을 밝힌 논문이나 예외적인 결과물로 재현조차 불가능한 사례를 근거로 내세우기도 한다. 그래서 유해성에 관한 정당한 문제 제기가 아니라 선정적인 언론 보도 및 원칙 없는 마케팅의 희생양이 되어 제품에 첨가하지 못하게 된 성분이 허다하다. 이때 해당 성분을 대체하는 성분은 관련 연구가 아직 충분히 이루어지지 않은 경우가 많아서 차후 안전성 문제가 발생할 가능성이 커진다.

새로운 과학기술을 통해 대체 물질이 발견되면서 제품 안전성 평가 기관에서는 사소한 위험의 소지도 줄이려는 일환으로 예전부터 써오던 성분을 새로운 성분으로 대체하기를 권고해 왔다. 그러한 권고의 근거로 제시하는 내용 중 대다수는 동물 실험에서 미약하게나마 유해한 반응이 나타났다든지, 생화학 실험에서 건강과 직결될 수도 있고 아닐 수도 있는 수치가 나왔다는 식이다. 그런 사례가 실제로 인간의 피해 사례까지 이어지는 경우는 극히 드물다.

파라벤

'파라벤 무첨가'는 화장품 마케팅에 등장하는 단골 문구다. 파라벤은 화장품 및 식품에 첨가되는 방부제 가운데 하나로, 안전성이 입증되었고 알레르기를 잘 일으키지 않으며 효능이 우수해 거의 100년 전부터 널리 사용된 성분이다.

파라벤의 유해성에 관한 주장의 대다수는 여성 호르몬인 에스트로겐과 유사한 작용을 함으로써 내분비계의 교란을 일으킬 수 있다는 것이다. 하지만 관련 연구를 통해 계속해서 발견된 사실은 파라벤의 효과는 실제 에스트로겐보다 수천 배 내지 수백만 배 약하다는 것이다.

2004년의 한 연구 논문은 유방암 조직에서 파라벤이 검출되었다고 발표했다. 그러나 해당 연구는 검출된 파라벤 수치를 정상 조직의 수치와 비교하지도 않았고, 그중 일부는 실험 중에 유입된 것으로 보인다. 그럼에도 이 논문은 언론의 굉장한 주목을 받으며 파라벤을 퇴출하라는 움직임으로 이어졌다.

> 유해성에 관한 정당한 문제 제기가 아니라 선정적인 언론 보도나 원칙 없는 마케팅의 희생양이 되어 제품에 첨가하지 못하게 된 성분이 허다하다.

여전히 세계 대다수 지역에서 많은 종류의 파라벤(메틸파라벤, 에틸파라벤, 프로필파라벤, 부틸파라벤)을 화장품에 첨가하는 것이 허용된다. 안전성을 입증하는 과학적 근거가 매우 많기 때문이다. 다만 유럽에서는 분자구조가 큰 형태의 파라벤 중 일부는 사용이 금지되는데, 이 또한 유해성이 입증되었기 때문이 아니라 관련 연구 데이터가 부족하고 에스트로겐과의 유사성이 특히 높은 편(그래도 극히 미미한 수치지만)이기 때문이다. 유럽연합 산하 안전성 평가 기구가 2021년에 발표한 내용에 따르면, 프로필파라벤 최대 허용량이 함유된 제품 17종을 매일 사용했을 경우 인체에 노출되는 총량은 유해하지 않다고 평가되는 파라벤 농도의 고작 1/12,500 수준이다.

대체 성분이 더 위험할 수 있다

인체에 유해하다고 알려진 성분들은 대개 제품에 꼭 필요한 기능을 하므로 해당 성분을 대체할 물질을 찾

프로필파라벤의 위험성 비교

화장품 구성 성분의 사용 권장량은 안전을 위해 충분한 여유를 두고 설정된다. 오른쪽 도표를 보면 안전하다고 평가되는 프로필파라벤 농도와 비교해 우리가 화장품을 사용하면서 노출되는 양이 얼마나 미미한지 알 수 있다.

범례
- 인체에 거의 영향 없음
- 일반적인 '안전' 한도
- 프로필파라벤 최대 허용량이 함유된 제품 17종을 매일 사용했을 때 실제 프로필파라벤 노출량

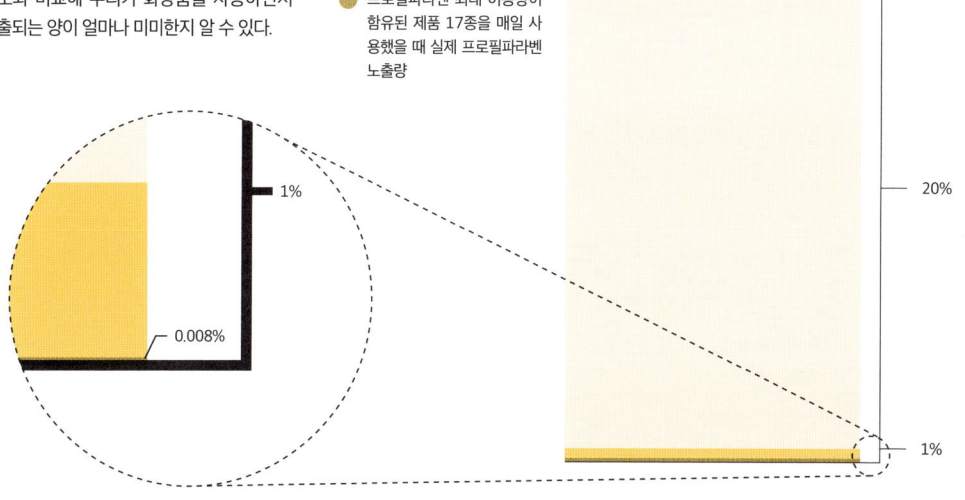

야 한다. 그런데 이 경우 유해성 문제가 오히려 심화할 수 있다.

파라벤 대신 쓰이는 방부제들은 파라벤만큼 효과적이지 않은 경우가 많고, 결국 방부 처리가 제대로 되지 않아 부패한 제품의 리콜 사태로 이어지게 된다.

그러한 대체 물질의 경우 관련 연구 데이터가 상당히 적어 나중에 오히려 파라벤보다 더 유해하다고 밝혀질 수도 있다. 그중 메틸아이소티아졸리논(MIT)은 과도하게 사용했을 때 알레르기성 접촉성 피부염을 일으킬 위험이 '극도로' 커진다. 미국 접촉피부염학회는 여타 대체 물질보다 파라벤이 안전하다는 점을 강조하기 위해 2019년 '올해의 비알레르기성 물질'로 파라벤을 선정했다.

그 외 유해 성분으로 오인되는 물질

향료의 구성 성분은 영업 비밀로 철저히 보장되므로 제품 성분 목록에는 그저 '향료'라고 뭉뚱그려 표기될 때가 많다. 이 비밀 보장 정책 때문에 각 구성 성분의 안전성에 관한 우려가 많았다. 하지만 전 세계에 유통되는 향료의 80%는 국제향료협회(IFRA)에 가입된 업체에서 생산되며, 독성학 원칙에 근거한 협회의 안전 가이드라인을 준수한다(12~15쪽 참조). IFRA 표준은 조향 업계와 관련이 없는 독성학자들의 독자적인 검토를 거치므로 많은 규제 기관에서 인정하고 있다. 다만 공개되지 않은 향료의 특정 성분에 알레르기 반응을 일으킬 우려가 있다면 문제가 될 수 있으므로 그럴 때는 가급적 무향 제품을 사용하길 권한다. 한편 조향 성분 전체를 웹사이트에 공시하는 업체가 점차 생겨나고 있다.

프탈레이트는 주로 플라스틱을 유연하게 만드는 가소제로 쓰인다. 시중 제품에 흔히 사용되는 프탈레이트 계열 성분은 10종 정도로 유해성 문제가 각각 다양하게 제기된다. 프탈레이트 중 일부는 내분비계 교란을 일으킬 가능성이 있지만 화장품에 첨가된 용량으로는 노출 정도가 그리 크지 않다.

화장품에 널리 사용되는 프탈레이트 계열은 안전성이 여러모로 입증된 디에틸프탈레이트(DEP)뿐이며, 주로 변성제 용도로 향수의 용매로 쓰인다.

디메틸프탈레이트(DMP) 및 디부틸프탈레이트(DBP)는 오래전부터 헤어스프레이와 네일 폴리시 제품에 사용되었는데 인체에 무해할 정도로 극히 적은 양이 첨가되지만 2010년경부터는 예방 차원에서 점차 사용되지 않는 추세다.

시판되는 화장품에서 그 외의 프탈레이트 성분이 검출되기도 했는데, 이는 플라스틱 용기로부터 스며들었을 가능성이 있다. 검출된 농도는 인체에 거의 영향을 미치지 않을 수준일 것으로 예상된다. 그리고 식품 포장재 같은 다른 경로에 따른 노출 수준에 비하면 대수롭지 않은 정도일 것이다.

이 정보, 진짜?

화장품 성분 확인 앱

각각의 화장품에 점수를 매기는 방식으로 소비자가 유해한 제품을 거를 수 있게 한다고 홍보하는 여러 종류의 앱이나 웹사이트가 있다. 이들은 관련 연구 결과를 토대로 유해 성분 리스트를 제공하므로 나름대로 설득력 있게 느껴질 수 있다.

그러나 그러한 앱이나 웹사이트의 개발에 화장품이나 독성학 전문가가 참여하는 경우는 드물다. 평가 점수도 안전성 평가에 핵심적인 요소인 해당 성분의 노출 정도나 사용량을 고려하지 않은 채 대체로 그저 구성 성분 목록을 기반으로 할 뿐이다. 그렇게 열거된 여러 위험성은 보통 세포 조직 실험이나 동물 실험을 통해 제시된 것이므로 화장품의 일반적인 용법대로라면 직접적인 관련이 없다. 그러한 실험은 대부분 해당 물질을 동물에게 먹이거나 주사로 투여하는 방식이기 때문이다.

화장품에 함유되지 않는 종류

프탈산부틸벤질
(BBP)

프탈산디이소부틸
(DIBP)

디에틸헥실
프탈레이트
(DEHP)

화장품에 함유되는 프탈레이트계 성분
많은 수의 화장품 관련 앱이나 웹사이트에서는 화장품에 함유된 프탈레이트 성분의 위험성을 경고하지만 정작 그 근거는 화장품에 함유되지도 않은 종류의 프탈레이트와 관련된 데이터다. 프탈레이트 계열 중 화장품에 흔히 사용되는 종류는 디에틸프탈레이트로, 안전성이 이미 입증되었다.

화장품에 함유되는 종류

디에틸프탈레이트

비싼 화장품이 더 좋을까?

화장품의 가격만으로는 해당 제품의 품질이나 효능에 대해 알 수 없다.

제품의 효능에 직접 영향을 미치는 몇 가지 요인이 생산 비용에 더해질 수는 있다. 이를테면 질 좋은 원료를 사용해 철저한 품질 테스트 및 성분 비율 최적화 단계를 거치고 특수 배송 시스템을 갖추는 경우가 그렇다.

하지만 가격은 제품의 효능과 무관한 요인에 좌우될 수도 있다. 제품의 효능에 필요한 성분은 대개 저렴한데도 입증된 효과보다는 제품의 차별성을 어필하려는 마케팅 목적으로 첨가하는 성분이 정작 고가일 수 있다. 유기농 식물 추출물이나 다이아몬드 같은 성분이 그런 경우다. 향료도 단가가 높아서 화장품의 가격을 높이는 데 한몫한다.

그다음은 포장재다. 고급 화장품은 대체로 포장 재질도 입체감 있고 화려하면서 무게감 있는 패키지를 사용하는 편이라 그에 따른 운송비도 추가된다. 다만 고급 포장재를 사용하면 제품을 안전하게 보관하고 유통기한을 연장할 수 있으므로 필요한 경우도 있다.

제품의 가격을 높이는 기타 간접 비용으로는 마케팅 비용(예: 광고 홍보, 유명인을 활용한 홍보), 운영 비용(예: 물류, 운송, 결제 처리), 소매점 판매 마진, 위탁 판매 수수료 등이 있다.

브랜드에는 이름값도 포함된다

각각의 브랜드마다 특색이 있듯이 생산 비용에도 차이가 있다. 사업 규모가 큰 브랜드의 경우 규모의 경제에서 오는 이점을 누릴 수 있다. 성분 개발 등에 투입되는 초기 비용이 같더라도 제품 생산 규모가 크다면 더 많은 수익을 창출할 수 있기 때문이다. 기업이 제품 개발에 거액을 투자하더라도 마트에 진열된 상품들이 저렴한 가격으로 판매될 수 있는 이유가 여기에 있다. 생산 시설의 위치 또한 인건비, 운송비, 소모 전력과 같은 생산 비용에 영향을 미칠 것이다.

그에 더해 제품 가격은 소비자의 기대 심리에 따라서도 결정될 수 있다. 소비자 가격은 대부분 원가에 마진이 더해진 가격인데, 최종 판매가는 주로 경쟁업체 제품의 가격 및 해당 브랜드에 대한 소비자의 인식을 토대로 결정된다. 예컨대 고급 브랜드의 경우, 생산 단가가 크게 낮아졌다고 해도 립스틱을 헐값에 내놓는 일은 없을 것이다. 그렇게 되면 브랜드 가치가 떨어지기 때문이다.

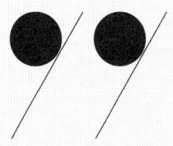

> 제품의 차별성을 어필하려는 마케팅 목적으로 첨가하는 성분이 정작 고가일 수 있다. 유기농 식물 추출물이나 다이아몬드 같은 성분이 그런 경우다.

비싼 화장품이 더 좋을까?

화장품 가격에는 무엇이 포함될까?
일반적인 화장품의 경우 소비자가 지불한 가격의 15% 정도만이 제품 개발 및 생산에 투입되며, 나머지 85%는 기업의 영업 이익 및 운영 비용으로 돌아간다.

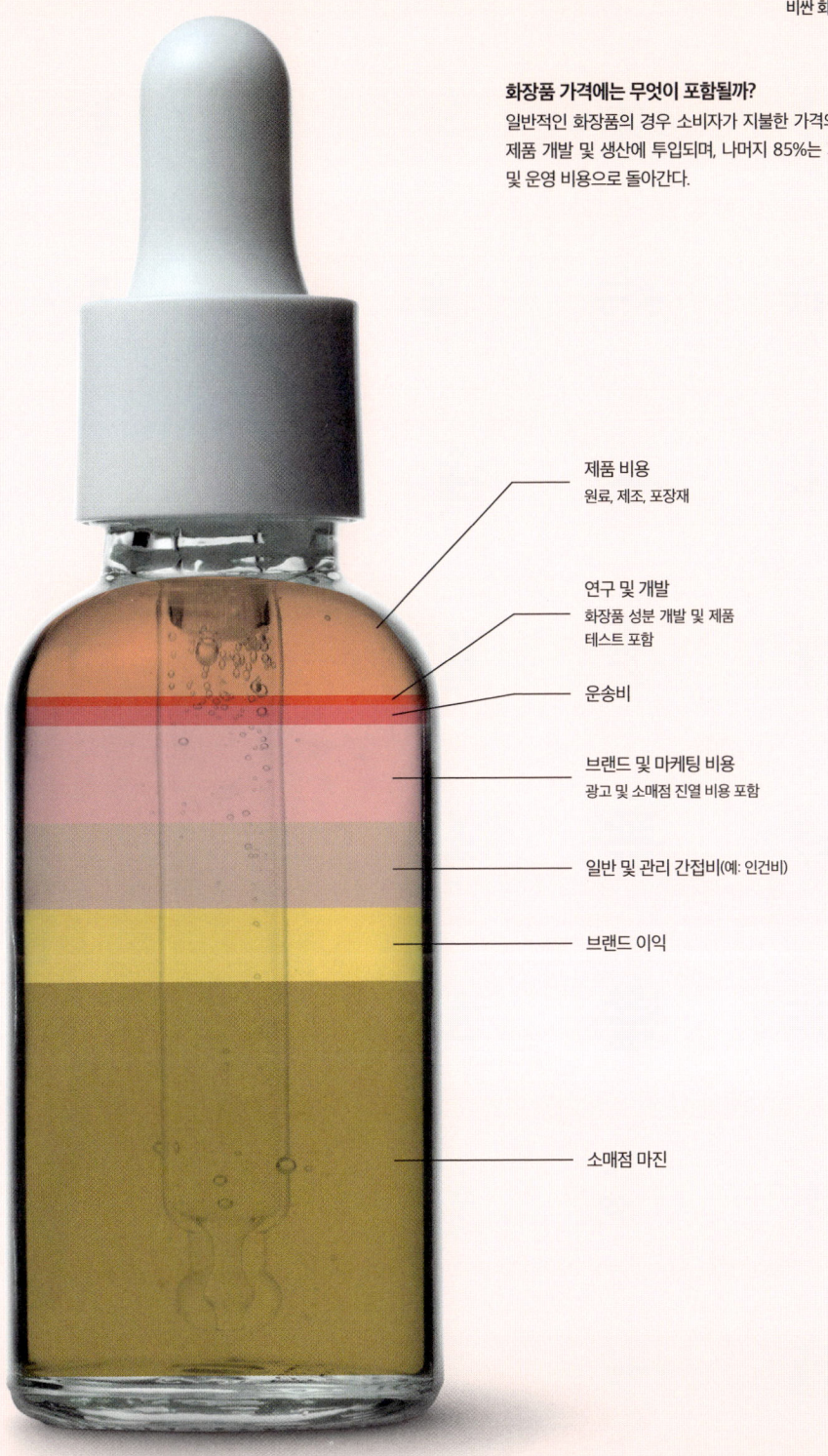

제품 비용
원료, 제조, 포장재

연구 및 개발
화장품 성분 개발 및 제품 테스트 포함

운송비

브랜드 및 마케팅 비용
광고 및 소매점 진열 비용 포함

일반 및 관리 간접비(예: 인건비)

브랜드 이익

소매점 마진

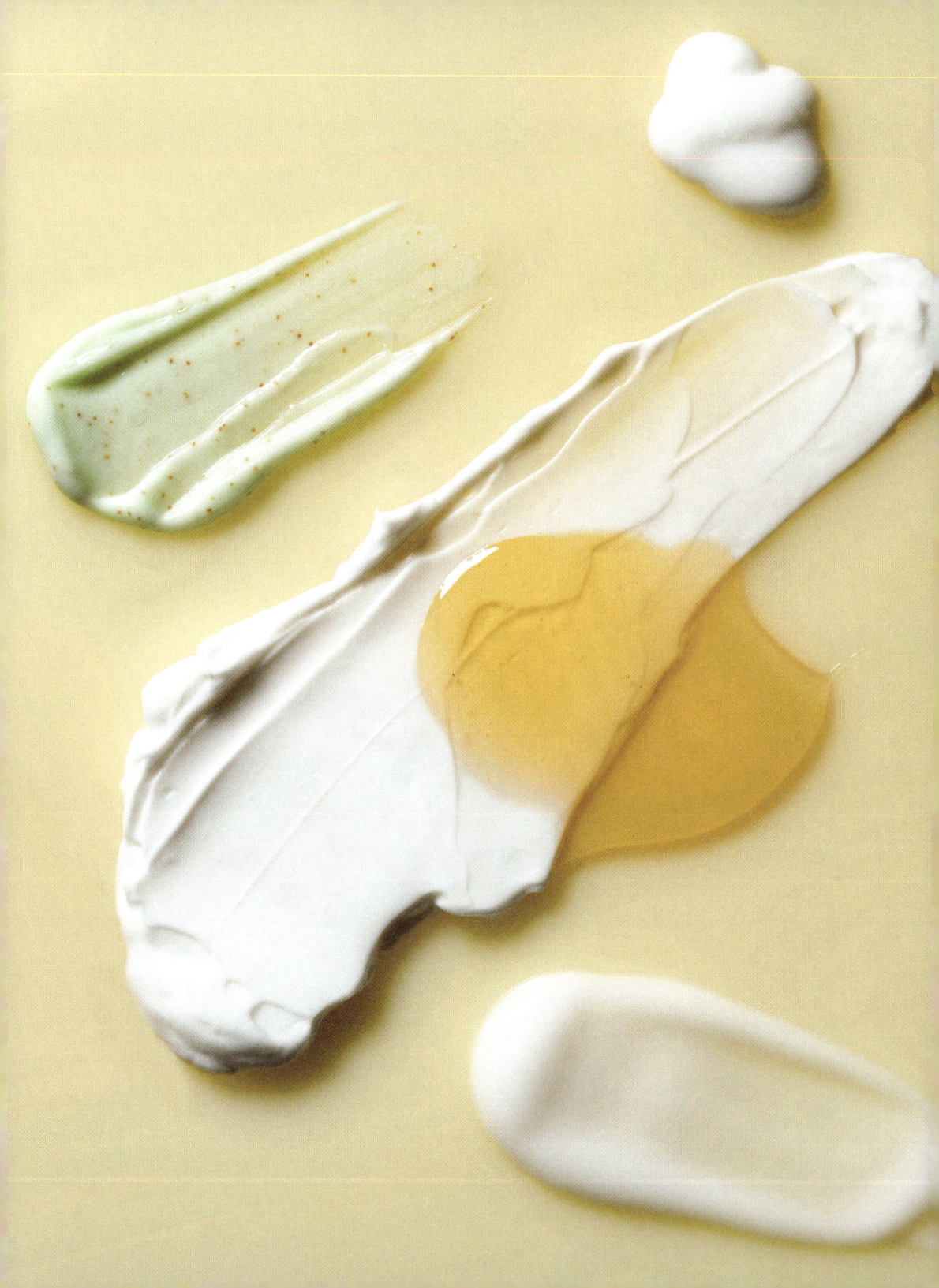

“

고급 브랜드의 경우,
생산 단가가 크게 낮아졌다고 해도
립스틱을 헐값에 내놓는 일은
없을 것이다. 그렇게 되면 브랜드
가치가 떨어지기 때문이다.

”

활성 성분이란 무엇일까?

제품에 함유된 활성 성분이나 기능성 성분은 제품이 주요 효능을 발휘하게 한다. 함유된 다양한 성분 중 가장 강력하게 작용함으로써 보습부터 노화 방지 기능까지 제품의 목적에 부합하는 효능을 내게 된다.

자외선 차단 필터
자외선으로부터 피부를 보호하는 성분이다. 자외선 차단제의 주요 기능성 성분이며, 자외선에 취약한 성분이 함유된 다른 뷰티 제품에도 첨가되어 해당 성분을 보호한다.

모발 컨디셔닝제
모발을 코팅해 더 부드럽고 윤기 있게 해주며, 모발 손상을 막아 주는 성분이다. 양이온 계면활성제, 실리콘, 폴리머(중합체라고도 하며, 많은 수의 단위체가 반복 결합한 상태의 고분자-옮긴이)가 사용된다.

고정제
헤어 스타일링 제품에 첨가되어 모발의 형태를 고정해 주는 성분으로 제품이 균일한 막을 형성하게 해주는 기능이 있어 메이크업 픽싱 스프레이, 마스카라, 자외선 차단제에도 사용된다.

피부 보습제
피부의 수분 유지에 도움이 되는 성분으로 피부가 더 촉촉하고 부드럽게 느껴지게 해준다. 이 성분은 수분 크림, 바디 워시, 립스틱 등 다양한 뷰티 제품에 첨가된다. 보습 방식에 따라 크게 세 종류(폐색제, 연화제, 흡습제)로 분류된다(60~61쪽 참조).

연마제
마찰을 이용해 피부 표면을 세정하는 고체 입자 형태로 스크럽 제품과 치약에 첨가된다.

세정용 계면활성제
세안용 클렌저, 바디 워시, 샴푸에 첨가되는 성분으로 피부나 모발에 쌓인 기름진 노폐물을 제거한다.

대표적인 스킨케어 활성 성분

스킨케어 제품에서 '활성' 성분이라는 용어는 대개 제품의 효능을 지속해서 내도록 첨가된 성분을 가리키지만 실상 '활성'과 '비활성' 성분의 경계는 뚜렷하지 않다. 피부는 물을 비롯한 수많은 환경 조건에 영향을 받아 반응하기 때문이다.

레티노이드
비타민 A 유도체. 여드름이나 주름, 과다 색소 침착을 줄이는 효과를 내어 뷰티 제품뿐 아니라 의약품에도 쓰인다.

과산화벤조일
여드름 치료제. 여드름균인 큐티박테리움 아크네스를 죽이고 막힌 모공을 줄이는 효과가 있다.

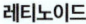

항산화제
피부를 산화 스트레스(유해 환경에 노출될 때 인체 내에 활성 산소종이 과다하게 증가하는 현상으로 체내의 세포, 단백질, DNA 등을 손상해 다양한 질병을 일으킴-옮긴이)로부터 보호한다.

비타민 C 및 비타민 C 유도체
비타민 C는 강력한 수용성 항산화 성분인 아스코르브산이다. 다만 아스코르브산의 불안정한 성질 때문에 아스코빌글루코사이드 같은 유도체를 대신 사용하는 편이다. 유도체는 피부에 도달하게 되면 다시 아스코르브산으로 전환된다.

알파/베타/폴리 하이드록시산
(AHA, BHA, PHA)
화학적 각질 제거제. 죽은 피부 세포(각질)가 떨어져 나가게 해주며, 콜라겐 재생을 촉진하고 색소 침착을 완화하는 효과도 있다.

뷰티 제품에 함유된 다양한 성분은 어떤 기능을 할까?

활성 성분이나 기능성 성분은 해당 제품이 주요 기능을 발휘하는 데 핵심적인 역할을 한다. 다만 그 외의 성분들도 저마다 중요한 기능이 있다.

제품의 구조상 필요한 성분이나 보조 성분은 '비활성'이지만 제품의 질감, 안정성, 보존에 필수적인 역할을 한다. 비활성 성분은 활성 성분이 발휘하는 효능을 강화하기도 하고 제품의 안전성을 높이기도 한다.

용제
용제는 제품에 첨가된 여러 성분을 용해하는 용도이거나 제품을 사용하기 편리하도록 단순히 용량을 늘리는 용도로도 쓰인다. 더불어 제품의 성분이 피부나 모발에 잘 흡수되게 하는 역할도 한다.

점도 조절제
제품의 점도를 조절해 피부에 발리는 정도나 용기에서 덜어 내는 양을 조정할 수 있다. 또한 제품이 분리되지 않도록 방지하는 기능도 있다. 색소 같은 고체 성분이 용기 바닥으로 가라앉는 것을 막아 주는 종류도 있다. 거의 모든 뷰티 제품에 점도 조절제가 첨가되므로 제품의 점성이 높다고 해서 성분이 더 농축된 형태라고 볼 수는 없다.

pH 조절제
제품 생산 공정의 거의 마지막 단계에 주로 첨가되는 성분으로 제품의 pH, 즉 산도를 필요한 수치에 맞게 조절하는 데 쓰인다. 예를 들어 대다수 스킨케어 제품은 자연 상태의 피부 산성도에 맞추어 pH 수치를 4~6으로 설정하고, 모발 영구 염색제는 성분이 모발 내부로 잘 스며들도록 pH를 9~11로 설정한다.

방부제
제품 내에서 박테리아 및 곰팡이균이 번식하는 것을 억제해 제품을 안전한 수준으로 유지한다. 방부 처리를 효과적으로 하지 않으면 제품이 얼마 지나지 않아 부패하게 되어 사용 시 피부 발진이나 염증을 일으킬 수 있다. '자가 방부' 체계를 갖춘 제품은 자체적으로 미생물에 대한 저항력이 강해 방부제를 별도로 첨가하지 않는다. 수분이 거의 없는 제품이나 알코올 함량이 높은 제품, 강산성/강알칼리성 제품, 완벽하게 진공 포장이 된 제품 등이 이에 해당한다.

산화 방지제
반응성이 좋은 활성 산소를 중화시키는 성분으로, 제품이 산소에 닿을 경우 활성 산소가 다른 성분들을 손상하지 않도록 막아 준다. 가령 식물성 오일은 산소에 노출되면 산패하는 경우가 많다. 이 성분은 자극이 강할 수 있는 제품의 경우 피부 자극을 줄여 주는 역할도 하며, 산화 스트레스를 받은 피부와 모발을 보호하기도 한다.

킬레이트제
제품 제조 과정에서 유입될 수 있는 불순물인 금속 이온을 잡아내어 제품 조성을 안정시킨다. 금속 이온은 제품을 산패시키고 변색하게 할 수 있으며 방부 체계를 손상할 수 있기 때문이다. 같은 원리로 클렌저가 미네랄 성분이 많은 물에서도 세정 효과를 잘 내도록 해준다.

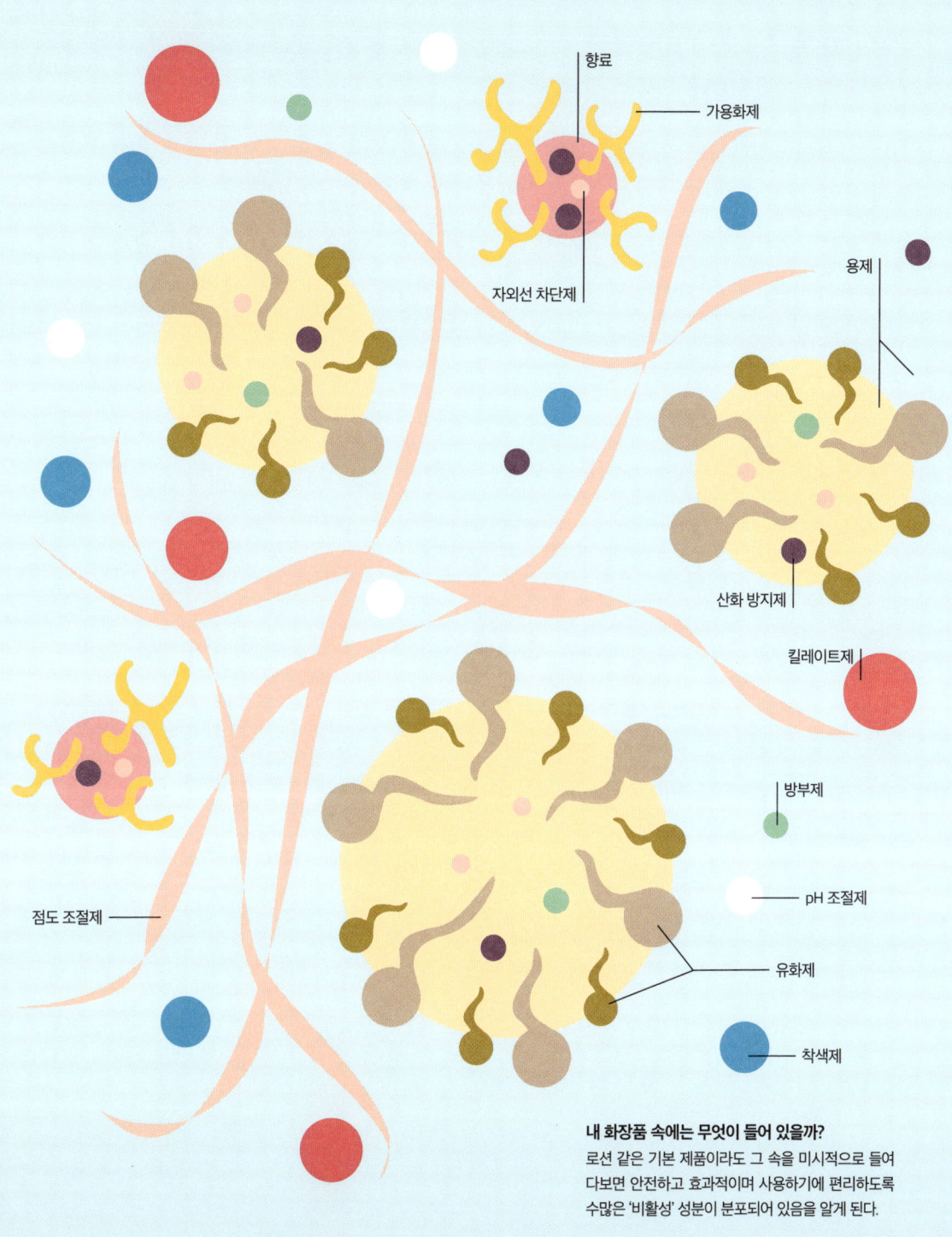

자외선 차단제

향료나 스킨케어 제품의 일부 활성 성분들은 자외선에 취약하다. 자외선 차단제 성분을 첨가해 이들 성분의 기능이 약화하는 것을 막아 준다.

유화제

계면활성제라 불리는 더 광범위한 성분의 일종이다. 유화제를 첨가하면 제품 속의 수분과 지용성 성분들이 잘 혼합된 에멀션(유제) 상태로 수개월 또는 수년이 지나도 분리되지 않는다. 크림, 로션, 액상 파운데이션, 헤어 컨디셔너 같은 대다수 뷰티 제품은 에멀션 상태다(아래 그림 참조).

가용화제

가용화제도 유화제처럼 계면활성제에 속한다. 향료 같은 지용성 성분을 매우 작은 방울 형태로 물속에 분산시키면서도 투명도를 유지해 준다.

향료

제품에 쾌적한 향을 더하거나 원료의 불쾌한 냄새를 가리는 데 사용한다. 제품에 향이 첨가되면 소비자가 해당 제품의 다른 기능을 인식하는 데 굉장히 큰 영향을 준다. 이른바 '후광 효과'다. 한 연구에서, 동일한 성분의 샴푸라도 실험 참가자들은 장뇌 향을 첨가한 경우보다 시트러스 향을 첨가했을 때 모발이 더욱 부드럽고 윤기가 난다고 느낀다는 반응을 보였다. 향료 제조법은 기업의 영업 비밀로 철저히 보호되므로 구체적인 성분을 뭉뚱그려 '향료' 또는 '향수'라고 표기하는 경우가 많다. 다만 향료로 흔히 사용되는 에센셜 오일은 각각의 오일 종류가 성분 목록에 표기되기도 한다.

착색제

제품 자체에 색을 더하는 용도일 때는 적은 양만 첨가되지만 메이크업 제품이나 모발 염색 제품의 경우 피부나 모발에 색이 더해져야 하므로 착색제가 더 많이 함유된다. 염료(수용성) 및 안료(불용성, 고체 입자 형태)가 착색제에 해당한다.

향미제

립 케어 제품과 구강 케어 제품에 첨가되며 원료가 내는 불쾌한 맛을 가리거나 제품에 독특한 맛을 더하는 용도로 사용된다.

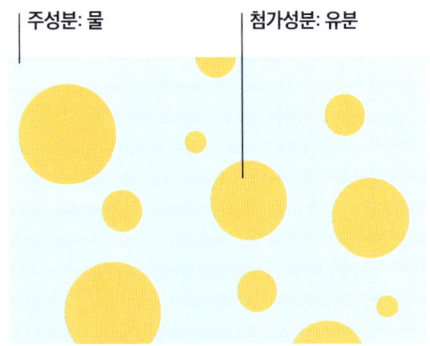

주성분: 물 첨가성분: 유분
수중유형(O/W) 에멀션 (예: 보디로션)
물속에 유분 방울이 분산된 형태

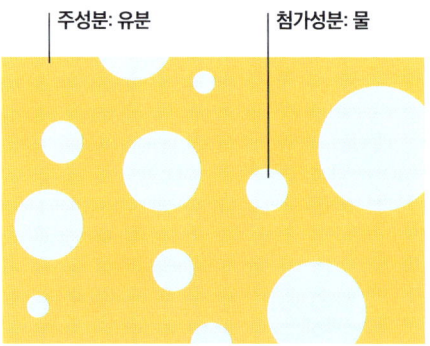

주성분: 유분 첨가성분: 물
유중수형(W/O) 에멀션 (예: 자외선 차단제)
유분(주로 실리콘) 속에 물방울이 분산된 형태

포장재도 중요할까?

뷰티 제품을 생산할 때는 포장재의 종류를 감안해 제형을 결정하며, 포장을 거친 완제품 단계에서 제품 테스트를 한다. 포장재는 다양한 요소를 고려해 결정한다.

제품 내구성
포장재는 빛이나 산소에 노출되면 변질될 위험이 있는 성분을 보호하는 역할을 한다. 불투명한 용기는 제품이 빛에 노출되지 않게 해주며, 산소가 투과하지 못하는 재질의 용기도 있다. 특정 물질에 반응하는 성분이 포함된 제품은 그에 적합한 재질의 포장재를 선택해야 한다.

편의성
내용물의 질감에 따라 포장재가 한정되는 경우도 있다. 가령 점성이 높은 제품에는 피펫을 이용하는 드롭형 용기는 적절하지 않으며, 액상 제품의 경우 넓은 통에 담으면 쉽게 샐 수 있다.

마케팅 및 소비자 심리
포장재의 색상과 소재, 겉면의 글꼴을 결정할 때는 해당 제품에 대한 소비자의 인식을 최적화하고 소비자의 기대에 부합하도록 신중하게 결정한다. 고급 브랜드 제품이 주로 유리 같은 무게감 있는 소재의 용기를 쓰는 것도 그런 이유다.

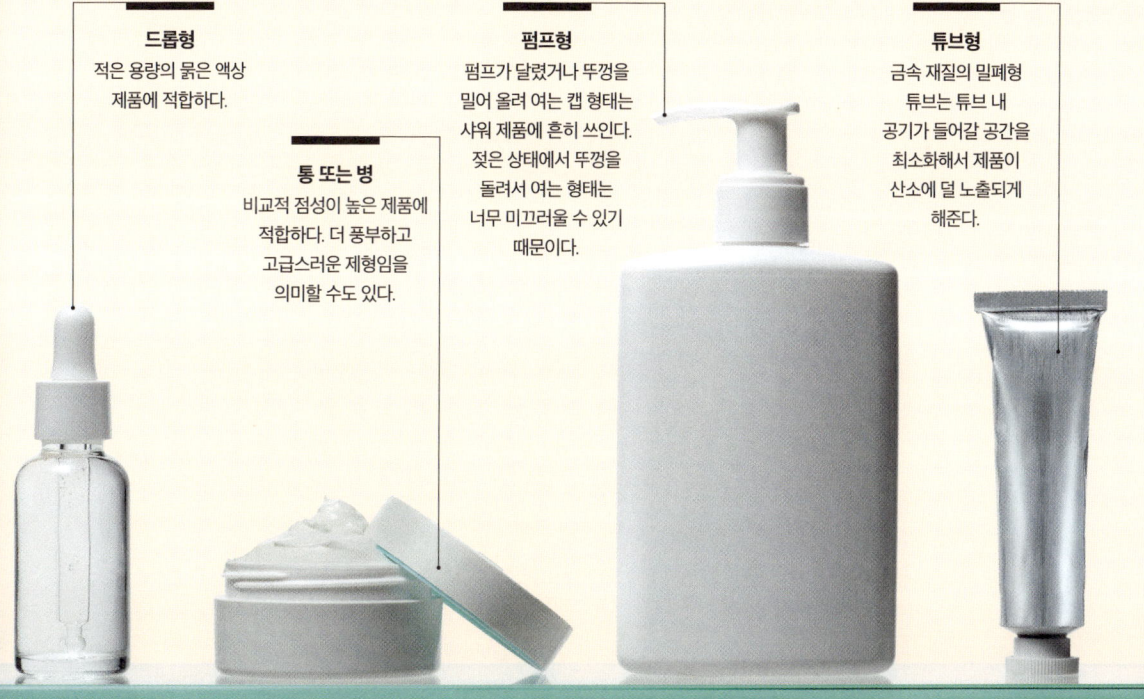

드롭형
적은 용량의 묽은 액상 제품에 적합하다.

통 또는 병
비교적 점성이 높은 제품에 적합하다. 더 풍부하고 고급스러운 제형임을 의미할 수도 있다.

펌프형
펌프가 달렸거나 뚜껑을 밀어 올려 여는 캡 형태는 샤워 제품에 흔히 쓰인다. 젖은 상태에서 뚜껑을 돌려서 여는 형태는 너무 미끄러울 수 있기 때문이다.

튜브형
금속 재질의 밀폐형 튜브는 튜브 내 공기가 들어갈 공간을 최소화해서 제품이 산소에 덜 노출되게 해준다.

뷰티 마케팅에서 사용하는 용어는 어떤 의미일까?

뷰티 마케팅에는 수많은 전문 용어가 등장한다. 그러나 그중 대다수는 규제받지 않으므로 해당 용어의 정확한 의미를 보장하지는 않는다.

저자극성
hypoallergenic

이 용어는 해당 제품이 알레르기 반응을 덜 일으키는 성분으로 구성되었다는 의미다. 진정한 저자극성 제품이라면 민감성 피부에 해당하는 많은 사람을 대상으로 철저한 완제품 테스트를 거쳤어야 할 것이다. 하지만 많은 '저자극성' 제품들은 그저 일반적인 알레르기성 물질을 배제한 수준일 뿐이다.

업소용
salon strength

'업소용', '치료용(클리니컬 스트렝스)', '전문가용'은 모두 일반 제품보다 더 강력한 효능을 발휘한다는 의미지만 반드시 그런 것만은 아니다. 다만 미용실에서 사용하는 전문가용 제품 가운데 일부는 일반인에게 판매할 수 없게 되어 있다.

화학 성분 무첨가
chemical-free

무의미한 표현이다. 모든 제품의 성분은 화학물질로 구성되기 때문이다.

의학적 기능성 화장품
cosmeceutical

이 표현으로 홍보되는 스킨케어 제품이라면 해당 제품이 단순히 외관상의 변화를 주는 '미용' 효과 외에 장기적으로는 '의약품'의 효과도 준다는 의미다. 한국이나 일본 같은 일부 국가의 경우 화장품과 의약품 사이에 특별 항목이 따로 있지만 이 표현은 대체로 그저 마케팅 용어일 뿐이어서 규제법상 화장품에 해당하는 제품에만 사용한다. 이러한 제품들은 일반적인 기능성 화장품보다 오히려 덜 효과적이고 덜 엄격한 테스트를 거쳤을 수도 있다.

여드름성 피부용
non-comedogenic

이론적으로 이렇게 홍보되는 제품이라면 모공이 막히지 않고 여드름도 유발하지 않아야 한다. 이들 제품 대다수는 그저 모공을 막히게 하는 성분을 배제할 뿐인데, 그러한 성분 테스트는 해당 성분을 실험 참가자의 등이나 실험용 토끼의 귀에 사용하는 식의 비현실적인 방식이다. 그런 테스트로는 해당 성분이 희석되고 제품의 다른 성분과 혼합되었을 때, 그리고 실제로 완제품을 사용했을 때의 결과를 알 수 없다. 다만 이 용어는 해당 제품이 적어도 여드름성 피부를 고려한 성분으로 구성되었다는 정도는 알려 준다.

피부과 관련 테스트 완료
dermatologically tested

실제 인간의 피부를 대상으로 테스트를 거쳤다는 의미지만 피부과 전문의가 직접 관여했는지는 알 수 없다.

향료 무첨가
fragrance-free

말 그대로 해당 제품에 '향료'를 첨가하지 않았다는 뜻으로 천연 향이 있는 성분이 함유되었을 수는 있다. 가령 방부제로 쓰이는 페녹시에탄올은 장미향 같은 향이 난다.

무향
unscented

무향 제품은 아무 향이 나지 않게 성분 배합을 한다. 즉 원래 향이 있는 성분의 향을 중화시키기 위해 향료를 첨가했을 수도 있으므로 '무향'은 향료가 첨가되지 않았다는 의미는 아니다. 따라서 향료 알레르기가 있다면 성분 목록을 확인해 보아야 한다.

유기농
organic

제품에 첨가된 성분들이 더 '자연적인' 방식으로 재배되었다는 의미다. '천연' 살충제를 사용하는 경우도 이에 해당한다. 그러나 유기농 성분의 안전성 및 지속 가능성이 일반 성분보다 우수한지는 아직 입증되지 않았으며, '유기농'의 일관된 정의도 없다.

뷰티 마케팅에서 내세우는 연구 결과를 신뢰할 수 있을까?

광고법에 따라 기업은 제품의 효능에 관한 주장을 할 때는 근거를 제시해야 한다. 하지만 마케팅에 이용하는 그러한 주장은 지나치게 과장되어 소비자의 오해를 불러일으킬 소지가 있다!

화장품의 효능 주장 vs 의약품의 효능 주장

대다수 국가에서는 화장품의 효능을 주장하는 근거가 무엇이든, 신체의 구조나 기능이 아니라 외관을 변화시키는 효능에 관해서만 주장할 수 있게 법적으로 규제된다. 또한 질병 치료에 관한 주장도 제한된다.

바로 이 때문에 많은 제품의 효능에 관한 주장에는 조건이 붙는 것이다. 가령 자체 테스트 결과, 피부의 콜라겐 생성을 촉진해 실제로 주름이 완화되는 효과를 내는 크림이라도 '주름이 눈에 덜 띄게 해준다'라고만 주장하는 식이다.

그러나 그저 주름을 가려 주는 효과만 내는 제품이라도 '주름이 눈에 덜 띄게 해준다'며 같은 주장을 내세울 수도 있다. 한편 '콜라겐 생성을 촉진해 주름을 완화한다'고 홍보한다면 훨씬 효과가 우수한 것처럼 보일 수 있겠지만 의약품이 아닌 이상 대개 이러한 주장은 규제를 위반한 것이며, 결국 해당 브랜드 업체가 관련 법에 주의를 기울이지 않았음을 보여 줄 뿐이고 더 나아가 제품 개발 과정에서 다른 단계도 무시해 버렸을지도 모를 일이다.

의약품의 효능 주장 vs 화장품의 효능 주장

다음은 많은 국가에서 의약품에 관해서만 주장할 수 있는 치료 효능의 사례, 그와 유사하지만 주로 외관 변화에 대한 강도가 약한 수준의 화장품에 대한 효능 주장 사례다.

의약품의 치료 효능 주장

이러한 주장은 대개 특정 임상 실험을 통과한 경우처럼 법적으로 인정된 효능 기준을 충족함으로써 당국의 승인을 받은 의약품에만 허용된다.

"색소 침착 완화"

"셀룰라이트 감소"

"주름 완화"

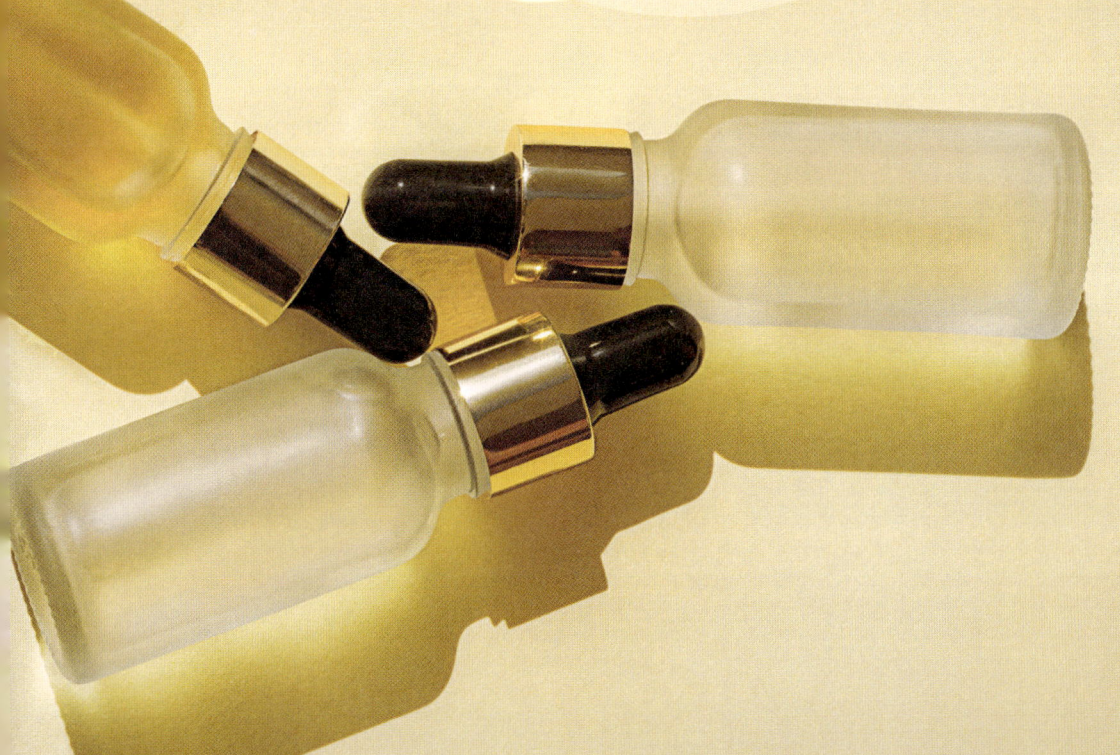

화장품의 치료와 무관한 효능 주장

화장품의 경우 일반적으로 외관의 변화에 관한 주장만 제시할 수 있기 때문에 제품의 효과를 설명할 때 다소 간접적인 표현을 쓰기도 한다.

"색소 침착을 가려 주는 효과"

"더욱 매끄러워 보이는 피부"

"레티놀 함유"

제품의 효능 주장 vs 성분의 효능 주장

기업이 제품의 효능을 주장할 때 제품을 직접 테스트한 결과를 근거로 하는 경우가 있고 함유된 성분에 관한 데이터를 근거로 제시하는 경우가 있다.

예를 들어 '제품을 8주간 사용한 사용자 중 95%가 갈라진 모발 상태가 개선되었다고 응답했다'라는 표현은 해당 제품이 실사용 테스트에서 어떠한 결과를 보였는지를 근거로 제시했으므로 제품의 효능을 더욱 정확하게 파악하는 데 도움이 될 것이다. 하지만 이러한 테스트에는 큰 비용이 든다.

한편 '피부의 수분 함량을 3시간 이내에 46% 증가시킬 수 있는 성분을 함유한다'라는 표현은 제품에 함유된 성분에 관한 주장으로, 이는 다른 성분 구성에서의 효능을 기반으로 한 데이터다. 이러한 표현은 제품의 효능에 관한 신뢰도가 떨어진다. 총체적인 제품의 성분 배합이 제품의 효능에 큰 영향을 미치기 때문이다. 예컨대 동일한 성분이라도 배합 방식에 따라 피부 흡수 정도나 모발에 고루 분산되는 정도, 제품의 부패 방지 효과가 달라진다. 그리고 특정 성분을 함유하지 않았다는 주장은 대체로 해당 성분의 실질적인 위험성보다는 그 성분의 안전성을 둘러싼 잘못된 오해를 근거로 할 때가 많다(18쪽 참조).

임상 실험, 체내 실험, 체외 실험, 시험관 내 실험

제품의 효능에 관한 주장을 뒷받침할 근거로 다양한 종류의 실험 결과가 제시된다. 많은 경우 임상 실험(체내)의 신뢰도가 가장 높다. 이 실험 방식은 엄격히 통제된 환경에서 해당 제품을 인간 참여자가 사용한 후 측정 기기 같은 객관적인 수단으로 그 효과를 수치화한다. '건조한 피부 상태가 55% 완화된다'라는 표현은 임상 실험의 결과를 제시한 사례다. 화장품에 관해서는 주로 자외선 차단 지수(SPF), 피부 수분 함량(전도율을 측정하는 방식), 모발 수, 피부 자극(인간을 대상으로 하는 반복적 피부 자극 패치 실험)에 관해 임상 실험을 수행한다.

치료 효능에 관해, 실험에서 해당 제품을 누가 사용했는지, 어떤 방식으로 사용했는지를 주로 언급할 것이다. 예를 들어 40~50대 백인 여성 80명이 제품을 8

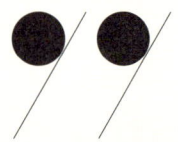

'임상 실험에서 입증된 제품'이라는 표현은 규제 대상이 아니므로 제품이 엄격한 실험을 거쳤다는 의미는 아니다.

주 동안 매일 사용한 결과라는 구체적인 정보를 제공하는 것이다. 일반적으로 실험 참가자 수가 더 많을수록 결과의 신뢰도는 더 향상될 것이다.

하지만 임상 실험이 항상 공정하게 진행되지는 않으며, 실제 사용 상황을 반영하지 못할 때도 있다. 제품이 더 효과 있어 보이게 하려고 의도한 경우도 있지만 실험의 공정성을 확보하다 보면 실제 상황을 반영하지 못할 수도 있는 것이다. 예컨대 많은 종의 스킨케어 세럼은 단독으로 테스트를 거쳐 출시되지만 소비자는 대개 평소에 사용하던 다른 제품들과 함께 그 세럼을 사용할 것이다. 그렇다고 해서 다른 제품들이 해당 세럼의 테스트에 투입된다면 결과가 왜곡될 수 있다.

'임상 실험에서 입증된 제품'이라는 표현은 규제 대상이 아니므로 제품이 엄격한 실험을 거쳤다는 의미는 아니다. 임상 실험이 반드시 필요한 것도 아니다. 가령 모발은 두피에서 빠져나오는 순간 죽은 조직이므로 컨디셔너의 효능 테스트는 모발 다발에 사용해 보는 것으로도 충분하다. 분리된 피부 샘플을 대상으로 수행되는 실험도 있으며, 성분의 작용 방식을 알아보기 위해 세포 실험도 활용된다. 이를 '체외(ex vivo)' 실험 및 '시험관 내(in vitro)' 실험이라고 한다.

소비자 인식 조사

'*제품 사용자의 94%가 모발의 강도가 개선되었다고 보았다*'라는 식의 주장은 소비자 인식 조사에 따른 결과다. 사용자들에게 해당 제품의 효능에 대해 질문하는 방식이다. 이 방식은 주관적이기는 하지만 제품의 효능이 얼마나 인지될 만한 수준인지를 보여 준다. 객관적 수치를 제시하는 주장은 의약품이 아닌 화장품에 대해서는 위법일 수 있으므로 이러한 방식이 필요할 때가 있다.

하지만 제품의 효능에 대한 사람들의 인식에는 후광 효과와 같은 많은 외부 요인이 영향을 미칠 수 있다. 한 연구에서 어느 보습제의 향을 제거한 후 조사했더니 사람들이 제품이 너무 번들거린다고 여긴 사례가 있었다. 질문에서 사용한 표현 또한 사람들의 응답에 영향을 미칠 수 있다.

적합한 제품 찾기   자신에게 가장 적합한 제품을 찾으려면 다음을 참고하길 바란다.

- 원하는 방식으로 효과를 낼 가능성이 있는 성분을 알아보고 그 성분이 함유된 제품을 선택하되 전문가가 독자적으로 검증에 참여한 연구에서 효능이 입증된 제품을 물색해 보자.
- 자신과 조건이 비슷한 사람들을 대상으로 한 임상 실험에서 객관적인 수치가 제시된 제품을 찾는 것이 가장 이상적이다.
- 제품 사용 전후를 비교한 사진을 찾아보자. 조명이 일관되고 보정을 하지 않은 사진일수록 좋다. 그리고 제품에 대한 소비자 인식에 관련된 주장들을 참고해서 어떠한 결과가 예상될지 판단해 볼 수 있다.
- 연구 개발에 투자한다고 알려진 브랜드를 찾아보자. 자체 연구소를 보유하고 수준 높은 과학 연구 논문이 발표되었는지 알아보자.
- 피부 상태나 모발 상태가 자신과 비슷한 사람들이 작성한 후기를 읽어 보자.
- 규제 위반 사례가 있었던 업체의 제품은 주의하는 것이 좋다.

제품 겉면의 라벨로 무엇을 알 수 있을까?

제품 뒷면에 표기된 정보는 제품을 선택하는 데 도움이 될 수 있다.

제품 라벨에 쓰인 내용은 헷갈리는 경우가 종종 있으므로 라벨 내용을 이해하는 법을 알아보자.

제품의 성분 목록으로 무엇을 알 수 있을까?

대다수 국가에서는 관련 법규에 따라 화장품에 함유된 성분을 포장재에 기재하도록 한다. 그래서 특정 알레르기 유발 성분이나 동물성 성분 등 피하고 싶은 성분을 확인하거나 원하는 효과를 내는 성분을 찾을 때 매우 유용하게 쓰인다. 만일 규정에 따라 성분 표기를 하지 않은 제품이 있다면 제조업체가 산업 표준 및 관련 법규를 준수하지 않았다는 뜻이므로 거르는 것이 좋다.

성분 목록만으로는 알 수 없는 사항

성분 목록만으로 제품에 관한 모든 정보를 얻을 수는 없다. 자사 제품을 어떻게 만들었는지 경쟁업체에 정확히 공개하지 않으려는 기업의 의도 때문이기도 하다. 게다가 제품이 얼마나 효능을 잘 발휘하는지도 알 수 없다. 요리와 굉장히 비슷하다. 완전히 똑같은 재료를 사용했지만 훌륭한 요리가 나올 수도 있고 형편없는 요리가 나올 수도 있다. 같은 재료로도 내 입맛에 잘 맞는 음식이 따로 있듯이 제품도 내 몸에 잘 맞는 제품이 따로 있는 것이다.

제품에 함유된 다양한 물질이 하나의 성분으로 표기될 수도 있다. 특히 천연 성분의 경우 성분명이 동일하더라도 재배 방식이나 제조 방식에 따라 그 구성 및 효과는 매우 달라질 수 있다. 같은 성분명의 합성 물질도 다양하기는 마찬가지다. 가령 '세테아릴알코올'은 세틸알코올과 스테아릴알코올의 혼합물이지만 혼합 비율은 다를 수 있다. 한편 효과적으로 작용하려면 특수한 전달 방식이 필요한 성분이 있다. 불안정한 상태의 성분은 제조 과정에서 코팅 처리가 되기도 하는데, 이 경우 제품 라벨에는 해당 성분과 코팅에 사용된 물질이 각각 따로 첨가된 성분처럼 기입된다.

각 성분이 제품에 정확히 얼마나 함유되었는지 알 수 있을까?

기업은 제품에 함유된 성분의 양을 늘 공개하지는 않는다. 다만 성분 중 일부의 농도를 알아낼 수 있는 한 가지 단서는 '1% 라인'이다.

제품에 대개 1% 미만의 양만 첨가되는 성분이 몇 가지 있는데, 몇 가지 방부제(페녹시에탄올, 벤조산), pH 조절제(수산화나트륨, 구연산), 향료가 여기에 속한다. 그러므로 성분 목록에서 이들 다음으로 나오는 성분들 역시 1% 미만의 양으로 첨가되었을 가능성이 높다. 단 이것 또한 장담할 수는 없다.

제품 겉면의 라벨로 무엇을 알 수 있을까?

사용 및 보관법
제품 사용법 및 사용기한 동안 안전하게 보관하는 법을 알려 준다.

성분명
국제 화장품 성분 표기법(INCI)에 따라 표준화된 명칭을 사용한다.

성분 순서
성분은 함량이 높은 순서대로 나열되며, 제일 앞에 표기된 성분의 농도가 가장 높다. 함량이 1% 미만인 성분은 순서와 무관하게 나열될 수 있다.

생산번호 및 사용기한
생산번호로 해당 제품이 어느 배치에서 제조되었는지 알 수 있어서 품질 관리 및 리콜 용도로 사용된다. 사용기한은 제품이 광고한 대로 효능을 발휘할 수 있는 예상 기간을 의미한다.

식물 추출 성분
라틴어 학명을 사용한다.

색소
성분 함유 가능 표시인 '함유 가능(may contain)'이나 '+/-' 다음에 임의의 순서로 개별적으로 나열될 수 있다.

사용법 :
건조한 피부에 매일 듬뿍 발라 줍니다.
30℃ 이하에서 보관하세요.
LOT MW2388
EXP 02/2028

브랜드명

BODY LOTION
바디로션

100 ml e

성분(INGREDIENTS)
물, 카프릴릭/카프릭트라이글리세라이드, 글리세린, 세테아릴알코올, 세타레스-20, 스위트아몬드 오일, 토코페롤, 잔탄검, 페녹시에탄올, 에틸헥실글리세린, 구연산, 향료, 리날룰

업체명, 101 Park Avenue, London EC1A

연락처
제조사에 관한 추가 정보나 부작용 사례 보고에 사용할 수 있다.

개봉 후 유효기간(PAO)
표기된 숫자는 개월 수로 12M은 PAO가 12개월임을 의미한다. 제품 개봉 후 권장된 환경에서 보관했다면 얼마나 오래 안전하게 사용할 수 있는지를 알려 준다.

용량
내용물의 중량 또는 부피. 'e' 마크는 용량 규격이 유럽연합의 관련 규정에 따랐다는 표시다.

향료
'향료(fragrance)'나 '향수(parfum)'로 표기되며, 일부 국가에서는 대표적인 향료 알레르기 유발 성분이 알레르기를 유발할 수 있는 농도로 첨가된 경우 별도 표기한다.

맛
'~맛(flavour)'이나 '~향(aroma)'으로 표기될 수 있다.

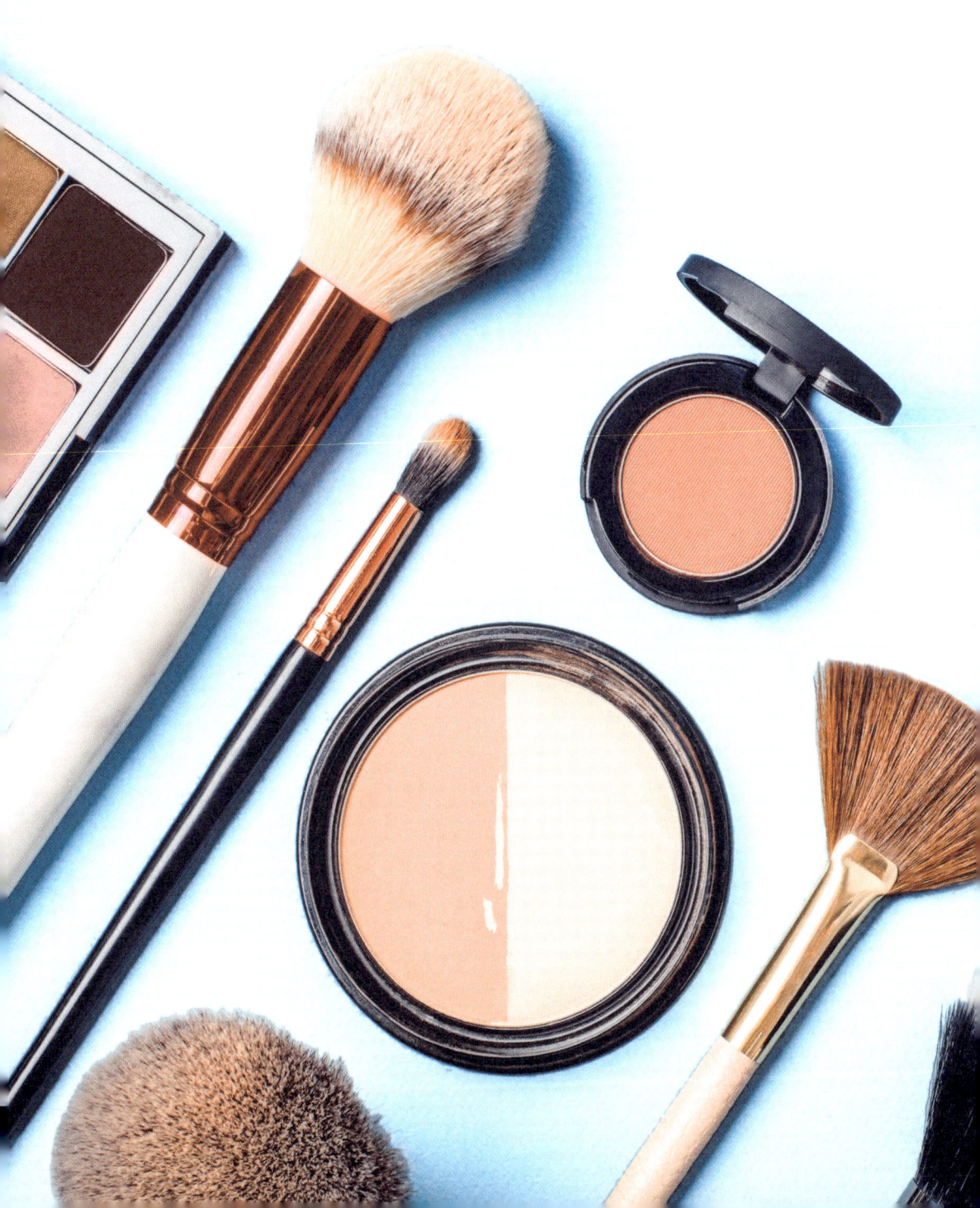

뷰티 제품은 어떻게 보관해야 할까?

화장품이 변질되어 못 쓰고 버린 경험이 다들 한 번쯤은 있을 것이다. 내용물의 색상이나 냄새, 질감이 변했거나 곰팡이가 슬었을 수도 있다. 그중에는 인체에 무해한 경우도 있지만 대체로 제품이 더 이상 사용하기에 안전하지 않거나 기능을 제대로 발휘하지 못한다는 신호다. 보통 포장 겉면의 제품 보관 시 유의사항을 따르면 되지만, 여기에서는 화장품을 최상의 상태로 최대한 오래 보관할 수 있는 몇 가지 팁을 소개한다.

서늘한 곳에 보관할 것 제품의 성분은 열이 가해지면 부패할 수 있고, 에멀션의 경우 물과 오일 성분이 분리되기도 한다. 자외선 차단제는 특히 고온에 민감하다. 많은 종류의 미생물이 따뜻한 환경에서 빠르게 증식한다. 대다수 화장품은 냉장 보관하면 더 오래 사용할 수 있지만 냉동을 하면 성분이 분리되므로 피해야 한다.

빛이 닿지 않는 곳에 보관할 것 자외선 차단제, 향료, 스킨케어 활성 성분, 천연 추출물을 비롯한 많은 성분은 빛에 닿으면 분해될 수 있다. 불투명 용기는 빛에 취약한 제품을 보호한다.

사용 후에는 뚜껑을 잘 닫을 것 산소에 노출되면 산화되는 성분이 많으며, 용기 속에 물이나 공기가 들어가면 미생물이 증식할 수 있다. 습한 화장실에서는 화장품을 사용하지 않는 것이 좋다.

기존의 용기 그대로 보관할 것 제품의 내용물은 포장재의 성분에도 반응할 수 있으므로 제조 과정에서 포장재 적합성 검사를 거친다. 많은 종류의 자외선 차단제는 플라스틱 용기에도 반응할 수 있으며, 용기에 삽입된 금속 스프링은 산성 물질에 닿으면 부식되고, 실리콘이 함유된 헤어 제품은 실리콘 용기에 반응할 수 있다.

제품의 포장 재질은 특정 성분을 보호해야 하므로 신중하게 결정된다. 빛에 취약한 성분은 색상이 짙거나 불투명한 용기를 사용하며, 내용물 산화를 방지하기 위해 공기가 유입될 공간을 최소화한 용기를 사용하기도 한다. 따라서 화장품을 다른 용기에 덜어 내게 되면 내용물이 공기 중의 산소와 각종 미생물에 노출될 위험이 있다.

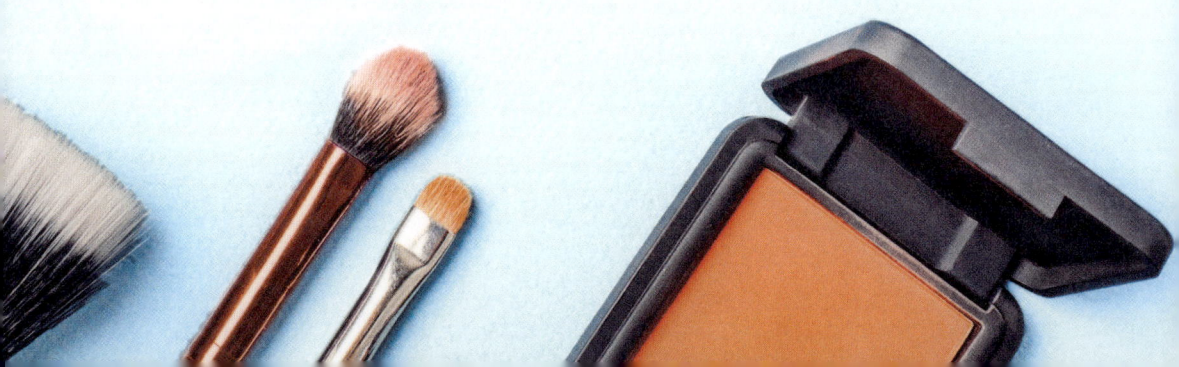

친환경 화장품이 가능할까?

많은 사람이 일상에서 사용하는 제품이 환경에 미치는 영향에 관심을 갖는다. 따라서 가격이 다소 비싸더라도 기꺼이 친환경 제품을 택하는 소비자가 점차 늘고 있다. 하지만 어떤 제품이 지속 가능성의 취지에 부합하는지, 어떤 제품이 겉보기에만 친환경 제품으로 위장된 그린워싱(greenwashing) 제품인지 파악하기란 쉽지 않다.

전반적인 제품 수명 주기의 관점에서 보자면, 친환경 제품이라 주장하는 많은 제품에는 친환경의 이점을 넘어설 수 있는 숨겨진 단점들이 존재한다. 재활용 가능 소재 또는 생분해성 소재의 제품 포장재는 제품 사용 후 단계를 고려한 것으로, 이 단계는 환경에 가장 중대한 영향을 미치는 요소가 아닐 수도 있지만 소비자들은 이 단계를 우선시하는 경향이 있다. 친환경성, 즉 지속 가능성은 각각의 사례에 따라 평가되어야 한다.

다음은 화장품 마케팅에서 흔히 접할 수 있는 그린워싱 사례다.

> "천연 성분은 언제나 환경 친화적이다."

천연 물질이 합성 물질보다 환경에 미치는 영향이 덜하다고 여기는 사람들이 많다. 그런 일반화된 주장이 무엇을 간과하고 있는지 살펴보자.

야생 채취 성분
지속 가능성을 고려하지 않은 천연자원의 무분별한 착취는 문제다. 백단유(샌들우드 오일)의 수요가 높아지면서 야생 백단향(샌들우드)이 멸종 위기에 처했고, 야생 감초를 과도하게 채취하는 지역에서는 사막화가 진행되고 있다.

사용 후 폐기 단계
천연 성분이라고 해서 야생에 영향을 덜 미치는 것은 아니다. 물리적 자외선 차단제 성분이자 천연 물질인 산화아연은 대다수 화학적 자외선 차단제보다 오히려 많은 수중 생물에 강한 독성을 일으킨다(사실 자외선 차단제가 산호초에 그리 큰 영향을 미치지 않는다는 사실도 입증되고 있다).

농장 재배 원료
농장 재배는 천연자원에 대한 부담을 줄일 수 있지만 그 대신 삼림 파괴, 수질 오염, 엄청난 에너지 소비량의 문제를 일으킨다. 식량 불안정의 맥락에서 볼 때 토지를 화장품 원료 재배에 사용하는 것은 비윤리적일 수 있다.

화석연료 사용
석유 추출 합성 물질이라고 해서 친환경 물질이 아니라고 단정 지을 것은 아니다. 원유 추출은 연료 소비가 주목적이고 화장품에 사용되는 성분은 원유 폐기물을 활용한다. 게다가 천연 물질 생산 과정에도 주로 화석연료가 사용된다. 다만 다른 공정의 부산물이나 폐기물을 재활용한 천연 물질은 환경에 영향이 덜할 것이다.

생명공학
식물 세포 배양 및 유전자공학은 자연의 메커니즘을 활용해 환경에 훨씬 영향을 적게 미치는 원료를 생산할 수 있는데도 많은 기술을 '비자연적'인 수단으로 치부할 때가 많다.

"플라스틱은 최악의 포장재다."

제품 사용 후 폐기 단계 외의 과정을 감안한다면 포장재로 플라스틱을 사용하는 것이 무조건 환경에 최악인 것은 아니다. 다시 말해 최선의 선택은 구체적인 상황에 따라 달라진다.

운송 단계
플라스틱은 무게에 비해 강도가 높아 유리 제품에 비해 운송 과정에서 배출하는 탄소량이 낮다. 게다가 유리는 운송 중 파손될 위험이 있기에 더 큰 낭비가 될 수 있다. 알루미늄 용기는 잘 찌그러지는 탓에 판매 단계에서 문제가 되기도 한다.

생산 단계
플라스틱은 주로 연료 생산 과정의 폐기물로 만들어진다. 종이 생산에는 목재가 필요하며, 알루미늄과 유리 생산에는 엄청난 양의 열에너지가 필요하다. 다만 용도에 따라서는 모두 재활용 자원을 활용해 생산할 수도 있다.

사용 후 폐기 단계
폐기 단계에서는 플라스틱의 단점이 많은 편이다. 유리나 알루미늄 용기는 여러 번 재활용할 수 있고, 종이는 생분해성으로 매우 친환경적인 소재다. 하지만 종이 용기는 수분이 함유된 제품을 담기에 부적절하므로 용기 내부를 플라스틱 재질로 코팅하는데, 그 결과 단일 플라스틱 재질보다 재활용이 더 어려워진다. 화장품 포장재의 크기가 작아서 재활용하기 곤란한 경우도 있다.

'친환경' 포장재
유리, 알루미늄, 종이 포장재는 무조건 플라스틱보다 나은 소재라고 생각할 때가 많다. 하지만 이들 역시 잘 드러나지 않는 결점이 있다.

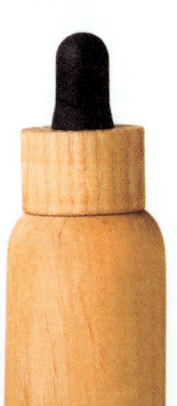
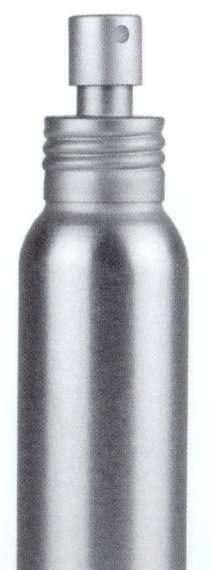
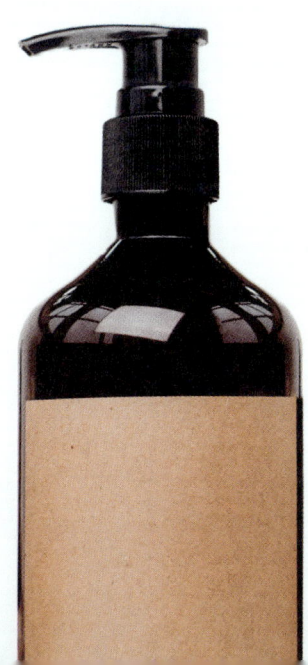

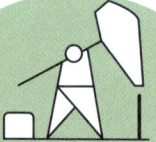

원료 단계
채굴, 재배 등 원료 취득 과정에서의 환경 영향을 평가한다. 한 가지 성분에도 다양한 원료가 들어갈 수 있다.

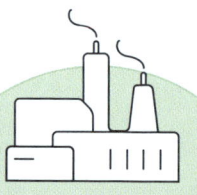

가공 단계
원료는 제품에 첨가되기 전에 가공을 거친다. 원료 정제 및 합성이 이 단계에 해당한다. 한 가지 원료로도 가공 방식에 따라 환경에 미치는 영향이 달라진다.

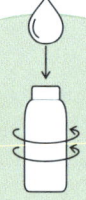

제조 단계
가공된 원료는 최종 제품으로 제조된다. 동일한 제품을 제조하더라도 재생 가능한 에너지를 사용한다면 환경에 미치는 영향이 달라질 수 있다.

전 과정 평가
(LCA)

폐기 및 재활용 단계
제품 사용 후 용기 및 포장재가 거치는 단계다. 사용자인 우리는 보통 이 단계에 주목한다. 직접 눈으로 보고 통제할 수 있는 영역이기 때문이다. 전반적으로 환경에 기여하는 영향은 그리 크지 않을지도 모른다.

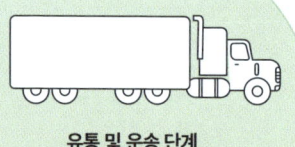

유통 및 운송 단계
완제품이 유통업체, 소매업체, 소비자에게 전달되는 과정이다.

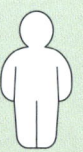

소비자 사용 단계
제품에 따라서는 이 과정에서 환경에 중대한 영향을 미칠 수 있다. 샴푸를 예로 들자면 샴푸 사용 단계에 필요한 온수 생산에 소모되는 에너지가 가장 큰 부분을 차지할 수 있다.

전 과정 평가

환경 친화적으로 보이는 노력 중에는 그저 환경에 미치는 영향을 다른 단계로 떠넘기는 것일 뿐인 경우가 많다. 전 과정 평가(LCA, Life Cycle Assessment)는 제품 생애 주기의 각 단계에서 환경에 미치는 영향을 정량화함으로써 이러한 상황을 방지할 수 있다. 화장품의 경우 제품 생산, 제품 및 포장재 원료 가공, 제조, 유통, 소비자의 사용, 폐기 및 재활용 단계가 포함된다.

화장품은 많은 구성 성분으로 이루어지기에 전 과정 평가는 단순한 문제가 아니다. 그러나 이 평가는 환경에 미치는 영향을 줄이기 위한 기준을 설정하는 데 필수적인 수단으로, 제품 개발 과정에서의 많은 선택에 영향을 주며 제품의 환경적인 측면을 설명하는 근거를 제공한다. 따라서 여러 제품을 공정하게 비교할 수 있는 전 과정 평가 기법을 표준화하려는 노력이 끊임없이 이어지고 있다.

더욱 친환경적인 습관

일상에서의 미용 습관을 조금만 바꾸면 지구를 살리는 데 도움이 된다고 생각하면 한번 시도해 볼 만하다. 사실 그리 간단한 일은 아니지만 몇 가지 팁을 소개한다.

덜 소비하기
화장품을 사는 것이 사지 않는 것보다 더 친환경적일 가능성은 거의 없다. 제품을 구입하기 전에 자신에게 정말 필요한 제품인지 신중히 생각해 보자.

친환경 제품 생산 기업에 정보 요청하기
친환경 혹은 지속 가능성은 상황에 따라 천차만별이므로 기업이 투명하게 정보를 공개하지 않는 이상 그들의 지속 가능성 관련 주장에 대한 충분한 근거가 있는지를 알기란 사실상 불가능하다.

사려 있는 재활용 습관
보통 재활용 업체에서는 화장품 용기 및 포장재를 재질이나 규격에 상관없이 모두 수거해 가지는 않는다. 살고 있는 지역의 분리수거 규정을 확인해 보길 바란다. 플라스틱 수지의 경우 용기 겉면을 보면 어떤 종류의 플라스틱인지 알 수 있는 마크가 있다. 다만 이 마크는 분리배출 표시지 재활용이 가능하다는 표시가 아니라는 점을 유의하자. 다음은 화장품에 사용되는 대표적인 플라스틱 종류다.

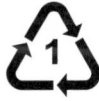

폴리에틸렌 테레프탈레이트
대부분의 투명한 페트병에 표기되며 대체로 재활용된다.

고밀도 폴리에틸렌
내구성이 강한 플라스틱으로 단단한 재질의 샴푸 용기 등에 사용된다.

폴리프로필렌
반복적으로 구부려도 되는 내구성이 강한 재질이다. 밀어 올리는 방식의 뚜껑, 펌프, 분무기 헤드에 사용된다.

이 정보, 진짜?

"탄소 상쇄권으로 탄소 배출을 상쇄한다."

탄소 상쇄권이란 기업이 제품 생산 과정에서 배출한 이산화탄소를 탄소 포집 사업에 투자함으로써 '상쇄'한다는 개념으로 논란이 있다. 탄소 포집 사업은 보통 투자나 기부와 무관하게 추진되며, 기업이 투자한 사업들이 실제로 시행되지 않은 경우도 많고, 탄소 상쇄 투자를 중복 집계한 사례도 다수 존재한다. 아울러 '상쇄'라는 개념은 기업이 정작 생산 과정에서 탄소 배출을 줄이려는 노력은 소홀히 하고 투자로 대체해 버리는 안일한 태도를 취하게 할 수 있다.

내 화장품은 동물 실험을 거치지 않았을까?

'크루얼티 프리(cruelty-free)'라는 표현은 '잔학 행위를 하지 않는다'는 뜻으로, 대체로 해당 제품이 동물을 대상으로 실험하지 않았다는 의미로 사용된다. 화장품 및 함유 성분에 대해서는 상당히 오랫동안 동물 실험이 거의 이루어지지 않고 있다. 하지만 한 제품을 '크루얼티 프리'라고 판단하는 기준이 저마다 달라서 다소 복잡한 양상이다.

동물 실험을 하는 이유

생명체의 메커니즘은 너무나 복잡하기 때문에 어떤 성분이나 제품이 인체나 동물에 어떠한 영향을 미칠지 예측하기가 쉽지 않다. 인간은 많은 동물과 생물학적 유사성을 지니므로 특정 성분이 인체에 미치는 영향을 파악하는 데 수 세기에 걸쳐 동물 실험이 활용되었고 다양한 수준의 성공적인 데이터를 축적했다. 식품 및 의약품 산업에서 여러 부적절한 실험으로 많은 사상자를 낸 후 1930년대에 들어서면서 많은 산업 분야에서 동물 실험을 필수적으로 거치도록 했다.

그때부터 우리는 물질이 인체에 유해한 작용을 하는 원리를 이해하는 데 괄목할 만한 진전을 이루었다. 이후 일부 동물 실험은 인체의 생물학적 경로의 핵심 과정을 모방하는 방식의 대안적인 실험으로 대체되기도 했다(48쪽 '잠재적 피부 알레르기 항원 실험' 항목 참조).

동물 실험 대체 수단

어떤 물질이 인체에 유해한지 예측하는 데 활용되는 많은 실험 방식 덕분에 향후 동물 실험이 최소한으로 수행될 것이다.

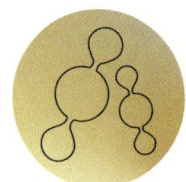

고유한 특성
해당 물질의 화학 성분 구조를 분석하면 인체에 어떻게 작용하는지 파악할 수 있다.

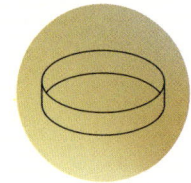

시험관 내 실험
해당 물질이 세포나 효소 같은 생물학적 분자에 어떠한 영향을 주는지 파악할 수 있다.

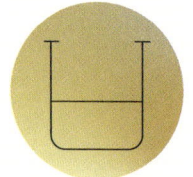

인공 조직
세포를 3D 지지체 상에서 배양해 생체 조직과 더욱 흡사하게 만든 다음 실험에 활용한다.

화장품 산업에서는 그동안 윤리적인 우려, 동물 복지 활동 단체의 압력, 동물 실험 금지 조항에 대응해 다양한 대체 실험 방식을 개발해 왔다. 그러한 대체 방식은 비용이 더 저렴하고 신속하며, 인체에 미치는 영향을 더욱 정확하게 예측할 수 있는 경우가 많다. 대체 실험의 활용은 화장품 업계를 넘어 다른 산업 영역으로도 확장되고 있다.

그러나 여전히 넘어야 할 산이 많다. 일부 복잡한 생물학적 과정에 관해서는 아직 동물 실험을 대체할 신뢰할 만한 방식이 개발되지 않았다. 예측하기 어려운 성질의 성분이거나 과거의 동물 실험 데이터가 존재하지 않는 경우에는 성분을 분석하기가 더욱 어렵기도 하다. 많은 규제 기관이 동물 실험을 대체할 방식을 허가하는 데 꽤 신중한 태도를 보이고 있다.

화장품 관련 동물 실험 금지

그동안 동물 실험에서 화장품 산업이 차지하는 비중은 굉장히 낮았다(동물 실험이 금지되기 전인 1996년 기준 유럽에서 전체 실험의 겨우 0.04%에 해당). 그러다가 동물 실험에 대중의 이목이 쏠리면서 전 세계적으로 빠르게 규제가 마련되기 시작했다. 1998년 영국에서 화장품 및 성분에 관한 동물 실험이 금지되었다. 유럽연합에서는 2004년에 화장품의 동물 실험을 금지한 데 이어 2009년에는 그 범위를 화장품 성분까지 확장했으며, 2013년에는 동물 실험을 거친 화장품이나 성분의 유통 및 판매를 금지했다.

중국 정부는 오랫동안 일부 수입 화장품에 대한 동물 실험을 요구해 왔지만 2014년에 대부분의 국산 화장품에 대한 동물 실험 의무 조항을 폐기했고, 2018년에는 일부 수입 화장품에 대해, 2021년에는 대부분의 수입 화장품에 관한 의무 조항을 폐기했다. 이러한 변화를 일으키는 데는 중국 내에 진출한 화장품 업계의 노력도 한몫했으며 동물 실험을 대체할 수단을 검증하기 위해 중국 규제 당국과 협력하기도 했다.

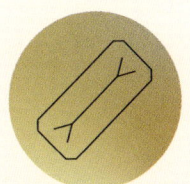

장기 칩
여러 유형의 세포들을 미세 크기의 채널로 연결함으로써 살아 있는 인간의 장기를 모방해 구현하는 기술이다.

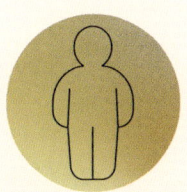

임상 연구
미량의 물질을 임상 실험 참가자들에게 투여해 해당 물질이 인체 내에서 어떻게 작용하는지 추적한다.

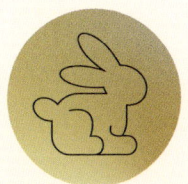

기존 데이터
물질을 평가할 때 과거에 수행했던 동물 실험에서 나온 해당 물질에 대한 정보를 활용할 수 있다.

컴퓨터 모델
다양한 방법으로 수집된 데이터를 컴퓨터 모델에 결합해 생물학적 활동을 예측할 수 있다.

크루얼티 프리는 무슨 뜻일까?

'크루얼티 프리'라는 용어는 특정 *제품*이 동물 실험을 거치지 않았다는 사실 외에는 어떠한 보편적인 정의도 내려진 바가 없다. 대다수 실험 기준에는 화장품에만 활용할 목적으로는 동물을 대상으로 *성분* 실험을 하지 않아야 한다고 명시되어 있지만 사실 그에 해당하는 현존하는 거의 모든 성분은 어느 시점에서는 동물 실험을 거쳤을 것이다. 동물 실험이 금지되기 전에 이미 수행되었거나 그러한 성분이 화장품 이외의 제품에 사용되는 경우 환경적 또는 직업적 안전성을 평가하는 연구소에서 동물 실험을 하게 된다. 대부분의 규제 기관은 시장에 출시된 제품에 대한 안전성 평가를 진행할 권한이 있는데, 이때 동물 실험을 수행할 수도 있다. 아울러 아래의 내용을 생각해 볼 필요가 있겠다.

- 시험관 내 실험에는 여전히 동물 피부나 조직 같은 동물성 물질이 사용된다. 대개 식품 산업의 폐기물을 활용하거나 동물 실험용으로 사육하다가 안락사한 동물을 이용한다.
- 어류의 배아 같은 초기 생명 단계의 유기체를 대상으로 한 일부 실험은 동물 실험으로 간주하지 않는다.
- '크루얼티 프리'는 잔학 행위를 배제한다는 의미지만 여기에 아동에 대한 노동 착취나 노동자 안전 침해 같은 인권 문제는 포함되지 않는다.
- 제품이 '크루얼티 프리'라고 해서 동물성 원료를 쓰지 않은 비건 제품이라는 뜻은 아니다.
- 현재 사용하는 화장품이라도 여전히 동물 실험을 거쳤을 수 있다. 제조업체가 아니라 연구소나 정부 기관 같은 관련 기관에서는 동물 실험이 가능하기 때문이다.

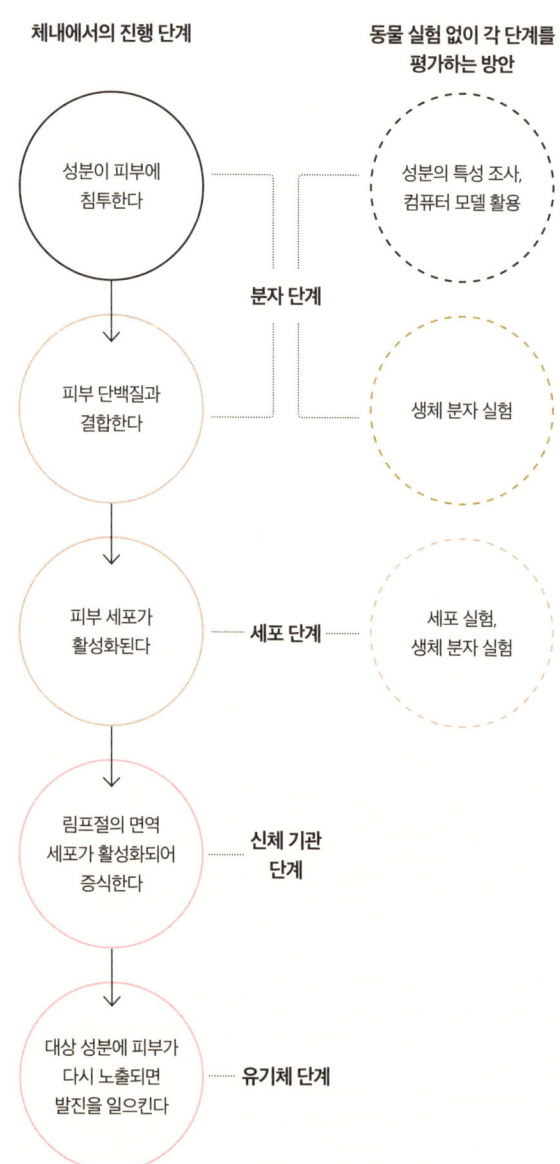

잠재적 피부 알레르기 항원 실험

성분의 안전성을 예측하는 데 대안적인 몇 가지 실험을 조합해 사용할 수 있다. 예를 들어 피부 알레르기 실험에서 해당 성분이 알레르기 항원이라면 아래 그림 왼쪽의 각 단계가 진행되어야 한다. 가령 2단계에서 항원인 성분은 피부 단백질과 결합하는데 만일 시험관 내 실험에서 이 성분이 피부 단백질과 결합하지 않는다면 알레르기 항원일 가능성이 매우 낮다.

폐경은 모발과 피부에 어떤 영향을 줄까?

우리 몸이 노화하면서 피부 및 모발은 다양한 양상으로 변화를 겪는다. 여성의 경우 폐경기 무렵이 되면 특히 호르몬의 변화와 관련된 변화가 일어난다.

폐경기가 되면 난소에서 더 이상 에스트로겐 및 프로게스테론이 생산되지 않게 됨에 따라 피부와 모발에 변화가 나타난다.

피부

에스트로겐 수치가 저하되면 피부 아래 진피 속의 콜라겐이 감소하는데 폐경 이후 첫 5년간 30% 급감한다. 그 결과 피부는 더 얇아지고 탄력을 잃으며, 잔주름과 피부 표면에 보이는 혈관이 더 많이 늘어난다. 피부 세포 생산 속도도 느려져서 피부막은 점점 더 얇아지게 된다. 프로게스테론 수치가 저하되면 신체의 유분이 줄어든다. 그 결과 피부가 건조하고 거칠어지며, 가렵고 당기는 느낌을 받을 수도 있다. 에스트로겐 수치가 저하되면 폐경 이후 상처 재생 능력에 문제를 일으킬 수도 있다.

몇몇 연구에 따르면 호르몬 대체 요법은 이러한 피부 변화 가운데 일부를 예방하거나 심지어 복구시킬 수도 있다고 하지만 대개 피부 개선이라는 이점 하나만으로는 굳이 치료를 시작할 이유가 되지 않는다.

모발

여러 연구에 따르면 폐경기 이후에는 모발 섬유의 굵기, 밀도, 성장 속도가 감퇴하며 특히 앞머리에서 그러한 현상이 두드러진다. 신체의 유분 생산이 감소하면서 폐경 후에는 모발의 유분이 줄어들 뿐만 아니라 윤기와 부드러움도 덜해진다.

노화에 따른 모발의 변화 중 일부는 폐경과 직접적인 연관이 없지만 폐경기 무렵에 나타나는 경향이 있다. 그러한 변화 중에는 여성형 탈모 및 얼굴에 털이 많아지는 현상이 있다.

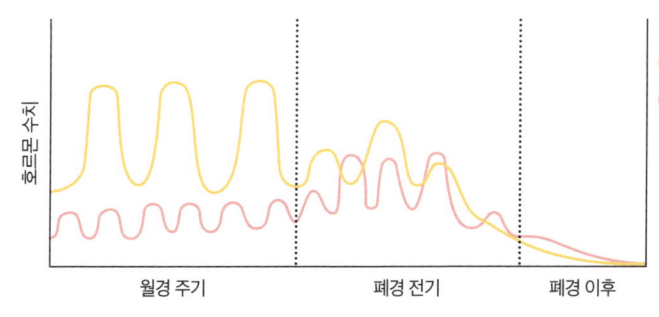

범례
- 프로게스테론
- 에스트로겐

호르몬의 변화

에스트로겐 및 프로게스테론 수치는 시간에 따라 변하며, 월경 주기에 따라 규칙적으로 기복이 일어나고 폐경 무렵부터 그 이후로는 예측하기 어려운 변동 및 감소 추세가 이어진다.

임신은 모발과 피부에 어떤 영향을 줄까?

임신 중에는 호르몬과 면역 체계, 해부학적으로 다양한 변화가 일어나며 그러한 변화는 피부, 모발, 손톱 상태로 드러날 수 있다. 일반적으로 출산 후면 원상회복된다.

유의할 점은 그러한 변화 중 일부는 건강 상태에 문제가 생겼다는 신호일 수도 있으므로 반드시 의사에게 문의해야 한다는 것. 다음은 임신 상태에서 겪을 만한 대표적인 변화들이다.

피부의 변화
피부색이 짙어지는 부위 점, 유두, 외음부 같은 부위는 임신 중에 더욱 짙어지는 편이다.
기미 임신 기간 중반을 넘어서면 뺨, 코, 이마에 기미가 여기저기 생길 수 있으며 특히 피부가 검은 편일 때 더 흔하다. 에스트로겐 및 프로게스테론 수치의 증가가 원인으로 햇볕에 노출되면 더 짙어진다.
피지 안드로겐(남성 호르몬) 수치가 상승하면서 피지 생산이 왕성해져 여드름을 악화시킬 수도 있다.
실핏줄 몸의 상체에는 실핏줄이 드러날 수 있고, 다리나 골반 부위에는 혈류가 느려지면서 하지정맥류가 발생하기도 한다. 자주 걷고 다리를 올리는 자세가 도움이 될 수 있다.
임신선(튼살) 뱃속의 태아가 자라면서 복부, 가슴, 허벅지에 튼살이 생기기도 한다. 대개 불그스름하거나 보랏빛이었다가 나중에 흰색으로 변한다(124쪽 참조). 피부도 자극에 민감해져 피부 발진이 일어날 수 있다.

모발 및 손톱의 변화
모발과 체모는 평소보다 더 빨리 자라고 굵어진다. 출산 후에는 그동안 과도하게 자랐던 머리카락이 빠지면서 탈모가 심해질 수 있지만 모발 성장 속도가 원상회복되는 과정이기도 하다.

임신 중에는 손톱이 더 빨리 자라는 편이며, 잘 부러지거나 갈라지기 쉽다.

임신 중에는 어떤 화장품을 피해야 할까?
임신 중 탯줄을 통해 노출되면 태아의 성장 발달에 유해할 가능성이 있는 성분이나 제품들이 몇 가지 있다. 그러나 '임산부 수칙'이라는 것이 그렇듯이 많은 유해 정보는 과도한 우려가 섞인 편이다. 대다수 화장품의 경우 체내에 흡수되는 양은 극히 적으므로 임신 중 화장품 사용은 안전하다고 보면 된다. 제품 생산 시 진행하는 안전성 평가는 임산부가 사용하는 경우를 감안해서 평가한다. 다음 사항을 참고하자.

- 브랜드명이 없거나 불법 수입, 미심쩍은 경로를 통한 모조품일 가능성이 있는 제품은 안전성 표준을 따르지 않았을 수 있으므로 피하는 것이 좋다.

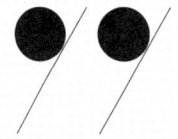

대다수 화장품의 경우 체내에 흡수되는 양은 극히 적으므로 임신 중 화장품 사용은 안전하다고 보면 된다.

임신은 모발과 피부에 어떤 영향을 줄까?

- 하이드로퀴논 성분이 함유된 제품 또한 피하는 것이 좋다.
- 스킨케어 제품에 함유된 레티노이드(비타민 A 유도체)는 대체로 임산부에게는 권장되지 않는다. 레티노이드 계열인 이소트레티노인을 복용하면 기형아 출산의 위험이 있기 때문에 예방 차원의 권장 사항이다. 레티노이드는 혈관까지 그리 쉽게 도달하지 않으며, 스킨케어 제품에는 매우 적은 양만 첨가되어 위험성은 극히 낮은 것으로 보인다. 그러니 임신 중에 실수로 레티노이드 함유 제품을 사용했더라도 당황할 필요는 없다.

임신 중 화장품 사용에 대해서는 지역 보건소나 의사에게 문의해 최신 정보를 구하고, 복용 중인 약물을 중단하기 전에 의사와 상담을 먼저 해보길 바란다.

임신 중 호르몬 변화로 모발의 성장 기간이 길어질 수 있으며, 그에 따라 머리카락이 더 굵어지고 덜 빠질 수 있다.

임신 중에는 혈류 속도가 증가하면서 입술이 다소 부풀어 보일 수 있다.

호르몬 수치의 변화는 색소 침착을 자극하며, 복부에 세로선(흑선)이 나타날 수 있다.

임신 관련 호르몬의 변화에 따라 손톱에도 영향을 주어 손톱이 더 단단해지거나 잘 부러질 수 있다.

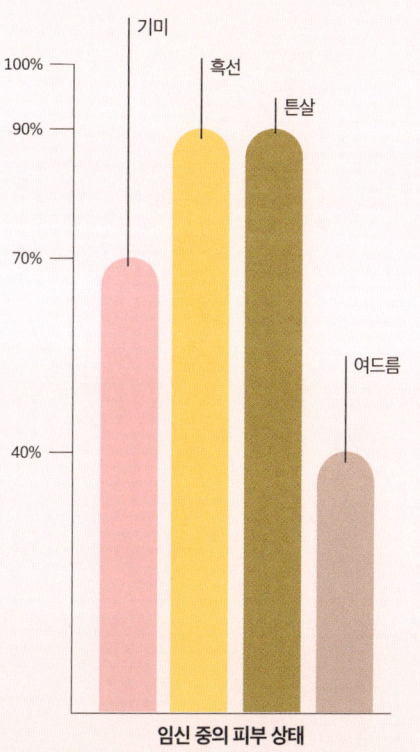

임신 중의 피부 상태
(기미, 흑선, 튼살, 여드름)

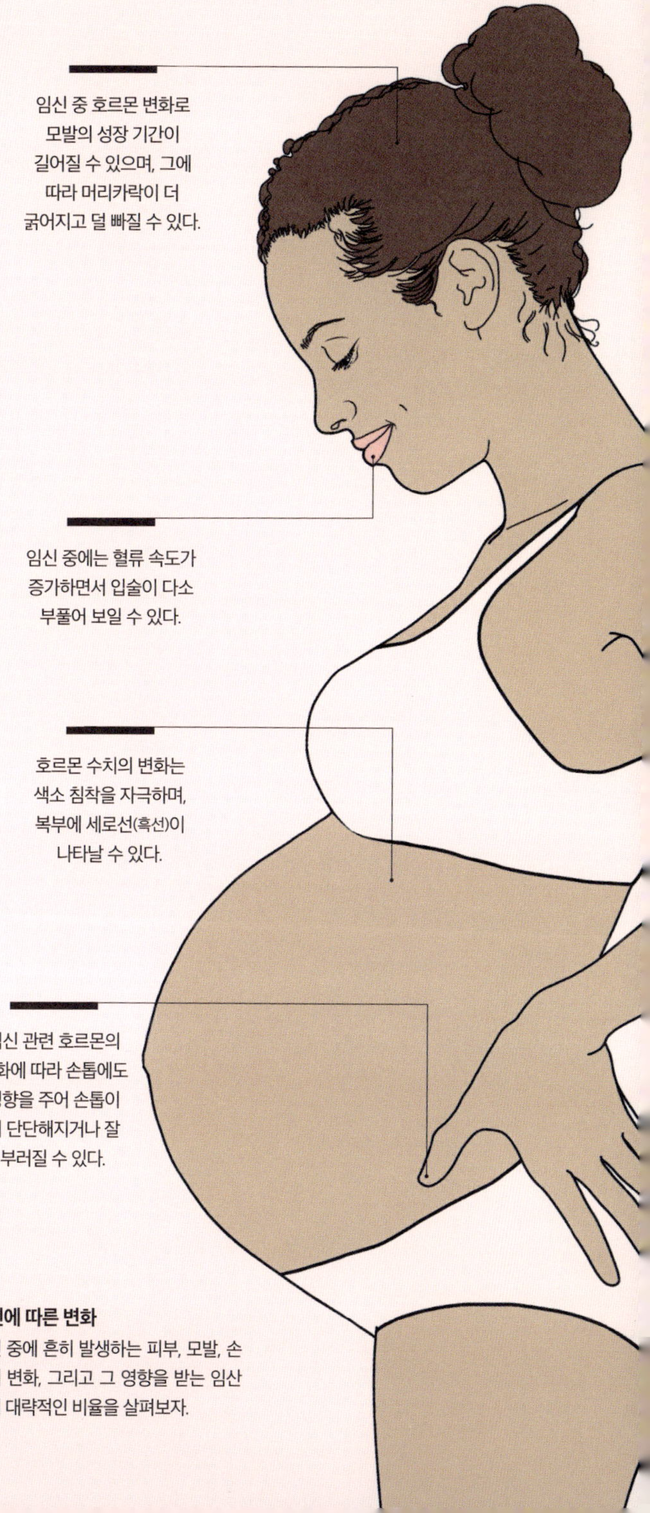

임신에 따른 변화
임신 중에 흔히 발생하는 피부, 모발, 손톱의 변화, 그리고 그 영향을 받는 임산부의 대략적인 비율을 살펴보자.

Everyday skincare

일상적인 스킨케어

피부란 무엇일까?

인간의 피부는 복잡한 형태지만 우리와 외부 세계 사이를 지켜 주는 훌륭한 장벽이다. 피부는 주로 보호 기능을 담당하지만 우리가 주위 환경과 소통하고 반응하게 해주기도 한다.

피부는 표피, 진피, 피하 조직이라는 세 가지 주요 조직으로 이루어져 있다(오른쪽 그림 참조).

표피

피부의 가장 표면에 위치하며, 주로 물리적 장벽 역할을 한다. 표피는 미생물이나 외부 환경의 물질이 체내로 침투하는 것을 막아 주는 동시에 수분 같은 피부의 필수 구성 요소가 빠져나가는 것을 막아 준다.

우리가 직접 보고 만지는 살갗인 표피의 최외층은 각질층이다. 각질층은 죽은 피부 세포로 이루어진 방수층으로 지질(지방질)이라 불리는 기름진 물질로 둘러싸여 있다. 각각의 세포는 단백질과 지방질 성분의 거친 껍질로 감싸진 케라틴 및 수분 함유 물질(천연 보습 인자(NMF)라고 불린다)로 구성된다. 각질층은 대개 약 15겹의 세포층이 켜켜이 쌓인 형태인데, 보호막이 더 많이 필요한 손바닥이나 무릎 같은 부위에는 더 두껍게 형성되기도 한다. 이러한 세포층은 날마다 한 겹씩 떨어져 나가는 표피 탈락(박리)이라 불리는 과정을 거치면서 전체 각질층이 2주 정도 간격으로 교체된다.

표피의 하층부(기저층)에는 성체 줄기세포가 존재한다. 이 세포가 분열하면 각질 형성 세포가 생성되고, 그 결과 각질층이 한 겹씩 형성되어 피부 표면으로 밀어 올려지면서 떨어져 나가는 각질층을 보충해 준다. 그 과정에서 이들 세포는 점차 납작한 형태가 되면서 죽은 세포가 되어 수분을 잃고 각질층에 지방질을 배출한다. 각질 형성 세포는 항산화 성분을 생산하기도 한다. 항산화 성분은 공기 중의 산소, 오염 물질, 자외선에 의해 형성되는 활성 산소로부터 피부를 보호해 준다. 또한 멜라닌 색소 및 비타민 D가 표피에서 생성된다.

진피

표피 바로 아래에 위치한 진피의 상태에 따라 피부의 탄력성, 강도, 유연성이 달라진다. 진피는 단백질 섬유가 촘촘히 연결된 구조로 단백질 대부분은 콜라겐 및 엘라스틴이다. 단백질 섬유는 히알루론산이 함유된 젤 같은 물질에 둘러싸여 있는 형태로 히알루론산은 엄청난 양의 수분을 저장하는 역할을 한다.

진피 속에 뻗어 있는 혈관은 피부에 영양분을 전달하고, 확장이나 수축을 통해 열 손실을 조절하며, 피부색에도 영향을 미친다. 진피의 말단 신경은 통증, 촉감, 온도를 감지한다. 모발이 자라는 모낭은 진피에서 시작되어 피부 표면에서 열리면서 모공을 형성한다. 모낭 내부의 피지샘에서는 피부의 유분인 피지를 생성한다.

외부의 열기나 스트레스에 반응해 땀을 생성하는 땀샘도 진피에 있다. 피지와 땀이 생성되면 피부 표면에 산성막이라 불리는 약산성의 방수막이 형성된다. 산성막은 피부의 미생물 생태계의 균형을 유지하고 피부를 매끄럽게 해준다.

피하 조직

진피 아래는 피하 조직 또는 피하층이라 불리며, 지방 및 연결 조직으로 구성된다. 피하 조직은 충격 흡수, 에너지 저장, 단열 기능을 담당한다.

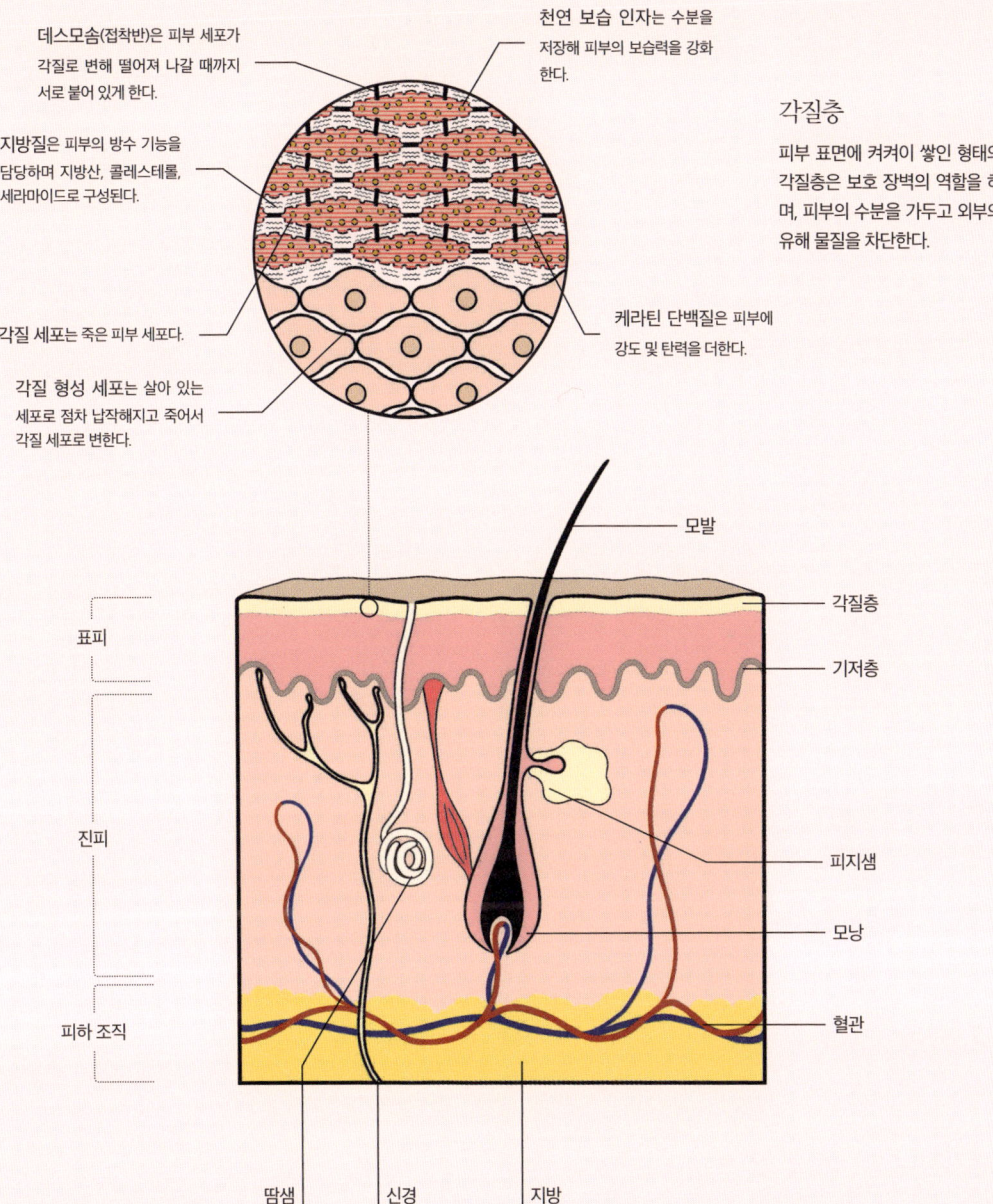

스킨케어가 필요한 이유

피부는 원래 환경에 맞추어 자체적으로 조절할 수 있게 진화되었지만 인간이 살아가는 환경이 너무나 많이 달라졌다. 기온, 습도, 햇볕 노출, 호르몬의 변화뿐 아니라 일상적인 피부 관리나 미용 습관도 피부의 자체 조절 기능을 방해할 수 있다.

게다가 인간의 신체 기능은 평상시에 피부가 쾌적한 상태를 유지하며 최적의 기능을 발휘하는 방향이 아니라 그저 인간이 번식할 수 있을 때까지 생존해 유전자를 후손에게 퍼뜨리는 방향으로 진화되었을 뿐이다.

스킨케어 제품은 치료 목적이든 미용 목적이든 피부가 자체적으로 처리할 수 없는 문제를 해소하는 데 도움이 될 수 있다. 즉 외부 환경으로부터 피부를 보호하거나 피부에 필요한 요소를 보충해 주고 피부 질환을 해소할 수 있다. 성별이나 피부 타입에 상관없이 대다수 사람에게 클렌저, 보습제, 자외선 차단제는 필수라는 점은 피부 전문가라면 누구든 동의할 것이다.

더불어 피부의 생리적인 기능을 최적화할 뿐만 아니라 피부의 외관을 변화시킬 수도 있다. 피부는 반투명하기 때문에 스킨케어 제품을 이용해 피붓결을 매끄럽게 정돈하고 수분을 공급하고 밀도 있게 만들어 주면 피부가 빛을 더 잘 반사해 더욱 빛나 보이게 된다.

스킨케어 제품은 노화에 따라 발생하는 피부 구조의 변화를 방지하고 심지어 되돌릴 수도 있다. 다만 그 효과는 대체로 표피층에 한정된다. 일부 스킨케어 제품은 주름을 완화하고 피부 톤과 색소 침착 부위를 고르게 정돈할 수도 있다.

어떤 스킨케어 루틴을 따르더라도 클렌저와 보습제는 필수임을 기억하자.

클렌저

피부에 축적된 노폐물을 제거한다. 외부에서 유입된 오염 물질이나 메이크업 잔여물, 미생물이 피부에 쌓이면 염증이나 피부 질환을 일으킬 수 있다. 클렌징으로 모공을 막을 수 있는 각질, 땀, 피지도 제거한다.

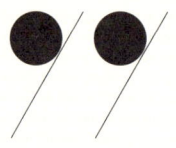

성별이나 피부 타입에 상관없이
대다수 사람에게 클렌저, 보습제,
자외선 차단제는 필수다.

보습제

보습제(모이스처라이저)는 각질층에 부족한 수분이나 유분을 보충하며, 피부 표면의 보호 장벽 기능을 개선할 수도 있다. 피부에서 일어나는 여러 생물학적 과정은 피부 장벽이 얼마나 제대로 기능을 발휘하는지에 달렸기 때문에 보습제를 사용하면 장기적인 효과를 볼 수 있다. 예를 들어 피부에 수분이 부족하면 각질이 무분별하게 떨어져 나가 피부가 거칠어지고 들뜨게 된다. '비활성' 성분이라고 알려진 바셀린은 피부 내의 항균 펩타이드 생성을 촉진하는 것으로 밝혀졌다. 노령층의 경우 보습제를 꾸준히 사용하면 혈액의 염증 관련 지표를 감소시킨다는 사실이 밝혀졌고, 그에 따라 염증이 유발할 수 있는 인지력 감퇴 같은 증상을 방지하는 데 도움이 될 수 있다.

스킨케어 제품 고르는 법

시중의 스킨케어 제품은 매우 다양하고 피부 상태도 사람마다 다르기 때문에 제품을 고를 때 피부에 직접 사용해 보는 방법 외에는 별다른 대안이 없다. 다만 자신과 비슷한 피부 타입과 문제점을 가진 사람들의 사용 후기를 살펴보고, 제품의 효능 및 성분을 확인해 보면 제품 선택의 폭을 줄일 수 있다(34~37쪽 참조).

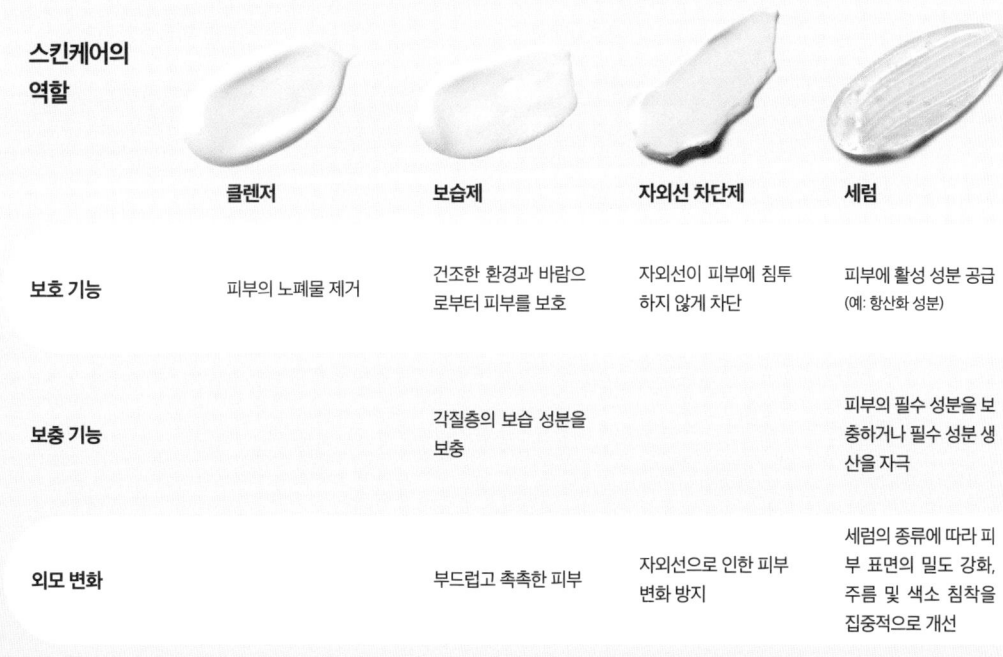

스킨케어의 역할	클렌저	보습제	자외선 차단제	세럼
보호 기능	피부의 노폐물 제거	건조한 환경과 바람으로부터 피부를 보호	자외선이 피부에 침투하지 않게 차단	피부에 활성 성분 공급 (예: 항산화 성분)
보충 기능		각질층의 보습 성분을 보충		피부의 필수 성분을 보충하거나 필수 성분 생산을 자극
외모 변화		부드럽고 촉촉한 피부	자외선으로 인한 피부 변화 방지	세럼의 종류에 따라 피부 표면의 밀도 강화, 주름 및 색소 침착을 집중적으로 개선

클렌저는 어떻게 고를까?

피부에 축적된 먼지, 피지, 미생물, 메이크업 잔여물 같은 노폐물을 방치하면 모공이 막히고 피부가 제 기능을 다하지 못하게 되는데 클렌저는 그러한 노폐물을 제거해 준다.

노폐물 중에는 유분이 함유된 물질이 많아서 물로만 씻어 낼 수는 없다. 클렌저에는 유분과 결합하는 계면활성제(아래 그림 참조)가 첨가되어 클렌저를 사용해 물로 씻어 내면 유분이 함께 씻겨 나간다.

세정용 계면활성제
계면활성제 분자는 머리와 꼬리 부분이 있는 구조로 머리 부분의 전하 상태에 따라 세 가지로 분류된다.
- 음이온 계면활성제(비누, 황산염, 타우레이트): 머리 부분이 음전하를 띤다.
- 양쪽성 계면활성제(베타인, 암포아세테이트): 머리 부분이 양전하와 음전하를 동시에 띨 수 있다.
- 비이온 계면활성제(PEG 오일, 글루코사이드): 머리 부분이 전하를 띠지 않는다.

대다수 클렌저에는 위 세 가지 계면활성제가 모두 포함된다. 음이온 계면활성제는 세정 작용과 거품을 내는 기능을 하고, 양쪽성 및 비이온 계면활성제는 피부에 자극을 줄이고 제품의 질감과 거품의 양을 조절하는 데 사용된다.

순한 성분 클렌저의 중요성
계면활성제는 클렌저에 필요한 성분이지만 한편으로는 피부가 생산한 단백질 및 지방질까지 제거해 버릴 수 있고 세안 후에도 성분이 피부에 남아 피부 장벽을 교란시킬 수 있어 피부가 건조해지고 자극을 받게 된

계면활성제의 세정 방식
계면활성제의 세정 과정은 기발하다. 소수성 꼬리가 노폐물에 달라붙고 친수성 머리는 물에 섞여 퍼져 나가는 성질이 있어서 물로 씻어 내면 꼬리에 붙은 노폐물이 함께 씻겨 나가는 방식이다.

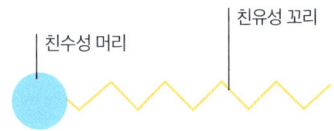

계면활성제 분자
분자의 꼬리는 유분과 결합하고, 머리는 물에 잘 섞인다.

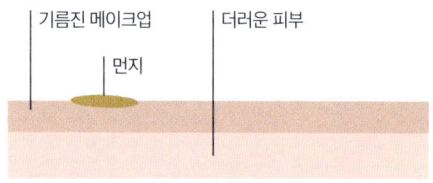

1. 씻을 준비
유분이 많은 메이크업을 한 채 외부의 오염 물질이 쌓여 가던 하루가 또 저물었다. 피부에 들러붙은 온갖 먼지와 기름때를 씻어 낼 시간이다.

다. 이 문제를 개선하기 위해 요즘에는 피부에 자극이 덜한 성분의 순한 클렌저가 나오고 있다. 어떤 피부 타입이든 순한 클렌저를 사용하는 것이 낫다. 다음에 소개하는 성분이 함유된 제품을 사용하길 권한다.
- 여러 종의 계면활성제: 계면활성제끼리 서로 결합해 각각의 성분이 피부에 남지 않게 해준다.
- 폴리머: 계면활성제 분자를 잡아내어 피부에 남지 않게 해준다.
- 보습 성분: 오일, 글리세린 등
- 피부 진정 기능 성분: 항산화제, 나이아신아마이드, 알란토인 등

pH 농도가 4~6인 약산성 클렌저는 피부 내 미생물 생태계를 유지하는 데 도움이 되므로 여드름이 잘 생기고 민감한 피부에 특히 효과가 좋다.

황산염 첨가 제품은 피해야 할까?
라우릴황산나트륨(SLS)과 라우릴에테르황산나트륨(SLES)은 계면활성제 중에서도 자극적이고 과도한 세정력으로 유명한데, 사실 꼭 그렇지만은 않다. SLS는 특유의 얇은 구조로 피부에 쉽게 침투하지만 SLES는 다른 계면활성제보다도 자극이 덜한 편이다. 또한 황산염을 함유한 클렌저를 더욱 순하고 자극적이지 않게 하는 제조 기술도 활용된다. 시중의 클렌저에 관한 사용 후기를 살펴보면 황산염 첨가 여부와 상관없이 제품이 얼마나 순한지 파악할 수 있을 것이다.

포밍 클렌저는 피해야 할까?
예전에는 클렌저의 거품이 풍부하도록 고농도의 SLS를 첨가했으므로 피부에 너무 자극적일 수 있었다. 하지만 요즘 출시되는 포밍 클렌저는 새로운 종류의 계면활성제가 사용되고, 제품을 순하게 하는 제조 기법이 발달함에 따라 그렇게 자극적이지도 않다. 한 관련 연구에서는 계면활성제 성분으로 거품이 나는 보습 성분을 추가한 포밍 클렌저보다 계면활성제가 첨가되지 않은 클렌저가 오히려 피부를 더 건조하게 만들었다. 그리고 글리세린이나 점도 강화 성분을 첨가하면 피부를 자극하지 않도록 거품을 안정화할 수 있다.

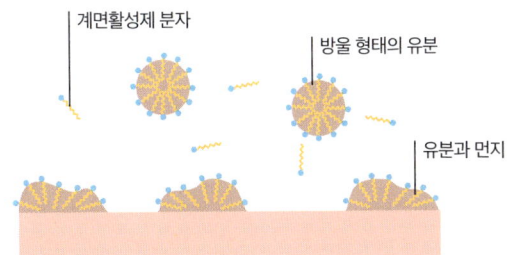

2. 물과 클렌저로 세안 시작
계면활성제 출동! 작은 녀석들이 꼬리로 피부에 쌓인 유분과 먼지에 들러붙어 떼어 내면 더러운 입자가 물속에 둥둥 뜨게 된다.

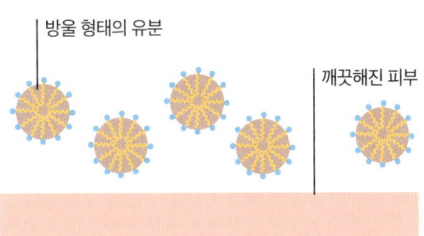

3. 깨끗하게 씻어 내기
먼지와 유분이 물에 씻겨 나감에 따라 피부가 깨끗해져 이제 다시 상쾌하고 반짝이는 피부로 돌아왔다!

피부 보습은 꼭 해야 할까?

피부 보습제(모이스처라이저)는 각질층에 수분 또는 유분을 공급해 피부가 들뜨고 탄력을 잃어 피부 톤이 칙칙해지지 않게 해준다.

생기 있는 피부를 유지하는 데 보습은 필수적이다. 보습을 통해 피부는 더 부드럽고 광택이 나게 될 뿐 아니라 환경에서 오는 스트레스 요인에 대해 피부를 보호하는 피부 자체의 차단 기능을 보조하기도 한다.

폐색제
피부에 수분이 침투할 수 없는 층을 형성해 표피에서 수분이 자연적으로 증발하는 것(경피 수분 손실(TEWL))을 줄여 준다. 바셀린, 미네랄 오일, 다이메티콘이 폐색제에 속하는 보습 성분이다.

연화제
유분이 있는 이 성분은 피부를 더욱 부드럽고 매끈하면서 윤기 나게 해준다. 대표적인 연화제로는 식물성 오일, 버터, 지방산 에스테르(예: C12-15 알킬벤조에이트), 지방알코올(예: 세틸알코올), 실리콘, 세라마이드, 스쿠알란이 있다. 폐색제 중 많은 종류가 연화제에 속하기도 한다.

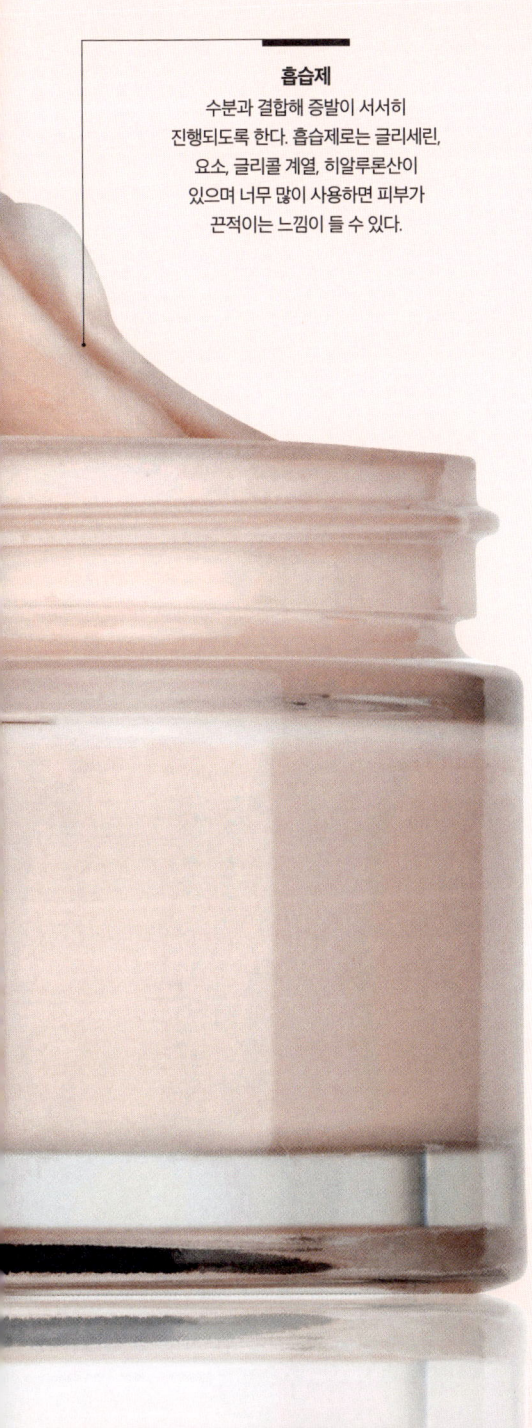

흡습제
수분과 결합해 증발이 서서히 진행되도록 한다. 흡습제로는 글리세린, 요소, 글리콜 계열, 히알루론산이 있으며 너무 많이 사용하면 피부가 끈적이는 느낌이 들 수 있다.

보습제 고르는 법

연구에 따르면 일부 보습제는 오히려 피부를 더 건조하게 만들었는데, 이는 유화제 같은 다른 첨가성분이 피부 장벽을 손상시켰기 때문일 가능성이 있다. 임상적 증거를 찾아보고 제품 성분 테스트를 거친 브랜드를 택하되 사용 후기도 살펴보는 것이 좋다. 다음 사항을 고려해 보자.

- **사용 중인 다른 제품에도 보습 성분이 있는지 확인하기**
보습 성분이 첨가된 스킨케어 제품이 많으므로 보습제가 별도로 필요 없을 수도 있다.

- **건성 피부**
건성 피부에는 세 가지 종류의 보습제 모두 효과가 있다 (왼쪽 설명 참조).

- **지성 피부**
지성 피부는 수분이 부족한 편이므로 흡습제나 폐색제 타입의 보습제가 가장 좋은 효과를 낸다(단, 폐색제 타입은 낮 시간에 사용하기에는 너무 번들거릴 수 있다).

- **균형 잡힌 피부**
유분 및 수분이 적절한 피부에는 보습제가 굳이 필요하지 않을 수 있다. 균형이 잡힌 피부에 보습제를 사용하게 되면 오히려 피부 자체의 보습 성분을 덜 생산하라는 신호를 피부에 보내는 것이다.

- **제품 성분 확인하기**
제품의 성분 목록 중 처음에 나오는 5개 성분 중 보습 성분이 있다면 어떠한 타입의 보습제인지 알 수 있을 것이다.

- **제품의 질감 고려하기**
보습제의 점도는 점도 강화제로 따로 조정하므로 점성이 높다고 해서 꼭 풍부한 보습 효과를 내는 것은 아니다. 다만 일반적으로 건성 피부용 보습제보다 지성 피부용 제품이 더 가볍게 발린다.

보습 성분
피부 보습 기능 성분은 작용 방식에 따라 크게 세 가지로 나뉜다.

내 피부는 어떤 타입일까?

피부 타입은 피부가 생산하는 유분의 양에 따라 피부를 분류하는 방식이다. 자신의 피부 타입을 알면 원하는 피부 관리 용도에 가장 적합한 화장품을 찾는 데 도움이 된다.

피부의 성질은 주로 유전 및 호르몬에 따라 달라지는데 일시적으로는 스트레스, 식단, 날씨, 습도의 영향을 받으며 건성(또는 지성) 피부 상태를 오히려 악화시키는 제품을 사용하는 경우에도 달라질 수 있다. 피부에서 생산하는 유분의 양은 노화에 따라 줄어드는 경향이 있다(64~65쪽 참조). 또한 스피로놀락톤(이뇨제의 한 종류로 여성 탈모 치료에 사용됨-옮긴이)이나 호르몬을 조절하는 피임약 같은 약물의 영향을 받기도 한다.

건성 피부의 스킨케어 순서
1. **클렌저**: 크림 타입 클렌저처럼 유분이 있는 순한 클렌저를 하루 1~2회 사용하는 것이 좋다.
2. **보습제(모이스처라이저)**: 폐색제, 연화제, 흡습제 성분의 다용도 보습제를 사용하면 피부의 유분과 수분을 잃지 않게 해준다.

3. **자외선 차단제**: 대다수 자외선 차단제는 자체 보습 효과가 있지만 차단제를 바르기 전에 보습제를 미리 한 겹 바르는 것이 좋을 것이다.

지성 피부의 스킨케어 순서
1. **클렌저**: 가벼운 젤 타입이나 포밍 클렌저를 하루 1~2회 사용하면 좋다. 클레이(점토) 같은 성분이 함유된 클렌저는 유분을 흡수하는 데 효과가 좋다.
2. **보습제**: 건조한 날씨에는 흡습제 성분의 젤 타입 보습제나 토너가 피부에 수분을 보충해 준다. 다만 보습제를 매일 사용할 필요는 없으며 일부 건조한 부위에만 사용해도 된다.
3. **자외선 차단제**: 지성 피부에 가볍게 발리는 액상 또는 젤 타입 차단제를 사용하는 것이 좋다.

복합성 피부의 경우 스킨케어 순서를 상태에 따라 다르게 하는 것이 좋다. 유분이 많은 부위에는 지성 피부용 제품을 사용하고 건조한 부분은 필요한 경우 보습제를 사용하면 된다. 가벼운 클렌저와 자외선 차단제 위주로 사용하면 대체로 피부를 '정상' 상태로 유지할 수 있다.

기본적인 피부 관리 순서
스킨케어 방식은 개인의 선호도에 따라 다양하게 바뀔 수 있다. 다만 어떤 경우든 다음의 기본 단계는 필수적이다.

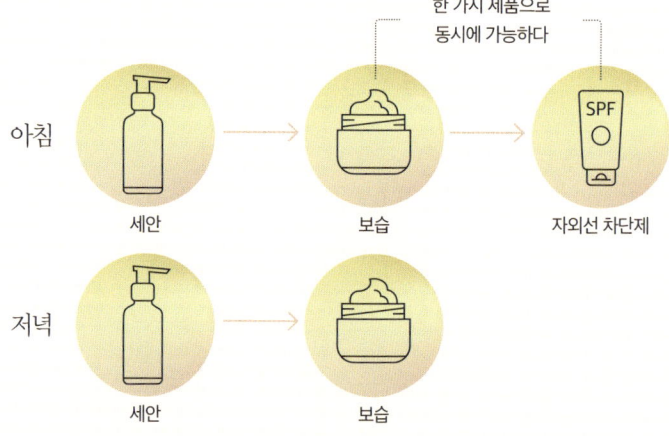

탈수 피부
피부가 건성이든 지성이든 각질층의 수분 함량이 20~30% 이하로 떨어지면 피부가 제 기능을 다할 수 없게 된다. 수분이 부족한 피부 세포는 부피가 줄어들어 각질로 변해 떨어져 나가고 피부는 갈라지게 된다. 이때 지성 피부인 경우 번들거리면서도 동시에 건조함을 느끼게 된다. 세안 후에 피부가 당기는 느낌을 받을 수도 있으며, 수분 부족에 따라 일시적으로 잔주름이 생기기도 한다.

민감성 피부
민감성 피부는 장신구, 향수, 세제 같은 성분에 닿거나 물이나 열기 같은 환경 요인에 쉽게 반응한다. 그 결과 따갑고 가렵거나 붓기도 하며, 심한 경우 열이 오르고 발진이 일어나기도 한다. 피부 장벽이 약해지기도 해서 자극성 물질이 더 쉽게 피부에 침투해 과도한 염증 반응을 일으킨다. 민감성 피부는 주사피부염(로사세아), 아토피성 피부염, 알레르기 같은 질환과 관련이 있을 수 있다.

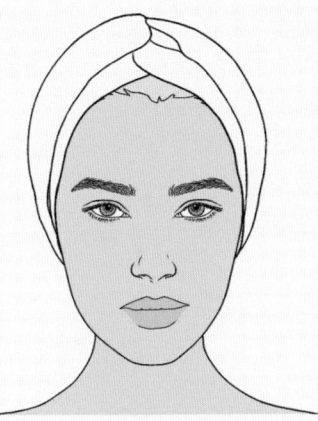

정상 피부
'정상' 피부, 즉 균형 잡힌 피부는 자체적으로 유분을 적절하게 생산한다.

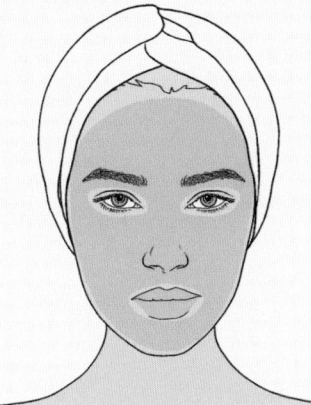

건성 피부
피부에 윤기가 없고 모공이 그리 눈에 띄지 않는다. 피부가 당기는 느낌을 받을 때가 많으며, 이때 보습제를 사용하면 완화되는 편이다. 각질이 일어나거나 군데군데 거친 부위가 잘 생긴다. 메이크업을 하면 잔주름에 끼게 된다.

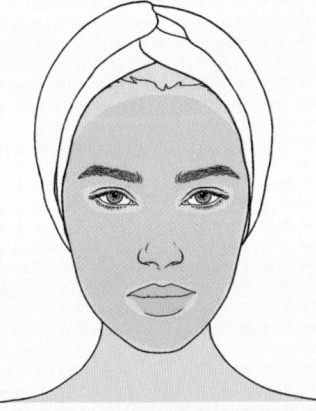

지성 피부
과도한 유분으로 번들거리는 부위가 있으며 매우 건조한 날씨 외에는 보습제가 그다지 많이 필요하지 않다. 모공이 확장되고 막히는 편이며, 특히 T존(이마, 코, 턱) 부위가 심하다. 메이크업을 하면 쉽게 번진다.

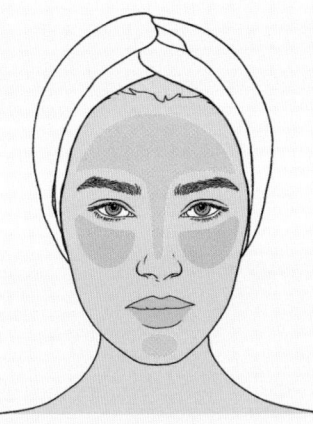

복합성 피부
피부의 부위에 따라 건성이나 지성 피부의 특성을 보인다. 대체로 볼은 건성이지만 T존 부위에는 피지가 더 많이 생산된다.

여러 가지 피부 타입
자신의 피부에 알맞은 스킨케어 제품 및 사용 순서를 파악하려면 먼저 피부가 어떤 타입인지 아는 것이 가장 중요하다.

나이가 들면서 피부는 어떻게 달라질까?

인간의 피부는 평생 생애 주기에 따라 뚜렷한 변화를 겪으므로 연령에 따라 피부 관리법이 달라질 수 있다.

유아기

유아기에는 피부 장벽이 상대적으로 약하고 피부층도 더 얇게 형성되므로 건조해지기 쉽고 발진이 흔하며 햇볕에 더 잘 타는 편이다. 성인의 경우 아토피성 피부염이 30명 중 1명꼴로 발생하지만 유아의 경우 5명 중 1명 수준이다. 5세 무렵이 되면 피부 장벽이 성인과 비슷한 수준으로 제 기능을 하게 된다. 다만 연구에 따르면, 여전히 아동의 피부 세포는 성인에 비해 자외선에 취약한 편이므로 어릴 때 햇볕에 과도하게 노출되면 흑색종 위험이 크게 증가한다.

청소년기

사춘기에 접어들면 테스토스테론 수치가 증가하면서 피지 생산이 폭발적으로 늘어난다. 그에 따라 피부 내의 미생물 생태계가 교란되고 모공이 막히면서 여드름이나 비듬이 발생할 수 있다. 이 시기에 아포크린 땀샘은 지방질 및 펩타이드를 분비하기 시작하는데 이들 물질은 박테리아에 반응해 대사 작용을 하며 체취가 강해진다. 여성의 경우 생리 주기에 따라 피부 상태가 변하기 시작한다. 또한 급격히 성장하는 시기에는 튼 살이 생길 수도 있다.

성인기

나이가 들면서 신체 안팎으로 변화가 일어나고 이는 피부의 기능과 외관에도 영향을 미친다. 흔히 노화에 따른 변화는 치료해야 할 문제로 여기지만 사실 겉모습이 변하는 것은 지극히 정상적인 일이다. 다만 피부 기능이 변함에 따라 나이에 맞는 적절한 피부 관리가 필요할 것이다.

노화에 따라 피부를 변화시키는 신체 내부의 요인은 주로 유전자에 의한 것이다. 인간은 25세 무렵이 되면 호르몬이나 면역, 회복 체계가 변하면서 피부의 재생 및 유지 과정이 점차 느려진다. 일상적인 신체 활동 과정에서 활성 산소에 의한 손상이 발생해 피부의 구성 요소에 축적되며 얼굴이나 손처럼 외부에 노출된 부위는 햇볕, 흡연, 공해의 영향을 받는다. 노화에 따라 세포 재생 속도가 느려지고 피부 세포가 균일하게 재생되지 않으면서 피부 장벽은 더 건조해지고 거칠어져 외부의 영향에 더 취약해진다. 또한 전반적인 피부층이 얇아지면서 피부가 탄력을 잃고 약화한다.

피부색과 인종에 따라 노화로 인한 피부의 가시적인 변화도 저마다 다르게 나타난다. 동아시아인의 경우 피부 변화의 가장 큰 특징은 약 40세까지는 주로 기미와 같은 피부 색소의 변화가 나타나며, 그 이후로는 주름이 빠르게 늘어난다는 점이다. 반면 백인의 경우 주름 같은 피부 조직의 변화가 더 이른 시기에 시작된다. 피부가 검은 경우 각질층이 더 두껍고 더 거칠어서 노화가 진행되면 색소 불균형뿐 아니라 전체적으로 피부가 칙칙해지고 잿빛을 띨 수 있다. 폐경기 전의 여성은 남성보다 대체로 피부 조직의 노화가 더 느리게 진행되지만 폐경기부터는 에스트로겐이 급격하게 감소하면서 피부와 피하 지방층이 얇아져 주름이 더 늘어나게 된다.

나이가 들면서 피부는 어떻게 달라질까?

피부가 손상되는 과정
노화가 진행되면서 다양한 미세 메커니즘이 피부 손상을 진행시키다가 결국 피부 표면에 드러나게 된다. 또한 피하 지방과 근육이 줄어들고 뼈가 약화되는 과정은 피부에도 영향을 주게 된다.

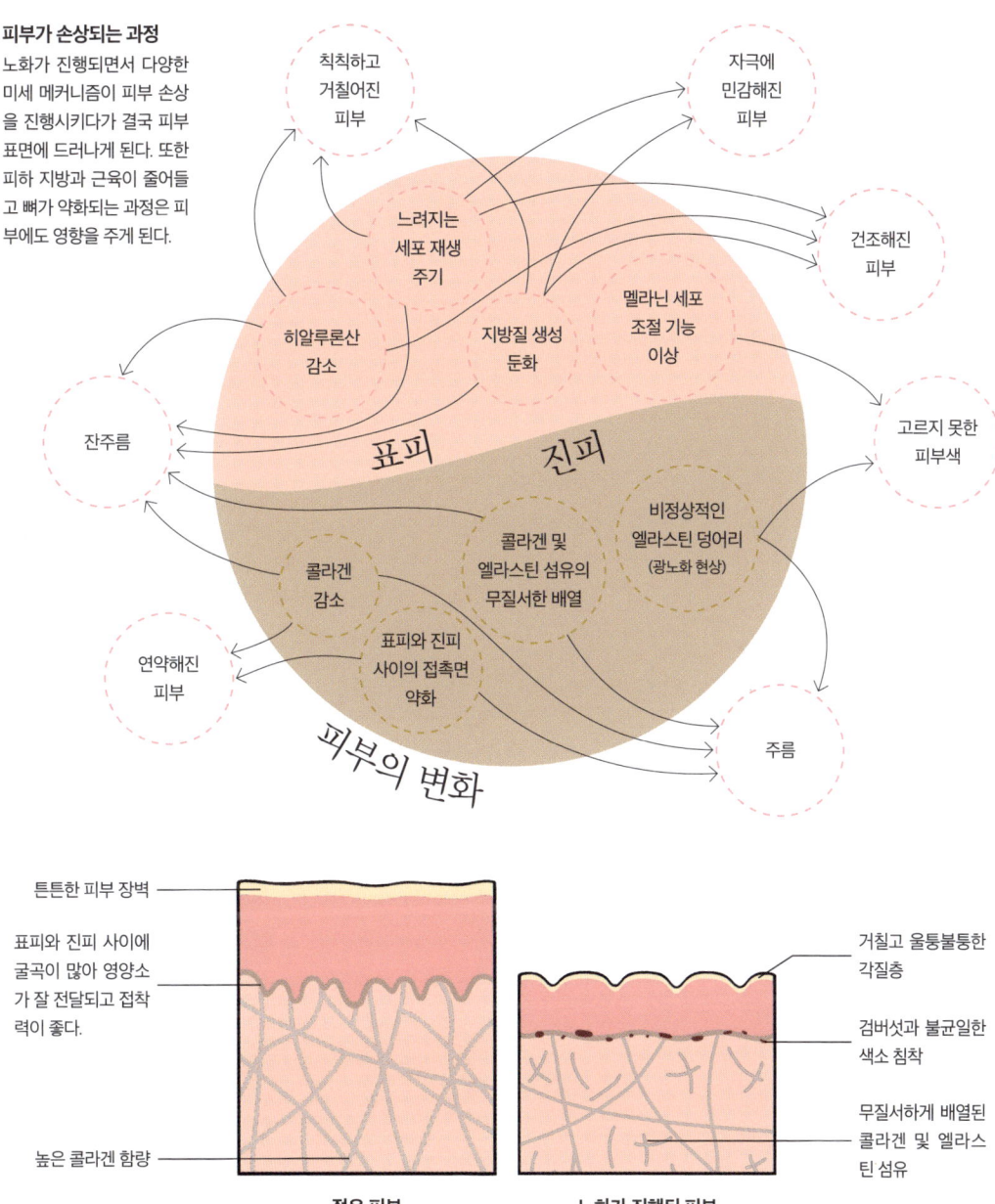

피부의 노화
노화에 따른 피부 구조의 변화를 살펴보자.

스킨케어 방법을 바꿀 필요가 있을까?

스킨케어는 일정한 방법을 정해 두고 날마다 같은 제품을 반복해서 사용하면 편리하다.

하지만 계절이 바뀌고 호르몬 생성이 주기적으로 달라지므로 때로는 어느 정도 변화를 주는 것이 필요할 수도 있다.

기후와 날씨

건조하고 바람이 부는 날에는 피부의 수분이 더 빠르게 증발하므로 보습이 더 많이 필요할 수 있다. 난방기기 같은 인공적인 열기를 쬐거나 뜨거운 물로 샤워를 오래 하게 되면 피부는 더욱 건조해진다. 또한 봄철이나 여름철에는 자외선 차단이 더 중요해진다. 해외여행이나 장거리 여행의 경우에도 기후가 바뀌고 음식, 수질, 공해, 스트레스, 수면 상태가 달라지면서 피부에 영향을 줄 수 있다.

나이

나이에 따라 피부에 필요한 요소도 달라진다. 유아기에는 피부가 민감하므로 순한 성분의 클렌저와 보습제를 사용해야 한다. 아동의 피부에는 햇볕 차단이 특히 중요하다. 유아의 경우 자외선 차단제보다는 자외선을 차단해 주는 기능성 의류나 그늘을 활용하는 것이 좋다.

사춘기가 되면 피지샘이 더욱 활성화되면서 피지 생성이 왕성해진다. 많은 사람이 바로 이 시기에 스킨케어 제품을 사용하기 시작하며, 특히 유분을 줄일 수 있는 클렌저나 클레이 성분의 마스크팩을 선호한다. 처방전 없이 구입할 수 있는 살리실산, 과산화벤조일이 함유된 여드름 치료제를 사용해도 되지만 상태가 심각한 경우라면 의사의 처방을 따르는 것이 좋다.

나이가 들면서 피부는 더욱 건조해지고 연약해지므로 순한 클렌저와 보습제가 다시 중요해진다.

동일한 스킨케어 제품을 장기간 사용하면 피부에 내성이 생길까?

항생제 성분 외의 일반적인 스킨케어 제품의 경우 계속 사용하면 내성이 생겨 효과가 떨어지므로 주기적으로 제품을 바꿔야 한다는 주장에 관한 근거는 거의 없다. 스킨케어 제품은 처음 사용했을 때 확실히 효과가 드러나다가 시간이 지나면서 효과가 떨어지는 것처럼 느껴질 수 있지만 대체로 해당 제품의 사용을 중단하고 나면 피부는 다시 사용 전의 상태로 돌아가게 된다.

생리 주기에 따른 스킨케어

여성의 경우 피부가 생리 주기의 영향을 받지 않을 수도 있지만 영향을 받는 경우라면 생리 주기에 따라 다른 스킨케어 제품이 필요할 수도 있다. 다음은 가장 일반적으로 피부에 나타나는 변화다.

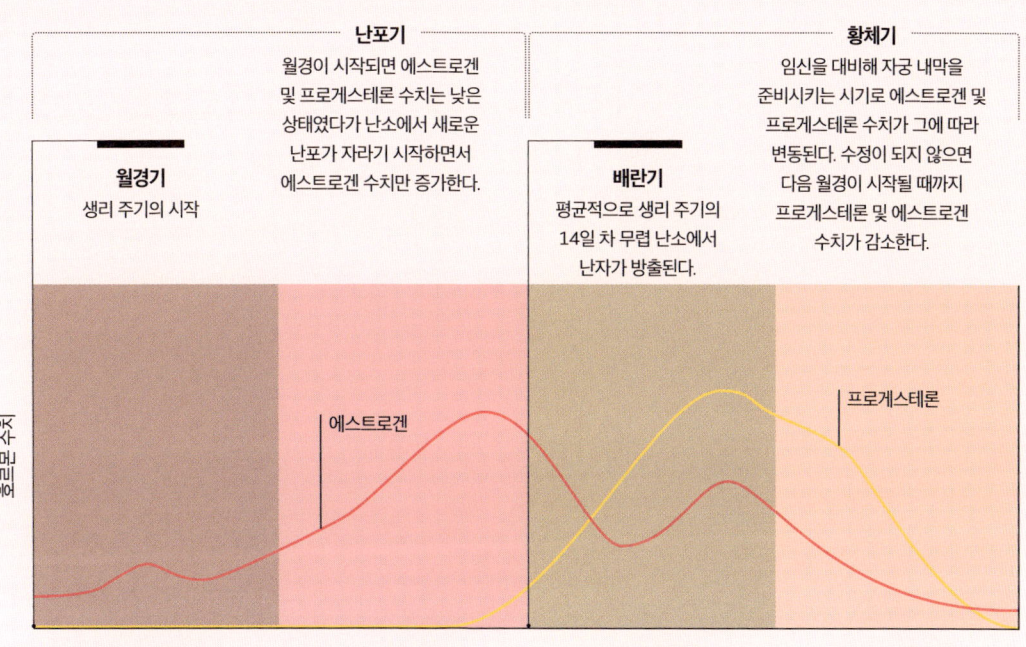

난포기
월경이 시작되면 에스트로겐 및 프로게스테론 수치는 낮은 상태였다가 난소에서 새로운 난포가 자라기 시작하면서 에스트로겐 수치만 증가한다.

황체기
임신을 대비해 자궁 내막을 준비시키는 시기로 에스트로겐 및 프로게스테론 수치가 그에 따라 변동된다. 수정이 되지 않으면 다음 월경이 시작될 때까지 프로게스테론 및 에스트로겐 수치가 감소한다.

월경기
생리 주기의 시작

배란기
평균적으로 생리 주기의 14일 차 무렵 난소에서 난자가 방출된다.

1~6일 차
피부가 가장 건조해지는 시기로 보습제를 충분히 사용하는 것이 좋다.

7~13일 차
피부의 유분이 줄어들고 수분이 증가하며 피부층이 두꺼워진다. 이때가 가장 피부 상태가 좋아 보이는 시기다. 다만 생리 전에 피부 트러블이 잘 생기는 편이라면 여드름용 제품 사용을 시작하자.

14~20일 차
피지가 증가하는 시기로 보습제는 적게 사용해도 좋다. 지성 피부라면 번들거림을 잡아 줄 제품이 필요할 것이다.

21~28일 차
피부가 다소 민감해질 수 있는 시기로 자극적인 제품을 줄이는 것이 좋다. 여드름과 같이 피부 상태가 악화할 수 있다.

세안에는 비누보다 페이스 워시가 더 좋을까?

성향에 따라 무조건 고체 비누로만 세안하기를 고집하기도 하고, 액상 클렌저를 애용하는 경우도 있다. 두 가지 제형 모두 계면활성제가 들어 있지만 구체적인 성분은 다르다.

비누는 자연 발생 성분(동물성이나 식물성)의 지방이나 오일과 수산화나트륨(가성소다)이나 수산화포타슘 같은 알칼리 물질을 반응시켜 만든 세정용 계면활성제다. 글리세린은 비누 제조 과정에서 자연적으로 발생하는 부산물로 고체 비누가 물러지지 않도록 제거하기도 한다.

제1차 세계대전 중에 식용으로 사용할 동물성 지방과 식물성 오일이 부족해지면서, '세제(합성 세제)'라는 이름의 인공 합성된 계면활성제가 개발되었다. 그 후 1950년대 무렵에는 가장 널리 쓰이는 세정제로 활약하게 되었다.

고체 비누는 칼슘이나 마그네슘 이온 같은 미네랄 성분이 많은 물에서는 세정력이 떨어진다. 미네랄 성분이 비누의 친수성 부분과 결합해 지저분한 찌꺼기를 형성하기 때문이다. 게다가 약산성인 물에서는 세정 효과를 내지 못하고 기름이 낀다. 반면에 합성 세제의 분자 구조로는 어떤 종류의 물에서도 세정력이 좋기 때문에 다방면에 사용된다.

어느 제품을 사용해야 할까?

고체 비누와 액상 클렌저 모두 세정력은 좋을 수 있지만 합성 세제의 다양한 특성을 감안하면 대체로 액

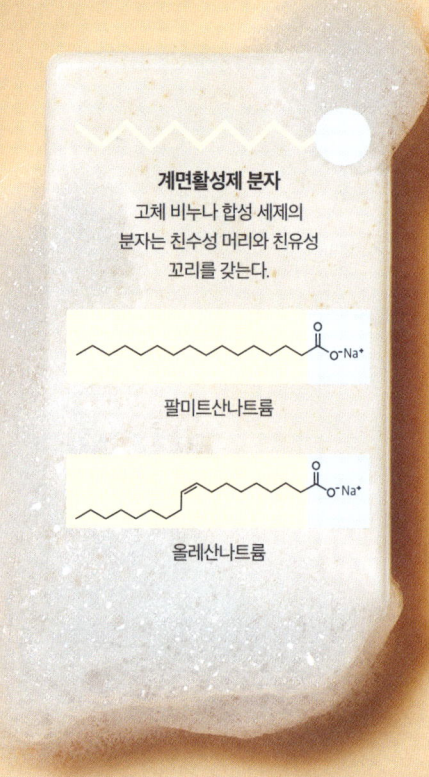

계면활성제 분자
고체 비누나 합성 세제의 분자는 친수성 머리와 친유성 꼬리를 갖는다.

팔미트산나트륨

올레산나트륨

고체 비누
쇠기름(우지), 라드(돼지비계), 팜유 같은 고체 지방 성분은 포화 지방 함유량이 많아서 더욱 단단한 고체 비누 제조에 사용된다.

세안에는 비누보다 페이스 워시가 더 좋을까?

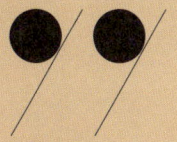

합성 세제의 다양한 특성을 감안하면 대체로 액상 클렌저의 장점이 더 많다.

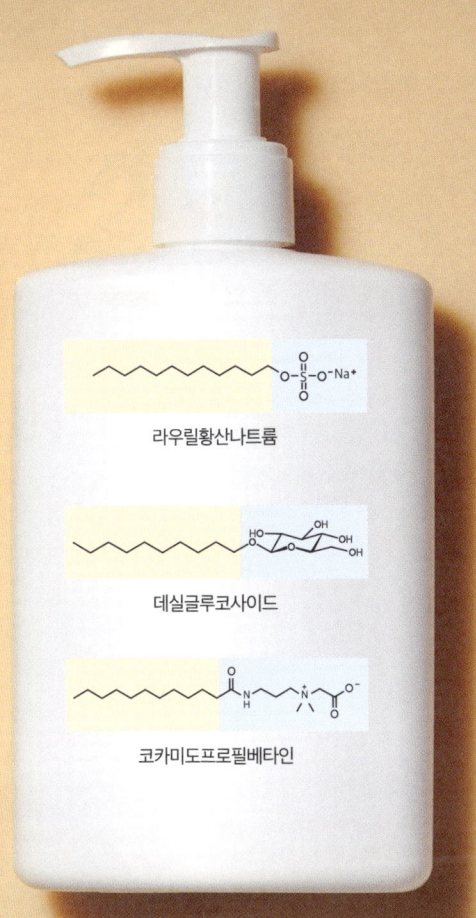

액상 클렌저
액상 클렌저는 주로 합성 세제 성분을 함유한다. 천연 액상 비누 제조에 사용되는 액상 식물성 오일은 불포화 지방산 함유량이 더 높다.

상 클렌저의 장점이 더 많다. 대다수 고체 비누는 pH가 높을 때만 효과가 있고 피부의 산성막에도 자극을 준다. 비누는 좁고 밀집된 형태의 분자 구조여서 피부 깊숙이 침투해 자극을 유발할 수 있다. 다만 일부 비누 제품은 이세타이오네이트 같은 세제 성분을 첨가해서 피부에 적합한 산도를 유지하기도 한다.

액상 클렌저는 주로 합성 세제 성분을 함유해서 pH가 낮은 물에서도 효과가 있으며 분자 구조가 크기 때문에 산성막을 덜 자극한다. 또한 특수 기능이 있는 스킨케어 성분을 첨가할 수 있어 다양한 필요에 맞게 활용할 수 있다. 단 비누 성분과 같은 계면활성제를 사용한 액상 클렌저는 비누와 비슷한 단점을 가질 수 있다.

그렇다면 다른 클렌저 제품은 어떨까?
기술적으로는 어떤 종류의 클렌저든, 즉 바디 워시, 샴푸, 심지어 주방용 세제도 세안에 사용할 수 있다. 그러나 각기 다른 용도로 제조되었고 특정 기능에 중점을 둔 성분이 첨가되었을 수 있기에 연약한 피부에는 너무 자극적일 수 있다. 예를 들어 샴푸에 첨가되는 아모다이메티콘 같은 성분은 모발에 들러붙어 모발 엉킴을 풀어 주는 효과를 내는데 세안용으로는 필요 없는 성분이다.

각질은 꼭 제거해야 할까?

각질 제거제는 대체로 효과가 있다. 각질 제거제를 사용하면 막힌 모공이나 여드름, 칙칙하고 거친 피부, 매끈하지 못한 피붓결, 고르지 못한 피부 톤을 개선하는 데 도움이 된다.

인간의 피부는 자연적으로 각질을 제거하지만 습도나 노화와 같은 여러 요인 때문에 각질이 원활히 제거되지 않을 수도 있다. 각질 제거제를 일주일에 한두 번 사용하면 자연적인 각질 제거 과정을 보조할 수 있다. 다만 시간을 두고 서서히 사용 횟수를 늘리는 것이 좋다. 각질 제거제를 과도하게 사용하면 피부의 각질층이 지나치게 얇아져 피부 장벽 기능이 손상되어 피부가 예민해지고 당기는 느낌이 들거나 따끔거릴 수 있다.

각질 제거제의 종류
각질 제거제는 크게 물리적 제거제와 화학적(또는 효소) 제거제로 나뉜다.

물리적 제거제는 말 그대로 피부 표면의 각질 세포를 깎아 내는 방식이다. 각질이 깎이는 정도는 사용 강도 및 사용 시간에 따라 달라진다. 그 종류로는 스크럽, 필링 젤(고마주 타입) 같은 제품과 브러시, 타월, 스펀지 같은 도구가 있다. 스크럽 제품에는 셀룰로오스, 견과류 껍질 파우더, 왁스 알갱이, 설탕 같은 다양한 소재의 입자가 활용된다.

화학적(효소) 각질 제거제는 화학물질로 각질층을 잘게 쪼개어 각질이 더 쉽게 떨어져 나가게 하는 원리다. 사용되는 성분으로는 알파 하이드록시산(글리콜산, 젖산), 살리실산(흔히 베타 하이드록시산이라 불린다), 폴리하이드록시산(글루코노락톤, 락토바이온산)이 있다. 효소를 이용한 제품은 대개 과일 추출물을 이용하며 브로멜라인(파인애플 추출물), 파파인(파파야 추출물), 액티니딘(키위 추출물)이 있다.

각질 제거제 고르기
물리적 각질 제거제를 지나치게 사용하는 경우가 많다 보니 특히 민감성 피부에는 화학적(또는 효소) 각질 제거제가 주로 권장된다. 처음 사용하려면 주 2회 알파 하이드록시산(AHA) 5% 또는 살리실산 2% 함량 제품으로 시작해 보는 것이 좋다.

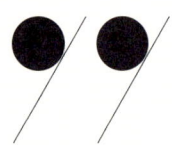

> 각질 제거제를 과도하게 사용하면 피부의 각질층이 지나치게 얇아져 피부 장벽 기능이 손상되어 피부가 예민해지고 당기는 느낌이 들거나 따끔거릴 수 있다.

충분한 수면을 취하면 피부가 좋아질까?

수면은 우리 몸의 건강에 매우 중요하며, 다른 신체 기관이 수면 상태에 영향을 받듯이 피부도 마찬가지다.

충분한 수면을 취하지 못하면 안색에 드러난다. 연구에 따르면, 하루 이틀 정도의 수면 부족만으로도 건강에 문제가 있어 보이고 활력이 없어 보일 수 있다.

충분한 수면을 취하면 피부의 보습 능력이 향상되어 피붓결이 더 매끈하고 탄탄해진다. 모공은 더 작아 보이고 피부색도 약간이나마 밝아진다.

또한 피부의 기능도 더 원활해진다. 피부 장벽이 더욱 탄력을 갖게 되어 상처를 입었거나 자외선에 노출된 피부 상태의 회복이 더 빨라진다. 염증 지표도 감소해서 피부 성장 및 재생 과정이 개선된다. 충분한 수면은 아토피성 피부염이나 건선 같은 염증 질환을 비롯한 많은 종류의 피부 질환을 개선한다고 알려져 있다. 게다가 지속적으로 편안한 수면을 취한 사람이 자신의 외모에 대한 자신감이 높고 노화의 징후도 줄여 준다는 연구 결과도 있다.

아침에 일어났을 때는 왜 피부가 달라 보일까?

아침에 일어나자마자 거울을 보면 피부가 더 탱탱하고 환해 보일 수 있다. 낮에 서 있을 때는 중력에 의해 진피의 체액이 하체로 쏠리지만 누워서 자는 동안에 체액이 다시 얼굴과 상체로 재분배되기 때문이다(다만 같은 이유로 눈이 붓기도 한다).

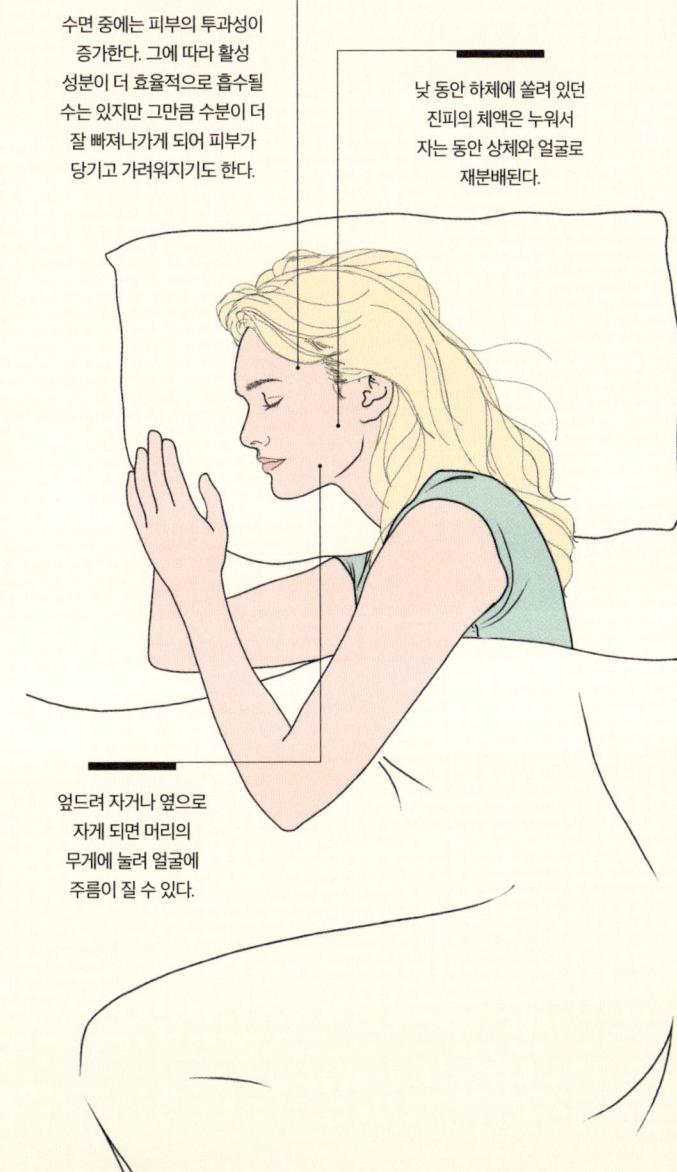

수면 중에는 피부의 투과성이 증가한다. 그에 따라 활성 성분이 더 효율적으로 흡수될 수는 있지만 그만큼 수분이 더 잘 빠져나가게 되어 피부가 당기고 가려워지기도 한다.

낮 동안 하체에 쏠려 있던 진피의 체액은 누워서 자는 동안 상체와 얼굴로 재분배된다.

엎드려 자거나 옆으로 자게 되면 머리의 무게에 눌려 얼굴에 주름이 질 수 있다.

스킨케어 제품의 실제 효과를 어떻게 알 수 있을까?

제품 라벨이나 다른 사람들의 사용 후기를 살펴보면 자신에게 필요한 효과를 제공하는 제품을 찾을 때 도움이 된다. 하지만 인체의 메커니즘은 복잡하며 여러 요인의 영향을 받기 때문에 동일한 제품이라도 사용 결과는 사람마다 다르다. 그래서 때로는 어느 제품이 내 피부에 실제로 긍정적인 효과 혹은 부정적인 효과를 낼지, 아니면 아무 효과가 없을지 파악하기가 쉽지 않다.

피부 상태는 자연적으로 달라지기도 하며 피부 변화에 영향을 미치는 요인을 저마다 다르게 판단하기도 한다. 예컨대 치료제 없이도 자연히 없어졌을 여드름인데도 어떤 제품을 발랐더니 여드름이 사라졌다고 판단하는 경우(회귀 오류)가 있다. 또 여름휴가를 보낸 후 어떤 크림을 사용했더니 피부 상태가 더 좋아졌다고 생각하지만 사실 휴가 후 자외선 노출 시간과 음주량이 급격히 줄어든 덕분에 피부가 좋아졌을 수도 있는 것이다(교란 변수에 따른 인과관계 오류).

  게다가 인간은 다양한 인지 왜곡에 따라 객관적으로 판단하지 못하는 경우가 많다. 우리는 기존의 신념에 따라 정보를 해석하는 경향이 있다. 그래서 어떤 제품의 광고가 설득력 있게 들리면 그 제품이 효과가 있을 것이라고 쉽사리 판단하며(확증 편향), 한편 제품을 구입해서 사용했더니 별로 효과가 없었다고 판단하면 결국 돈 낭비였음을 인정해야 하니 그냥 효과가 있다고 정당화하려는 경향(구매 후 합리화)도 있다. 그에 더해 우리는 잘못된 기억에 대해서도 매우 확신할 때가 있다. 이렇듯 인간이 지닌 여러 편향성 때문에 제품의 효능을 평가할 때는 잘 통제된 과학적 실험이 필요한 것이

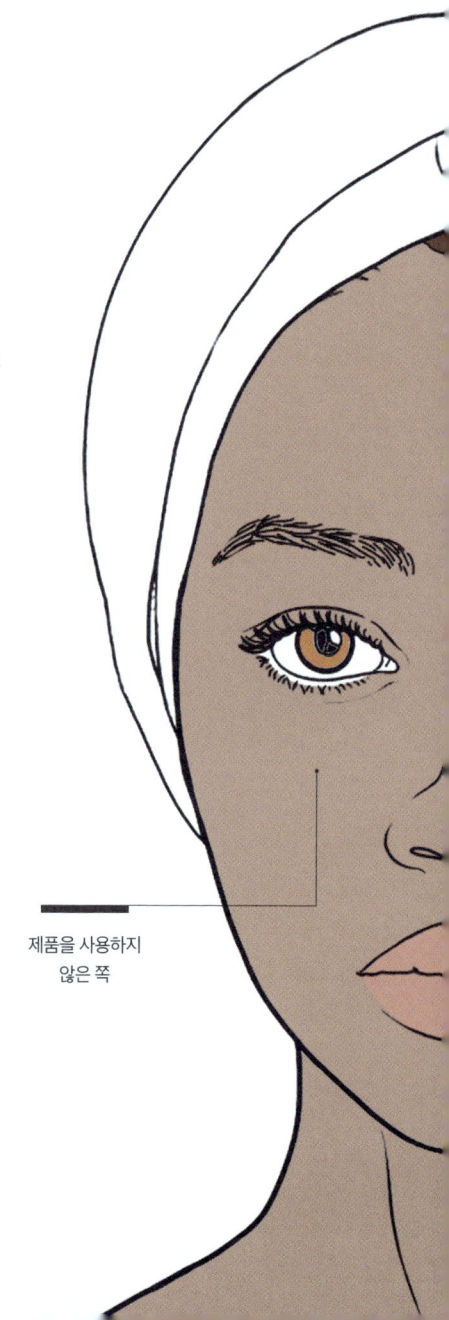

제품을 사용하지 않은 쪽

얼굴 반쪽 테스트
제품을 얼굴의 한쪽에만 바른 후 바르지 않은 쪽과 비교해 제품의 효과를 파악하는 방법이다.

제품을 사용한 쪽

주　1　2　3　4　5　6　7　8　9　10

범례
● 제품 사용
● 제품 사용 중단

다. 스킨케어 제품의 효능을 파악하기 위해 우리는 실험 설계의 몇 가지 원칙을 실생활에 적용해 볼 수 있다.

한 번에 한 가지 제품만 시작할 것 피부에 영향을 미칠 수 있는 요인들을 최소화하는 방법이다. 그래서 제품 사용 후 새로운 반응이나 개선 사항이 나타난다면 해당 제품의 효과일 가능성이 크다.

각 제품을 2주 이상 사용해 볼 것 피부가 새로운 제품에 적응할 시간을 주고, 2주 정도면 피부에 자연적 변화가 일어나기에 충분한 시간이므로 다른 잠재적 요인들을 배제할 수 있게 된다. 대체로 성분이 활성화되는 부위가 더 깊을수록 실제로 변화를 느끼기까지 더 오랜 시간이 걸린다. 콜라겐이나 더 깊은 부위의 색소를 표적으로 하는 성분의 경우 효과가 눈에 띄게 드러날 때까지 6개월 이상이 걸릴 수 있지만 보습제 같은 성분은 즉각 반응이 나타난다.

얼굴 반쪽 테스트 제품을 얼굴의 한쪽에만 사용한 후 사용하지 않은 다른 쪽과 비교해 보자.

제품 사용을 주기적으로 중단해 볼 것 평소 사용하는 스킨케어 순서에서 한 가지 제품을 더했다가 빼기를 주기적으로 반복해 보면 피부 상태가 그에 따라 주기적으로 변하는지 확인해 볼 수 있다.

스킨케어 일지를 작성해 볼 것 평소 사용하는 제품 종류 및 피부에 영향을 줄 만한 요인(식단, 생리 주기, 운동량)을 기록해 보면 피부 상태의 변화를 파악하는 데 유용하다. 피부 상태를 촬영한 사진을 더하면 시간에 따라 서서히 변하는 피부 상태를 직접 확인할 수 있을 것이다. 단 사진을 찍을 때는 조명, 촬영 각도, 밝기와 명암을 일관되게 유지해야 한다.

제품 사용을 주기적으로 중단하기
한 제품을 일정 기간 사용했다가 중단하고, 다시 사용하기를 반복하면서 피부 상태의 변화를 기록해 보자.

식습관은 피부에 어떤 영향을 미칠까?

음식은 피부를 비롯한 우리 몸에 영양분을 공급한다. 채소와 몸에 좋은 지방이 풍부한 균형 잡힌 식단이 피부 건강에 가장 이로운 것으로 보인다.

탄수화물, 지방, 단백질은 피부의 필수 기능이 원활하게 작동하도록 에너지를 공급하고 피부의 구성 요소를 제공한다. 아마씨, 달맞이꽃 종자유, 피시 오일(어유)처럼 오메가-3 및 오메가-6 필수 지방산이 풍부한 식품은 건성 피부나 염증성 피부 상태 개선에 도움이 될 수 있다는 증거가 있다.

하지만 식단과 피부의 연관성에 관한 연구에는 여러 문제가 있어 확실한 결론을 내리기 어렵다.

식단에 변화를 주고 피부의 변화를 추적한 중재 연구는 대부분 20대 초반의 남성을 대상으로 수행되었기 때문에 해당 연구 결과를 다른 인구 집단에 적용하는 데 한계가 있다. 한 개인의 평소 식단에서 한 가지 음식물을 제외하거나 추가하게 되면 개인의 선호도에 따라 다른 식단 구성물에 영향을 줄 수도 있다.

관찰 연구에서는 실험 참가자들에게 자신이 섭취했던 음식과 그때의 피부 상태를 기억해 내도록 질문한다. 이 경우 참가자가 임의로 기억을 수정하거나 기억 자체가 부정확해질 우려가 있다. 가령 유제품과 여드름의 관련성에 관해 가장 빈번히 인용된 연구 내용을 보면, 30~40대 여성 참가자들에게 자신이 10대였을 때 섭취했던 음식에 관해 질문하기도 한다.

성과가 있을 만한 연구에서도 이 사안에 대해 그다지 도움이 될 지침을 제시하지 못한다. 평소 식단을 크게 바꾸게 되면 불균형한 영양 공급, 섭식 장애, 불안감을 유발할 수 있다. 식단에 큰 변화를 주기 전에 의사와 먼저 상의해 보는 것이 좋다. 이 문제에 관해 성공률이 더 높고 위험 부담이 없는 치료법을 시도해 볼 수도 있을 것이다.

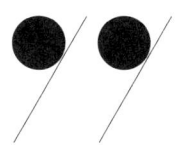

식단과 피부의 관련성에 관해 엄격히
통제된 연구를 수행하기 어렵다.
따라서 여드름을 유발하는 특정 식품을
지목하기도 쉽지 않다.

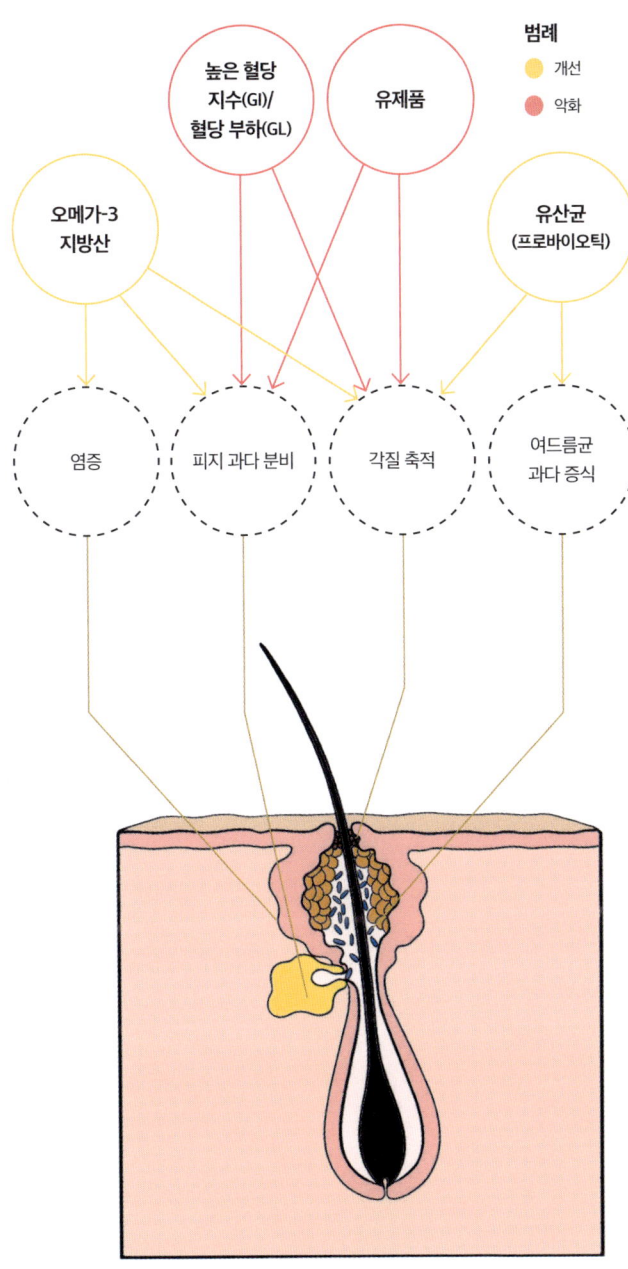

비타민과 피부

많은 종류의 비타민이 정상적인 피부 기능에 중요한 역할을 한다.

- **비타민 A**는 지방을 제거하지 않은 유제품, 달걀노른자, 식물 색소에 함유되어 있으며 표피 세포의 생성 및 발달에 필요한 성분이다. 다만 카로틴이 풍부한 과일과 채소를 너무 많이 섭취하면 피부가 주황빛이 될 수 있다(카로틴혈증).

- **비타민 C**는 피부의 주요 수용성 항산화 성분으로 산화 스트레스로부터 피부를 보호하고 콜라겐 생성에 필수적이다. 많은 종류의 과일 및 채소에 풍부하다.

- **비타민 E**는 피부의 주요 지용성 항산화 성분으로 산화 스트레스로부터 피부를 보호한다. 견과류, 오일, 채소에 풍부하다.

- **비타민 B2(리보플라빈)**가 부족하면 입가의 피부가 갈라지고 염증이 생길 수 있다(구각구순염). 유제품과 곡물에 들어 있다.

- **비타민 B3(니아신)**는 다양한 피부 효소 활성화에 필요한 성분으로 주로 육류, 어류, 달걀, 곡물에 들어 있다.

- **비타민 B7(비오틴)**은 케라틴 합성에 중요한 성분으로 피부, 모발, 손톱의 강도를 강화하는 데 큰 역할을 한다. 달걀노른자, 콩류, 씨앗에 들어 있다.

음식은 여드름에 어떤 영향을 줄까?
여드름 상태를 악화시키는 음식도 있고, 상태 개선에 도움이 되는 음식도 있다.

식단과 여드름의 관계

과학자들은 서구화되지 않은 사회에서 여드름 발생률이 더 낮으며, 이후 생활 습관이 서구화되었을 경우 여드름 발생률이 증가하는 현상에 대해 오랫동안 주목해 왔다. 많은 수의 연구에서 여드름 발생에 원인이 되었을 가능성이 있는 특정 식단이 무엇인지 밝혀내려는 시도가 있었다. 그중 가장 많이 제시된 식단은 정제된 설탕 및 탄수화물 함량이 높은 식단이었다. 이들 성분은 혈액에 빠르게 흡수되어 혈당 지수(GI) 또는 혈당 부하(GL)를 높인다. 유청 단백질과 우유 같은 일부 유제품이 여드름 악화의 원인이 될 수 있다는 증거도 있다. 이들 성분은 모공 막힘, 피지 증가, 피부 염증을 유발하는 것으로 보인다. 다만 식단을 바꾸기만 해도 여드름 완화에 크게 도움이 된다고 결론짓기에는 근거가 충분하지 않다.

그 밖에 식단이 피부에 미치는 효과

채소와 필수 지방산이 풍부하고 정제 탄수화물, 포화지방, 육류가 적은 균형 잡힌 식단은 피부 노화를 촉진하는 원인 물질을 감소시킨다.

과일 및 채소는 우리 몸에 많은 종류의 미량 영양소를 제공할 뿐 아니라 피부에 이로울 수 있는 식물성 화학물질을 함유한다. 카로티노이드 및 폴리페놀 같은 항산화 성분은 햇볕과 산화 스트레스로부터 피부를 보호한다.

생아몬드, 망고, 코코아 같은 식품이 주름 개선에 도움이 되었다는 연구 결과도 있다. 단 과도하게 섭취하면 오히려 부정적인 효과를 낼 수 있다. 일주일에 두 컵 분량의 망고를 섭취하면 주름이 완화되지만 여섯 컵을 섭취하면 오히려 주름이 늘어나는데, 아마도 당분이 많기 때문인 듯하다.

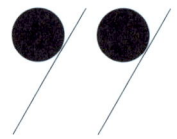

> 갈증이 날 때 물을 마시는 것으로 충분하다. 더 많은 양의 물을 마신다고 해서 피부 상태가 크게 달라지지는 않는다.

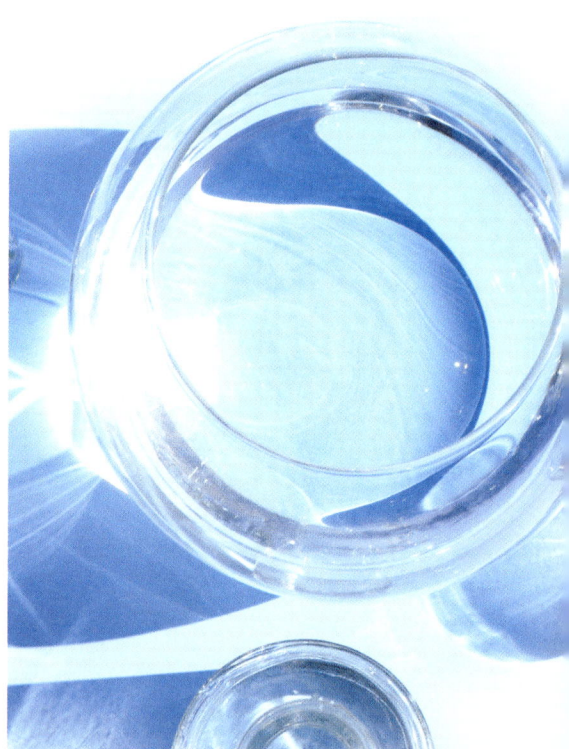

물을 많이 마시면
피부 상태가 좋아질까?

'물을 더 많이 마셔라'라는 조언은 피부에 문제가 있을 때 가장 흔히 나오는 말이다. 하지만 이 주장을 뒷받침할 만한 확고한 증거는 그리 많지 않다.

갈증이 날 때 물을 마시면 체내의 수분이 적절하게 유지된다는 과학적 근거는 있다. 그러나 그보다 더 많은 물을 마신다고 해서 크게 달라지는 것 같지는 않다. 우리의 신체에는 수분 균형을 자체적으로 유지하는 다양한 메커니즘이 존재하기 때문이다. 다만 격렬한 운동을 한 후나 무더운 날씨일 때는 갈증을 느끼는 것만으로는 우리 몸이 수분 부족을 알리는 신호로 충분하지 않을 수 있기에 의식적으로 평소보다 물을 많이 마시는 것이 좋다.

물을 많이 마시는 것이 피부에 미치는 영향에 대한 몇 가지 연구 결과가 있지만 그리 인상적인 결과는 아니다. 물을 평소보다 많이 마신 사람 중 일부는 피부의 수분 함량이 높아지고 더 부드러워졌지만 그 정도의 효과를 보려면 하루에 물을 평소보다 2리터나 더 마셔야 한다. 그리고 평소에도 물을 충분히 마시던 사람보다 원래 물을 잘 마시지 않던 사람(1리터 이하)의 경우에 효과가 더 크게 나타났으며, 그 효과는 품질 좋은 보습제를 사용했을 때의 피부 변화와 비슷한 수준이었다.

많은 사람이 물을 평소보다 많이 마셨을 때 피부가 달라졌던 경험을 이야기한다. 하지만 그러한 피부의 변화가 물을 많이 마셔서인지 아니면 그 당시 또 다른 요인이 있었는지를 구분하기란 쉽지 않다.

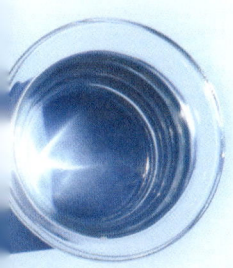

나는 물을 충분히 마시고 있을까?
신체 내의 수분을 유지하는 방법은 생각보다 쉽다.

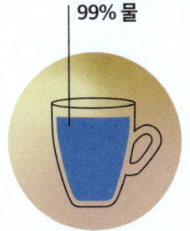

99% 물

카페인 음료는 이뇨 작용을 하지만 수분을 그만큼 많이 공급하기도 한다.

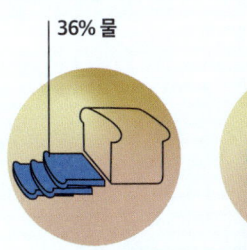

36% 물 · 85% 물

고형 음식물로도 하루에 섭취하는 수분 중 20%를 공급받는다. 물기가 없는 빵 같은 음식에도 수분이 의외로 많이 함유되어 있다.

알레르기 반응이 일어나는 이유

알레르기 반응이란 인체에 무해한 물질(알레르기 항원)에 면역 체계가 과민 반응을 일으키는 현상이다. 피부 반응을 일으키는 알레르기 종류가 많은 이유는 피부가 주위 환경에 늘 닿아 있는 부위이기 때문이다.

피부 알레르기

피부 알레르기 반응의 가장 대표적인 사례는 알레르기성 접촉피부염이다. 알레르기 항원이 피부에 닿으면 백혈구 세포가 연쇄 반응을 일으키는 형태로, 지연성 4형 과민 반응에 해당한다. 이 경우 피부가 항원에 노출된 후 하루 이틀 정도 지나면 해당 부위가 붉어지면서 가렵고 갈라지거나 물집이 생기기도 한다.

우리가 일상에서 흔히 접하는 많은 물질이 어떤 사람들에게는 접촉성 알레르기 항원 보유 물질일 수 있다. 면역 체계가 특정 물질에 대해 민감하게 반응하는 원인은 사람마다 다르다. 주로 유전자, 당시 피부 상태, 접촉한 물질의 특성 및 농도, 접촉 빈도 같은 요인이 있다. 어떤 경우는 수년에 걸쳐 특정 물질에 노출된 후에야 과민 반응이 나타나기도 한다. 인구의 최대 20%가 접촉성 알레르기 반응을 보인다고 추산된다.

어떤 물질에 알레르기가 있더라도 면역 체계가 그 물질을 감지할 정도로 노출이 발생할 때 반응이 일어난다.

우리는 날마다 수많은 물질을 접하기 때문에 어떤 물질이 자신에게 알레르기 반응을 일으키는지 식별하기 어려울 수 있다. 관련 병원을 찾아서 흔한 알레르기 항원 물질에 대한 반응 검사를 해보는 것도 좋다. 만일 사용 중인 화장품에 반응이 일어난다면 사용한 모든 제품의 성분을 살펴보는 것이 항원 물질을 특정하는 데 도움이 될 것이다. 화장품에 함유되는 알레르기성

대표적인 피부 알레르기 항원

피부 알레르기를 일으키는 항원에 접촉하게 되면 면역 체계가 과도하게 활성화되면서 피부 발진, 가려움, 홍조, 부종을 일으킬 수 있다.

니켈
접촉성 알레르기를 일으키는 대표적인 물질이다. 보통 귀걸이, 목걸이, 시계, 단추, 지퍼에 사용된다.

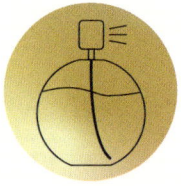

향수
향수나 향이 있는 제품 또는 생활용품이 알레르기 반응을 일으킨다.

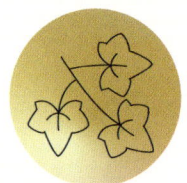

덩굴옻나무
(포이즌 아이비)
피부 발진을 일으키는 대표적인 식물로 여러 옻나무 종에서 생성되는 우루시올이라는 물질이 항원이다.

물질은 대개 세제, 청소용품, 옷감, 방향제, 페인트, 접착제에도 들어 있을 수 있다는 점도 감안하자.

특정 물질에 알레르기 반응이 있다는 사실을 파악했다면 어떻게든 그 물질과의 접촉을 피해야 한다. 증상이 발생했을 때 스테로이드 연고를 사용하면 완화되기도 한다. 피부 장벽이 원활하게 기능하는 상태라면 알레르기 반응을 일으킬 확률이 줄어들 수 있다.

그 밖의 알레르기 형태

피부 알레르기 반응을 일으키는 물질은 다양하다. 대개 즉각적인 반응이 나타나는 1형 과민 반응이며 음식물, 반려동물의 털, 꽃가루에 의한 알레르기가 있다. 특히 피부에 상처가 있거나 염증이 있는 상태에서 음식물이 피부에 닿으면 음식물 알레르기가 일어날 가능성이 높아진다. 연구에 따르면 피부 습진이 있는 경우라도 이를 잘 관리해서 피부 장벽의 기능이 원활하다면 음식물 알레르기가 일어날 가능성이 줄어든다고 한다. 만일 특정 음식물에 알레르기가 있다면, 해당 음식물과 같은 성분이 함유된 화장품을 사용해도 알레르기가 일어날 수 있다. 음식물 알레르기 항원은 일반적으로 단백질인데, 정제 과정을 많이 거치지 않은 화장품 원료에는 포함되었을 수 있다. 스프레이 제품이나 샤워용 제품에 관련 물질이 있다면 항원을 흡입해 호흡 장애를 유발할 수 있으므로 더욱 조심해야 한다.

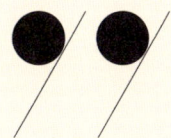

> 제품에 함유된 식물성 성분은 라틴어 학명으로 표기되므로 자신에게 알레르기 반응을 일으키는 물질의 학명을 숙지하고 있어야 한다.

꽃, 화초류
프림로즈, 수선화, 그레빌레아, 해바라기를 비롯한 많은 식물에 알레르기 항원이 존재한다.

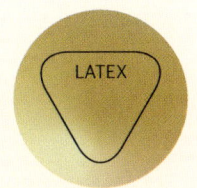

라텍스
대개 라텍스를 제조하는 과정에 사용되는 성분이 항원이거나 천연 라텍스의 경우 고무나무에서 채취된 원료에 함유된 단백질이 항원이다.

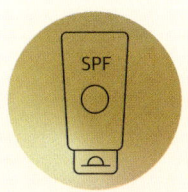

자외선 차단제
자외선 차단제에 함유된 항원 성분은 제품을 사용하고 자외선에 노출된 후에만 알레르기 반응을 일으킨다(광알레르기 반응).

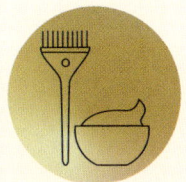

영구 모발 염색제
파라페닐렌다이아민(PPD) 및 관련 물질이 항원이다.

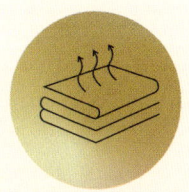

직물 및 가죽
가죽 태닝에 사용되는 포름알데히드 수지와 디메틸푸마레이트(DMF)는 대표적인 항원 물질이다.

수제 DIY 화장품은 안전할까?

수제 화장품 제조법은 온라인상에 굉장히 많이 소개되어 있지만 대부분 효능이 없고 그리 안전하지도 않다.

효과가 있는 일부 성분은 집에서도 쉽게 구할 수 있지만 성분의 효능이 피부에서 발휘될 만큼 최적화된 형태가 아니며 효과를 보기에는 대체로 농도가 너무 낮은 편이다.

- 요구르트의 젖산 함량은 1%도 채 되지 않는다(스킨케어 용도로는 5~10%가 필요하다).
- 레몬즙의 비타민 C 함량은 0.04%, 비타민 B3 함량은 0.0001%에 불과하다(스킨케어 용도로는 각각 5~15%, 2~10%).
- 커피콩의 카페인 함량은 1~2%다(셀룰라이트를 줄여주는 젤 제품의 카페인 함량은 7%).

안전성

수제 스킨케어 제품에는 효과적인 방부제를 첨가하는 경우가 거의 없기 때문에 미생물이 번식해서 부패한 제품을 사용했다가 피부 자극, 발진, 염증을 일으킬 위험이 크다.

에센셜 오일, 과일, 향신료처럼 흔히 사용되는 수제 화장품 성분을 고농도로 사용하거나 피부에 잔여물이 남게 되면 피부에 자극을 준다. 다음에 소개하는 몇 가지 성분에는 그 밖의 위험성도 있다.

시트러스 오일이나 즙에는 소랄렌 성분이 들어 있어 피부가 햇볕에 노출되면 극심한 화상을 입을 수 있다 (식물성 광피부염).

레몬즙은 멜라닌 세포에 영구적인 손상을 입혀 피부색이 균일하지 않은 영구적인 백반 현상을 일으킨다는 보고가 있다.

사과 발효 식초는 산성이 강해서 특히 장기간 사용하거나 패드로 감싸 놓을 경우 피부 화상이나 흉터를 유발할 수 있다.

수제 자외선 차단제 제조법은 자외선 차단 효과가 별로 없고 균일하게 차단하지도 못한다. 대다수 제조법은 산화아연을 사용하는데 쉽게 덩어리가 지는 물질이라 일반 주방 도구로는 자외선 차단 기능을 할 만큼 입자를 고르게 분산시킬 수 없다.

안전하게 쓸 수 있는 수제 화장품 제조법

거품 입욕제(배스밤) - 베이킹소다, 구연산, 옥수수 전분을 배합한다.

립밤 - 녹인 밀랍(비즈왁스), 오일, 비타민 E를 배합한다.

휩드 바디버터 - 녹인 버터와 오일을 섞어 휘핑크림 제형으로 만든다.

천연 마스크팩 - 5~10분가량 사용한 후 씻어 낸다.
- 오트밀: 보습 작용, 피부 진정 작용을 하는 아베난쓰라마이드 함유
- 키위, 파파야, 호박: 각질을 제거하는 효소 함유
- 녹차: 진정 작용을 하는 항산화 성분 함유
- 요구르트, 꿀, 식물성 오일: 보습 효과

각질 제거 스크럽 - 설탕이나 소금, 쌀가루를 물이나 클렌저와 혼합한다. 제조 후 바로 사용해야 한다.

고급 제조법

화장품 등급 성분들을 활용한 좀 더 수준 높은 제조법이라면 안전하고도 효과적일 수 있고 취미 생활로도 좋다. 전문가의 제조법을 따르거나 화장품 제조 강좌를 수강하는 것도 좋은 방법이다.

수제 화장품 성분

집에서 쉽게 찾을 수 있는 재료로 화장품을 제조하면 간편하고 비용이 적게 들지만 주의해서 제조해야 한다. 어떤 재료는 가볍게 사용할 수 있으면서도 효과가 있지만 피부에 자극을 주고 해로운 효과를 내는 재료도 있기 때문이다.

해바라기 오일이나 아보카도 오일은 탁월한 보습제다. 코코넛 오일의 경우 잘 맞는 피부도 있지만 모공을 막히게 할 수 있다.

여드름에 좋은 티트리 오일 같은 일부 에센셜 오일은 효과를 볼 수 있지만 사용 전에 희석하지 않으면 심각한 자극을 일으킬 수 있다.

아스피린의 아세틸살리실산 성분은 피부에 사용하더라도 각질 제거에 필요한 살리실산으로 효율적으로 전환되지 않는다.

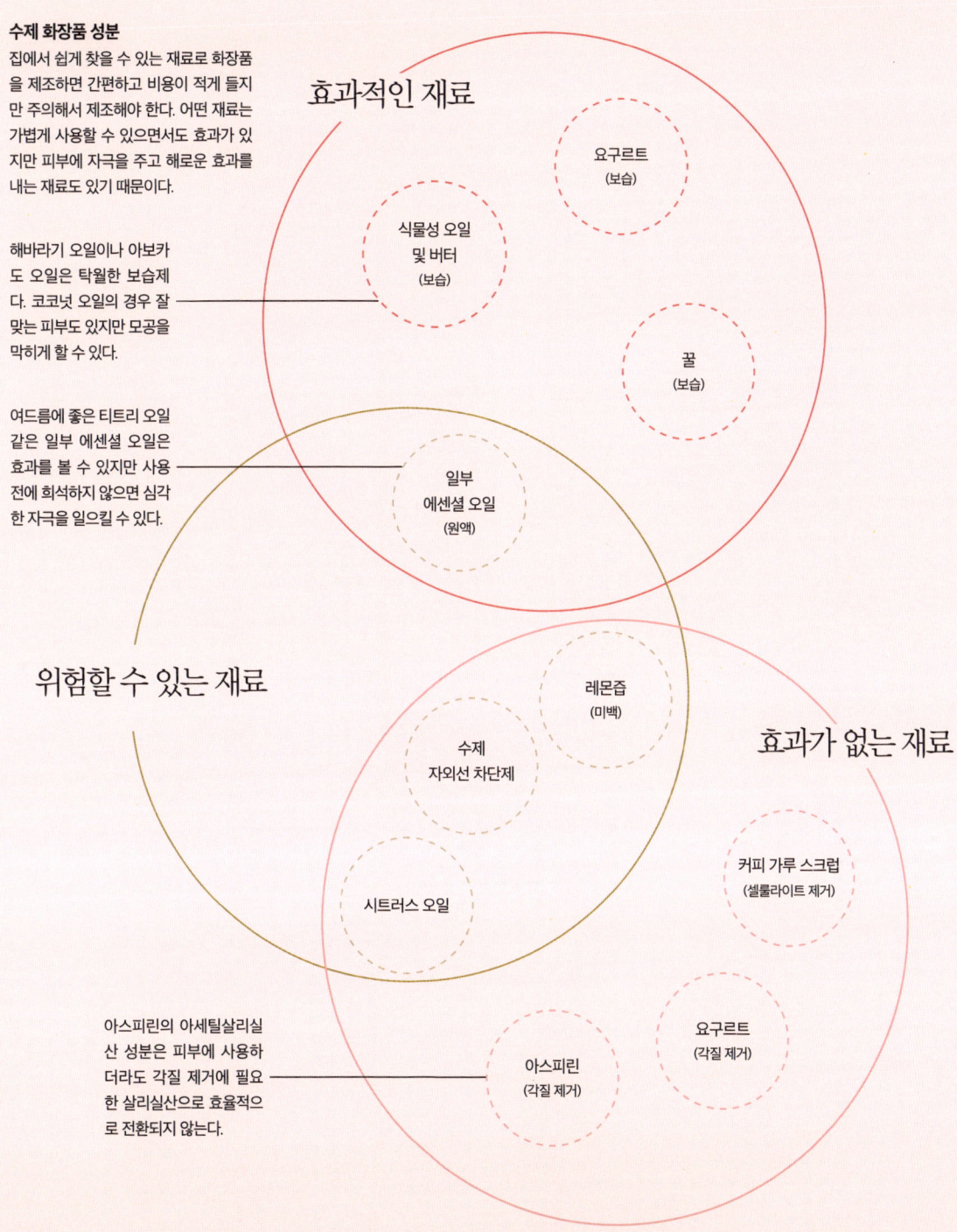

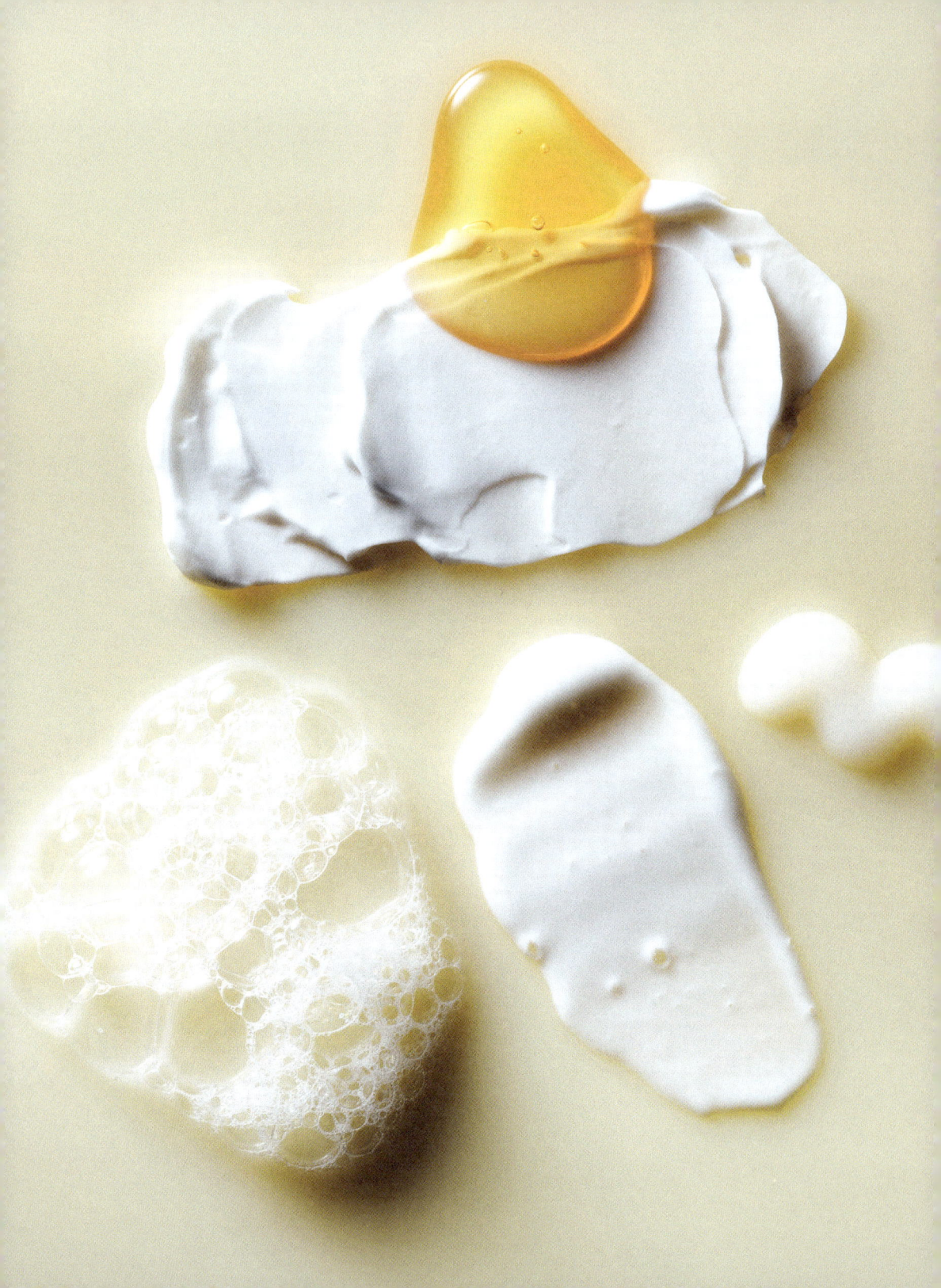

> 수제 스킨케어 제품에는
> 효과적인 방부제를
> 첨가하는 경우가 거의 없기
> 때문에 미생물이 번식해서
> 부패한 제품을 사용했다가
> 피부 자극, 발진, 염증을
> 일으킬 위험이 크다.

자외선 차단제가 필요한 이유

자외선 차단제는 피부에 닿는 자외선의 양을 줄여 준다. 자외선은 지상에 도달하는 태양광 중 겨우 3%에 해당하지만 매우 활발하게 작용하기 때문에 피부 손상의 주된 외부 요인이 된다.

자외선 가운데 두 가지 형태가 피부에 손상을 가한다.
- **UVA**(자외선A, 장파장 자외선, 파장 315~400nm): 파장 길이가 길고 에너지가 낮은 대역의 파장으로 반응성 활성 산소를 생성해 피부 손상의 주원인이다. UVA는 피부 깊숙이 침투해 콜라겐 및 엘라스틴을 손상시킨다.
- **UVB**(자외선B, 중파장 자외선, 파장 280~315nm): 파장 길이가 짧고 에너지가 더 큰 파장으로 DNA 자체를 손상시킨다. 햇볕에 피부가 그을리는 현상과 피부암에 관련된 자외선이다.

이들 자외선이 모두 작용하면 피부가 그을리고 손상이 누적되어 피부의 조기 노화, 불균일한 색소 침착, 면역 억제를 초래해 피부암 발병 위험을 증가시킨다.

최근 수십 년간 선탠을 즐기는 인구가 늘어나고 대기의 오존층이 더 얇아지면서 자외선 노출 빈도가 더 늘어나게 되었다. 따라서 자외선 차단 기능이 그 어느 때보다도 중요하게 되었다.

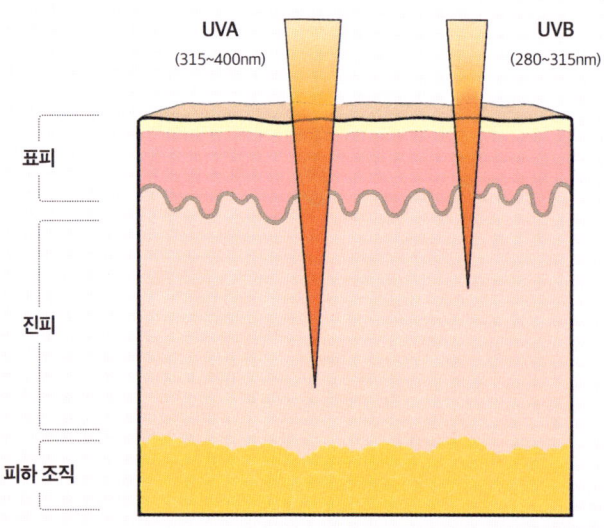

자외선과 피부
태양광의 자외선A(UVA) 및 자외선B(UVB)는 노출된 피부에 다른 깊이로 침투한다.

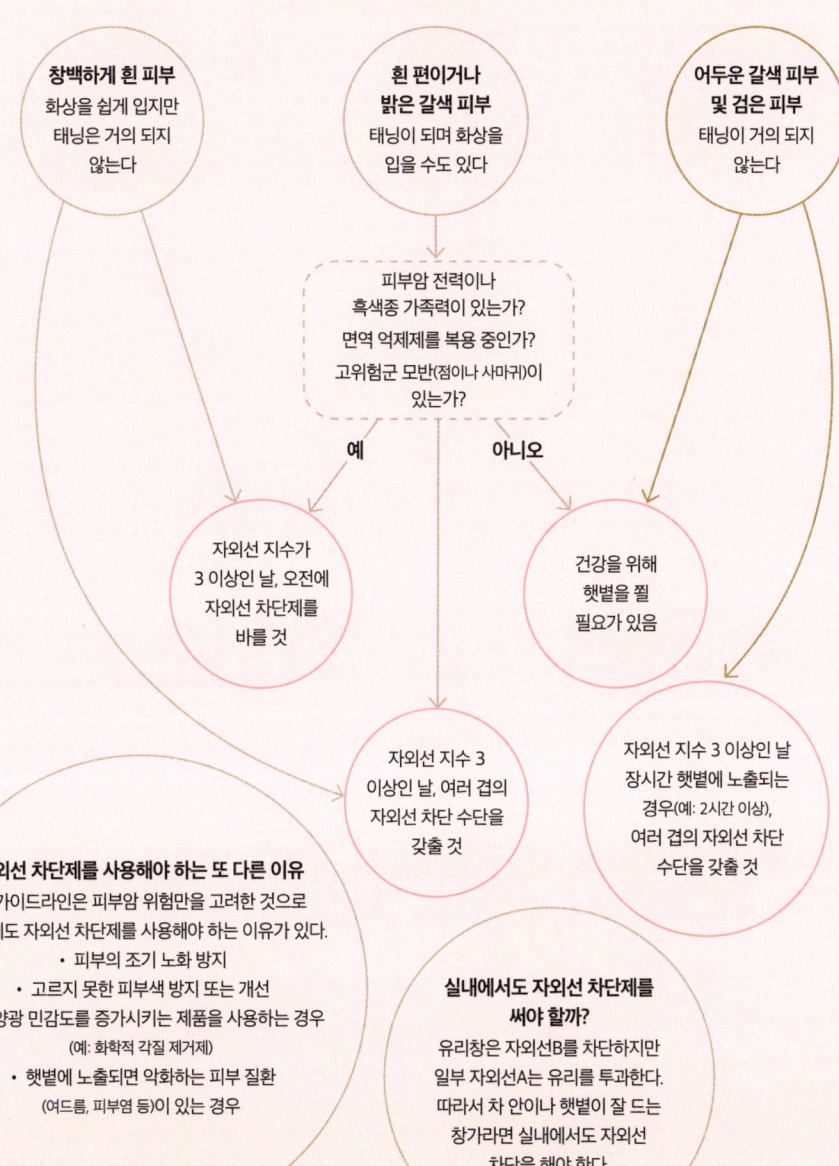

피부색이 어두워도 자외선 차단제가 필요할까?

멜라닌은 피부 자체의 자외선 차단제 역할을 하지만 그것만으로는 차단 효과가 충분하지 않을 때가 있다.

피부색

피부색은 멜라닌의 종류, 양, 분포 상태에 따라 달라진다. 두 종류의 멜라닌(유멜라닌, 페오멜라닌)은 모든 피부색에 존재하며 피부가 검을수록 더 많은 양이 존재한다.

흑갈색의 유멜라닌은 자외선의 광역 스펙트럼을 흡수하며 산화로 인한 피부 손상을 완충시키는 역할을 한다. 반면에 황적색의 페오멜라닌은 자외선A에 노출되면 활성 산소를 생성시켜 햇볕에 의한 피부 손상을 증가시키는 것으로 알려져 있다.

태닝 반응은 주로 유전자에 따라 강도가 결정되며 햇볕에 노출되면 여러 단계에 걸쳐 반응이 시작된다. 멜라닌 색소는 자외선A에 노출되면 즉시 짙어지고 분포 상태가 변한다. 이러한 효과는 약 하루 동안 지속된다. 자외선B 및 일부 자외선A는 새로운 멜라닌 색소가 며칠 후에 나타나게 하는 태닝 지연 효과를 일으킨다. 검은 피부의 경우, 에너지가 강한 청색-보라색 빛에 노출되면 색소가 증가할 수 있고 다시 옅어지기까지 더 오랜 기간이 걸린다. 각질층은 자외선에 노출되면 두꺼워지며 피부가 밝은 톤일 경우 각질층이 자외선 차단의 절반 이상을 담당한다.

검은 피부

멜라닌은 태닝, 피부암, 일부 광피부 노화와 같은 여러 형태의 피부 손상이 일어나지 않게 피부를 보호해 준다. 매우 검은 피부의 경우 SPF 15 수준의 자체 자외

피부색에 따른 차단 효과
검은 피부일수록 햇볕에 의한 손상이 덜 일어나는 경향이 있지만 보이는 것이 전부는 아니다.

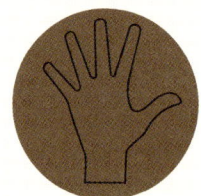

검은 톤의 피부
검은 피부의 경우 피부 톤에 따라 멜라닌이 자체적으로 제공하는 차단 효과는 최대 SPF 15에 이른다.

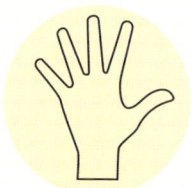

흰 피부
미국의 백인은 흑인과 비교했을 때 피부암 발생 확률이 70배 높다.

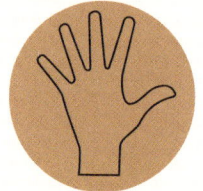

선탠
태양광 중 자외선A 및 자외선B는 멜라닌 생성을 증가시킬 수 있지만 그에 따른 보호 효과는 SPF 1~4 정도로 추정된다.

선 차단 기능을 갖출 수도 있다. 그러나 검은 피부라도 햇볕에 탈 수 있으므로 자외선 차단을 추가로 하는 것이 좋다. 2016년의 한 조사에서 흑인 중 13.2%, 히스패닉 중 29.7%, 백인 중 42.5%가 햇볕에 피부가 탄 경험이 있다는 결과가 나왔다.

피부암 발병 위험도는 멜라닌과 크게 연관된다. 일부 비백인종의 경우, DNA 복원 효율이 높거나 비정상 세포를 제거하는 기능처럼 피부암 위험도를 낮추는 자체 메커니즘을 지닌다. 백인의 경우 피부암 발생률과 햇볕 노출 정도 사이에 밀접한 연관성이 있지만 비백인종 집단은 그보다 연관성이 훨씬 낮게 나타난다(다만 이 연관성에 관한 연구는 아직 미흡한 상태다).

그러나 피부암 유발 요인은 햇볕 노출만이 아니다. 피부암은 햇볕에 노출되지 않는 부위에도 발생하기 때문이다. 그리고 피부가 검은 경우 증상을 늦게 발견하는 사례가 많아 그만큼 더 좋지 않은 결과로 이어진다. 피부가 검다면 자외선 차단에 그리 큰 신경을 쓸 필요가 없을 수도 있지만 피부에 비정상적인 증상이 나타나는지 더욱 면밀히 살펴야 한다. 멜라닌은 자외선 노출에 따른 피부의 조기 노화 가운데 일부 유형을 방지하는 기능도 있다. 그래서 멜라닌 색소가 부족한 백인의 경우 진피 단백질이 자외선에 노출되어 손상되면 주름으로 고착되기도 한다.

그에 반해 비백인종의 피부는 색소 변화나 태양 빛의 다양한 파장에 노출되면 악화하는 질환을 앓는 경향이 많다. 따라서 유색인종이라면 자외선A 차단 기능이 뛰어난 자외선 차단제를 사용하되 산화철 성분의 색소가 함유된 틴트 제품을 사용하는 것도 가시광선 차단에 도움이 된다.

태닝

'베이스 태닝'을 하면 햇볕에 노출되었을 때 추가로 피부가 손상되지 않게 보호해 준다고 여기기 쉽다. 하지만 태닝을 따로 하더라도 차단 효과는 기껏해야 SPF 1~4 정도에 지나지 않는다. 선리스 태너(sunless tanner)는 SPF 3~4 정도의 효과를 제공하지만 피부 손상은 훨씬 덜하다. 선베드 태닝은 자외선A를 더 많이 사용하므로 차단 효과가 매우 낮아 SPF 1.5 이하로 측정된다. 35세 이전에 이러한 종류의 태닝을 하게 되면 흑색종 발생 위험이 75% 증가한다.

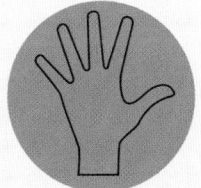

선베드 태닝
자외선A를 사용하는 실내 태닝은 세션을 10회 이상 진행한 후에도 SPF 1.5 이하의 차단 효과만 제공한다.

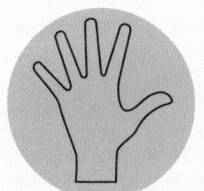

자외선 차단제
시중에 출시된 자외선 차단제를 제대로 사용했을 경우 SPF 15~50의 차단 효과를 낸다.

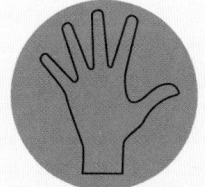

페이크 태닝
인공적인 태닝 제품은 피부층에 갈색 톤을 형성하며 SPF 3~4 정도의 차단 효과를 낸다.

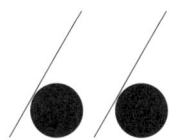

자외선이 피부에 닿지
못하도록 필터 성분이 피부에
최대한 고르게 발라져 빈틈을
최대한 없애야 차단 효과가
더 우수해진다.

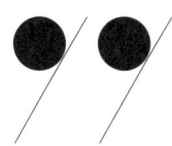

자외선 차단제의 종류

자외선 차단제에는 피부에 내리쬐는 자외선을 흡수하는 활성 성분(자외선 필터)이 들어 있어 흡수한 자외선을 인체에 무해한 형태의 에너지(예: 열에너지)로 전환한다.

자외선 필터에는 두 가지 형태가 있다.
유기 필터(화학적 필터)는 탄소 기반 구조로 자외선을 흡수할 수 있다.
무기 필터(미네랄 필터 혹은 물리적 필터)는 산화아연이나 이산화티타늄 성분의 고체 입자로 구성되며 사람들이 흔히 생각하는 것과는 다르게 이러한 필터 성분은 자외선을 반사하는 것이 아니라 대부분의 자외선을 흡수한다. 차단 효과가 제대로 발휘되려면 어떤 파장을 흡수하는지도 중요하지만 입자의 크기도 차단의 효율을 높이는 데 중요하다. 무기 필터 속의 고체 입자는 자외선 일부(10% 이하)를 반사하기도 하는데 비소크트리졸 같은 성분의 몇몇 유기 필터도 이러한 방식이다.

활성 성분 외에도 차단제의 제형이 전반적으로 어떠한지에 따라서도 차단 효과가 달라진다. 자외선이 피부에 닿지 못하도록 필터 성분이 피부에 최대한 고르게 발라져 빈틈을 최대한 없애야 차단 효과가 더 우수해지기 때문이다.

가시광선 보호

대다수 자외선 차단제는 태양광 중에서 상대적으로 에너지가 높은 청색 및 보라색 영역의 가시광선은 거의 차단하지 못한다. 최근 연구에 따르면, 이 영역의 가시광선은 짙은 색 피부를 더욱 짙어지게 한다. 산화철 성분의 색소가 첨가된 파운데이션이나 틴트 자외선 차단제라면 가시광선도 차단할 수 있다. 다만 가시광선 차단 기능의 경우 자외선 차단 지수 같은 표준화된 지표가 없기 때문에 제품의 효과를 비교하기는 쉽지 않다.

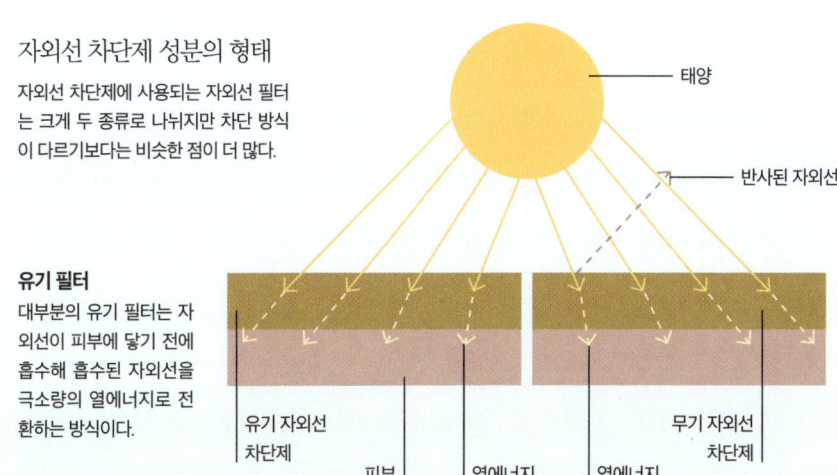

자외선 차단제 성분의 형태
자외선 차단제에 사용되는 자외선 필터는 크게 두 종류로 나뉘지만 차단 방식이 다르기보다는 비슷한 점이 더 많다.

유기 필터
대부분의 유기 필터는 자외선이 피부에 닿기 전에 흡수해 흡수된 자외선을 극소량의 열에너지로 전환하는 방식이다.

무기 필터
무기 필터 및 일부 유기 필터 역시 대체로 자외선을 흡수하는 방식이지만 자외선의 일부(5~10%)는 반사되거나 공기 중으로 분산된다.

자외선 차단제는 어떻게 고를까?

자외선 차단제는 개인의 일상 활동에 적합한 차단 효과를 제공할 수 있어야 하고 사용감이 좋으면서도 가격 부담이 없는 제품을 골라야 여러 번 덧바르기에 좋다.

차단 등급

자외선 차단제의 겉면에 표기되는 차단 효과 수준은 표준화된 방식을 따른다.

자외선 차단 지수(SPF)는 전 세계적으로 통용되는 지표로 다양한 자외선 차단제를 비교하는 데 유용하다. SPF는 자외선에 의해 피부가 붉게 달아오르는 증상(홍반)을 기준으로 해당 제품을 사용한 피부와 사용하지 않은 피부를 비교해 수치화하는 방식이다. 예를 들어 SPF 30 자외선 차단제를 적절히 사용한다면 차단제를 사용하지 않았을 때보다 자외선에 30배 더 노출되어야 피부가 붉어지기 시작하는 것이다. 그래서 SPF 수치는 차단 효과에 비례하도록 설정되었다. 즉 SPF 15가 차단하지 못하는 자외선의 양(6.7%)은 SPF 30(3.3%)의 두 배이므로, 절반의 차단 효과를 제공하는 것이다. 현재 출시되는 제품의 SPF 측정은 엄격한 규정에 따라 실험 참가자를 대상으로 진행한다. 참가자는 피부 $1cm^2$당 2mg의 자외선 차단제를 고르게 도포한 후 특수 램프로 방출되는 자외선에 노출된다. 피부 홍반을 일으키는 자외선은 대부분이 자외선B(80~90%)이고 일부만 자외선A이므로 SPF는 주로 자외선B 차단 수준을 반영한다.

자외선A 차단 등급은 국가마다 다르다.

- **'브로드 스펙트럼(광역 스펙트럼)' 또는 자외선A 원형 로고** 이 표시는 제품의 SPF 수치에 비례해 자외선A 차단 효과도 있다는 뜻이다. 대다수 국가의 경우 해당 표시가 있는 제품은 자외선A 차단 지수(UVAPF)가 적어도 SPF의 1/3이어야 하며 전체 자외선 차단 기능의 10%는 370nm(임계 파장)보다 긴 파장을 차단하는 데 할당되도록 규정한다. 미국에서는 임계 파장에 관한 조건만 충족하면 이 표시를 쓸 수 있다.
- **PPD(Persistent Pigment Darkening) 지수(지속적 색소 침착 방지 지수)** SPF 측정 방식처럼 임상 실험 참가자를 대상으로 제품의 효과를 측정한다. 차단제를 사용하지 않은 피부와 비교해 자외선A에 의한 지속적 색소 침착을 방지하는 수준을 측정한다.
- **PA(Protection Grade of UVA) 등급** 이 표준은 아시아에서 주로 통용되며, PPD 지수를 범위에 따라 전환한 등급 기준이다. PA+ = PPD 2~4, PA++ = PPD 4~8, PA+++ = PPD 8~16, PA++++ = PPD 16+

일상적으로 사용하는 제품으로는 브로드 스펙트럼 기능이 있는 SPF 30 이상의 제품을 쓰는 것이 좋다.

내수성 차단제의 내수성(물에 대한 저항성-옮긴이)은 제품을 사용하고 일정 기간 물속에 담근 후의 수치를 측정해 제품의 원래 SPF가 어떻게 달라졌는지 평가한다. 내수성 강화 기능에 따라 허용되는 SPF 감소량은 국가마다 기준이 다르다. 가령 미국과 호주에서 생산된 내수성 자외선 차단제는 물속에서 사용한 후에도 표기된 SPF 수치를 유지해야 하지만 유럽에서는 내수성 제품을 물속에서 사용한 경우 표기된 SPF가 절반까지 감소하는 것을 허용한다.

내수 기능이 있는 자외선 차단제는 대체로 모래, 마찰, 활동에 대한 저항성도 좋으므로 야외 활동에 적합하다.

제품 사용감과 가격의 중요성

자외선 차단제를 어떻게 사용하는지도 제품의 차단 수

준에 크게 영향을 준다. 우선 사용량이 가장 중요한데, 제품에 표기된 SPF의 효과를 얻으려면 SPF 측정 테스트에서와 동일한 양을 사용해야 한다(오른쪽 설명 참조).

조사에 따르면 대다수 사람은 자외선 차단제 사용 권장량의 25~50%만 사용한다. SPF는 사용량에 비례하는 편이므로, 다시 말해 많은 사람들이 SPF가 30인 차단제를 사용하면서 겨우 SPF 7.5의 효과만 얻는 것이다! 그래서 사람들이 더욱 부담 없이 가볍게 사용할 수 있는 질감의 제품을 개발하기 위해 많은 혁신이 이루어져 왔다.

화학적 차단제 vs 물리적 차단제

제품을 실제 사용할 때 화학적(유기) 차단제와 물리적(무기) 차단제의 주된 차이는 질감이다. 화학적 차단제는 더 가볍게 발리지만 번들거리는 느낌을 받을 수도 있다. 물리적 차단제는 대체로 더 묵직한 질감에 더 건조한 느낌을 준다. 또한 사람에 따라서는 특정 화학적 필터 성분의 제품을 쓰면 피부나 눈이 따갑다는 반응을 보이기도 한다. 물리적 필터 성분은 검은 피부에 발랐을 때 허옇게 되는 경향이 있는데, 이 문제는 색조가 들어간 틴트 제품으로 어느 정도 개선할 수 있다. 복합 차단제나 혼합형(하이브리드) 차단제에는 두 종류의 차단 필터가 모두 들어간다.

자외선 차단제 사용법

SPF 수치가 아무리 높아도 잘못된 방식으로 바르면 차단 효과를 제대로 얻지 못한다.

1회 사용량 얼굴에는 1.25ml(1/4티스푼) 정도, 즉 두 손가락에 넉넉히 묻힌 정도의 양을 사용하고 몸 전체로 보면 평균적인 성인 체형을 기준으로 35ml, 즉 머리(얼굴, 목, 귀), 각각의 팔다리, 몸 앞면, 뒷면에 각각 5ml(1티스푼) 정도가 적당하다.

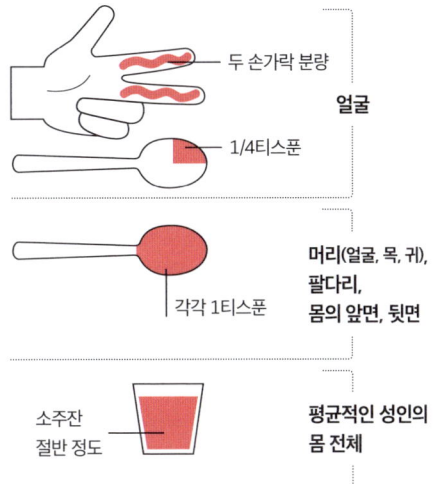

사용 시점 몸에 바른 차단제가 잘 말라서 자리 잡도록 햇볕에 노출되기 전 5~10분 정도 여유를 두어 사용한다. 자외선 차단제는 차단막이 시간이 지나면서 밀리며 틈이 생기기 때문에 2시간마다 덧발라 주어야 한다. 수영 후나 땀을 닦은 후에도 다시 발라 주는 것이 좋다.

다른 제품과 함께 써도 될까? 자외선 차단제로 피부에 형성된 차단막이 최대한 방해받지 않고 유지될 때 최선의 효과를 낸다. 스킨케어 제품을 먼저 사용한 다음, 차단제를 바르고, 마지막으로 메이크업을 하면 된다. 자외선 차단제를 피부에 흡수시킬 필요는 없으며 다른 제품과 섞이지 않아야 차단막에 틈이 생기지 않는다.

바르는 법 피부에 고르게 도포하되 너무 세게 문지르면 오히려 차단 효과를 떨어뜨릴 수 있으니 부드럽게 발라야 한다.

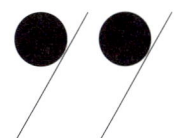

조사에 따르면, 대다수 사람은 자외선 차단제 사용 권장량의 25~50%만 사용한다.

자외선 차단제는 몸에 해로울까?

자외선 차단제는 50년 이상 널리 사용되었지만 장기간에 걸쳐 인체에 유해한 영향을 준다는 설득력 있는 증거는 아직 나온 적이 없다.

그보다는 피부를 과도한 햇볕 노출로부터 보호해야 할 필요성을 보여 주는 매우 좋은 증거는 있다. 많은 국가에서 자외선 차단제를 치료제의 일종으로 분류해 스킨케어 성분 중에서도 가장 철저하게 규제하고 면밀한 성분 검사를 거치는 편이다(12쪽 참조).

때때로 자외선 차단제의 잠재적 유해성을 우려하며 불안감을 유발하는 뉴스 보도가 나오기도 한다. 가장 흔히 제기되는 주장은 자외선 차단제 성분의 안전성에 관한 것과 차단제가 피부의 비타민 D 결손을 초래할 수 있다는 것이다.

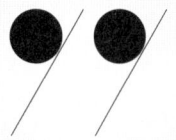

자외선 차단제의 사용과 비타민 D 결손 사이의 연결고리를 찾아낸 연구 결과는 아직 없다.

비타민 D 결손

자외선B는 햇볕에 의한 피부 화상, 피부암, 광피부 노화를 유발하지만 한편으로는 피부의 7-디하이드로콜레스테롤 성분을 비타민 D로 전환하게 해준다. 비타민 D는 우리 몸에서 뼈의 건강 및 신진대사, 면역 기능에 중요한 역할을 하는데 자외선B를 차단하는 자외선 차단제가 우리 몸의 비타민 D를 부족하게 만들 수 있다는 추측이 오랫동안 제기되었다. 그러나 실내 활동을 오래 하고 외투로 몸을 감싸 햇볕을 차단하는 경우 비타민 D 결손과 연관이 있지만, 자외선 차단제의 사용과 비타민 D 결손 사이의 연결고리를 찾아낸 연구 결과는 아직 없다. 아마도 사람들이 야외 활동을 할 때만 자외선 차단제를 사용하고, 자외선을 완전히 차단할 만큼 충분히 바르지 않으며, 비타민 D 생성에 그리 많은 양의 자외선B가 필요하지 않기 때문으로 보인다.

대체로 햇볕 노출에 관한 가이드라인(85쪽 참조)을 따른다면 비타민 D를 충분히 확보할 수 있을 것이다. 비타민 D 수치가 그래도 낮은 편이라면 햇볕 노출을 늘리기보다는 비타민 D가 풍부한 식품을 더 많이 섭취하고 영양제로 보충하는 것이 더 효율적이다.

내분비계(호르몬) 교란

화학적 자외선 차단제(89쪽 참조)가 내분비계를 교란한다는 주장이 제기되곤 한다. 세포 실험 및 동물 실험에서 일부 화학적 자외선 차단제 성분이 호르몬에 영향을 주었지만 실험에서는 보통 비현실적일 만큼 많은 용량을 사용한다. 지금까지 나온 연구 결과를 보면 일반적인 자외선 차단제 사용량은 실험에서 유해한 결과를 보였던 양보다 수백, 수천 배 약한 농도에 지나지 않는다. 가장 논란이 되었던 성분들조차 수십 년간 사용되면서 인체에 큰 영향을 미쳤다는 사례는 나오지 않았다. 그에 더해 우리가 평소 사용하는 자외선 차단제에는 약 20종의 화학 성분이 함유되는데 그중 대다수 성분에는 내분비계 교란 효과가 전혀 없음이 이미 증명되어 있고, 신종 물질이 첨가되는 경우에도 일반적인 사용으로는 피부에 침투할 수 없는 구조를 적용해 위험을 예방한다.

나노 입자

산화아연 및 이산화티타늄은 고체 입자 형태로 자외선 차단제에 사용된다. 나노 입자(크기가 1~100nm인 입자) 성분은 피부에 입자가 허옇게 뜨는 백탁 현상을 줄이면서도 자외선 차단 효과는 더 좋다. 이러한 초미세 입자가 피부 속에 침투하면 유해한 영향을 줄 수 있다는 우려의 목소리가 있었지만 나노 입자는 각질층 표면을 침투하지 않는 것으로 보인다. 다만 스프레이형 자외선 차단제의 경우 많은 양을 흡입하면 위험할 수 있다.

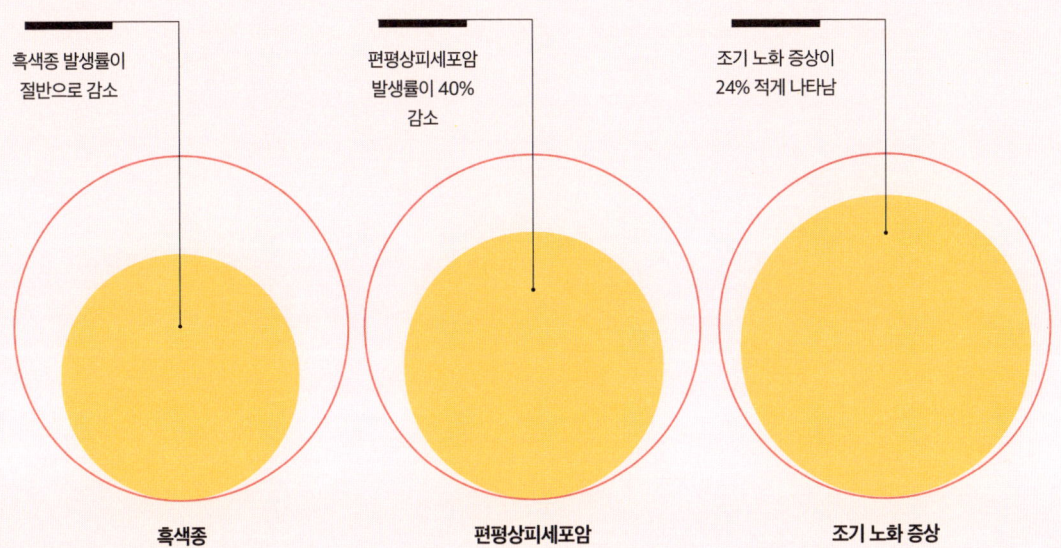

흑색종 발생률이 절반으로 감소 — 흑색종

편평상피세포암 발생률이 40% 감소 — 편평상피세포암

조기 노화 증상이 24% 적게 나타남 — 조기 노화 증상

자외선 차단제의 중요성

자외선 차단제 사용에 관한 대규모 임상 실험이 1992년부터 1996년에 걸쳐 호주 퀸즐랜드에서 진행되었다. 자외선 차단제를 매일 사용할 집단과 평소 습관대로 사용할 집단으로 참가자들을 나누어 4년 반 동안 역할을 수행한 후 두 집단의 차이를 비교했다.

범례

○ 평소대로 자외선 차단제를 사용한 그룹
● 매일 자외선 차단제를 사용한 그룹

피부를 햇볕으로부터 보호하는 또 다른 방법

햇볕 차단에는 자외선 차단제가 유용하지만 여러 겹으로 자외선을 차단하는 것이 가장 효과적인 전략이다.

그렇게 하면 한 가지 수단이 가진 결함을 다른 수단으로 보완할 수 있기 때문이다.

강한 자외선 노출 피하기

자외선은 여름철에 오전 10시부터 오후 4시 사이에 가장 강력하다. 거주 지역의 자외선 지수를 늘 확인하자.

자외선 차단 기능성 의류

자외선 차단 의류는 많은 이점이 있다. 한 번 착용하면 그만인 데다가 어떤 부분이든 가릴 수 있으며, 모든 파장의 빛을 차단할 수 있기 때문이다. 일부 의류는 SPF와 유사한 방식으로 원단에 적용되는 자외선 차단 지수(UPF)를 표기하기도 한다. UPF 표시가 없는 의류는 차단 효과를 예측하기 쉽지 않다. 촘촘하게 짠 짙은 색상의 합성 섬유는 가장 우수한 자외선 차단 효과를 제공한다. 반면에 흰색 면 티셔츠는 대개 UPF가 5~9에 불과하며, 폴리에스터 소재는 면보다 자외선 차단 효과가 3~4배 더 높다. 하지만 차단 효과가 우수한 소재는 더운 날씨에 불편할 때가 많다. 한 설문 조사에 따르면 여름철 의류 중 1/3은 UPF가 15 미만이었다.

그늘

그늘은 햇볕에 직접 노출되는 것을 막아 주는 데 도움

자외선 지수

자외선 지수는 햇볕 노출에 따른 위험성을 평가하는 국제 코드다. 숫자가 클수록 자외선이 더 강하므로 햇볕 차단 조치를 더 강하게 취해야 한다.

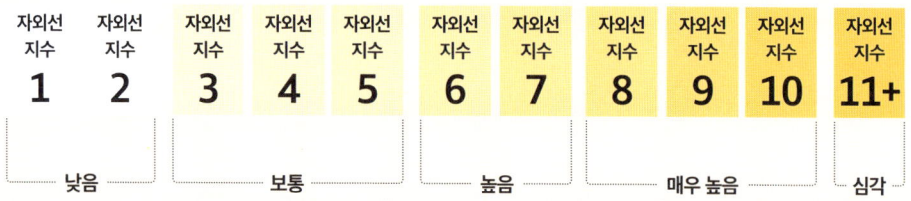

노출 강도의 단계

이 된다. 그러나 피부 손상의 대부분은 간접 노출이 원인이다. 그늘에만 있어도 피부가 타는 이유가 바로 간접 노출 때문이다. 피부에 닿는 간접 자외선의 양은 대략 우리 눈에 보이는 하늘의 면적에 비례한다. 따라서 비치파라솔보다는 하늘을 대부분 가려 주는 건물이 훨씬 더 많은 차단 효과를 낸다. 수면, 콘크리트, 흙 같은 지표면 대부분의 자외선 반사율은 10% 미만이다. 단 눈이 쌓였다면 최대 90%, 해변의 건조한 모래는 4~30%의 반사율로 상당히 높게 나타난다.

모자

두꺼운 재질로 된 모자는 피부에 직접 내리쬐는 햇볕을 차단하지만 얼굴 아랫부분은 그다지 많이 가릴 수 없기 때문에 간접 자외선을 차단하는 데 한계가 있다. 덮개가 달린 챙이 넓은 모자가 차단 효과가 우수하다. 널찍한 챙이 달린 형태의 모자는 얼굴의 자외선 노출을 2~6배 줄여 주는 것으로 추정된다.

선글라스

피부암과 광피부 노화는 눈가에 발생하는 경우가 흔하다. 렌즈가 크고 밀착되는 형태의 선글라스가 더 많은 자외선을 차단하며 햇빛으로 인한 시야 문제와 백내장을 예방할 수도 있다.

건강 보조제

나이아신아마이드는 흑색종 외의 피부암 고위험군 환자가 섭취하면 암 발병률을 줄이는 것으로 알려졌다. 그리고 일부 항산화제는 햇볕에 피부가 타는 것을 감소시켜 줄 수도 있다. 그러나 햇볕 차단 기능을 가진 건강 보조제의 이점은 아직 제대로 입증되지 않았으므로 피부에 닿는 자외선을 차단하는 대체 수단으로 여겨서는 안 될 것이다.

스킨케어 성분

태양의 청색광은 피부 색소를 더 짙어지게 하는데, 색조 화장품에 함유되는 산화철이 청색광을 차단하는 데 도움이 된다. 비타민 C 및 E 성분도 피부가 햇볕에 덜 타게 하는 것으로 알려져 있다. 나이아신아마이드 성분의 제품은 피부암 발병률을 낮출 수도 있다.

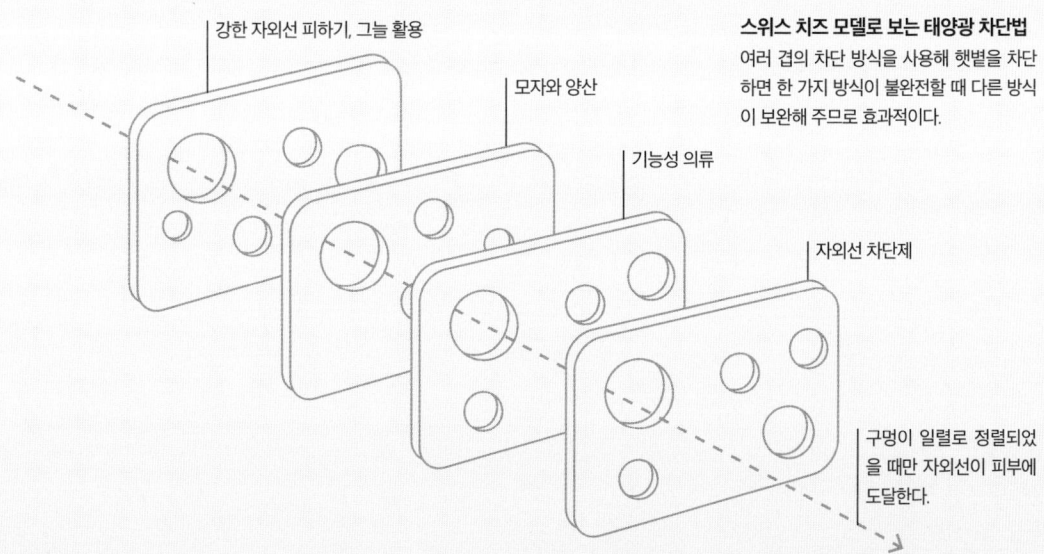

스위스 치즈 모델로 보는 태양광 차단법
여러 겹의 차단 방식을 사용해 햇볕을 차단하면 한 가지 방식이 불완전할 때 다른 방식이 보완해 주므로 효과적이다.

강한 자외선 피하기, 그늘 활용
모자와 양산
기능성 의류
자외선 차단제
구멍이 일렬로 정렬되었을 때만 자외선이 피부에 도달한다.

Skincare specifics

스킨케어의 모든 것

내 피부에 무슨 일이 일어나고 있을까?

다양한 환경 요소가 우리의 피부에 영향을 미치며, 그 결과 대수롭지 않은 발진부터 심각한 질병까지 나타날 수 있다.

어떤 증상은 금방 저절로 사라지는가 하면 치료를 받고 관리해야 완화되는 증상도 있으며, 심한 경우는 평생 완치되지 않으므로 생활에 불편하지 않고 합병증을 예방하기 위해서라도 꾸준히 관리해야 한다.

우선은 약국에서 처방전이 필요 없는 치료제를 구해 볼 수도 있지만 피부의 많은 증상들이 유사한 형태로 나타나므로 증상이 완화될 기미가 보이지 않는다면 병원을 찾아 정확한 진단을 받는 것이 중요하다. 흉터가 생기는 경우나 피부 상태 때문에 스트레스가 심한 경우에도 의사와 상담해 보는 것이 좋다.

한편 사용 중인 화장품이 자신의 피부에 적합한 것인지 확신이 없을 때도 의사와 상담해 보면 도움이 될 수 있다.

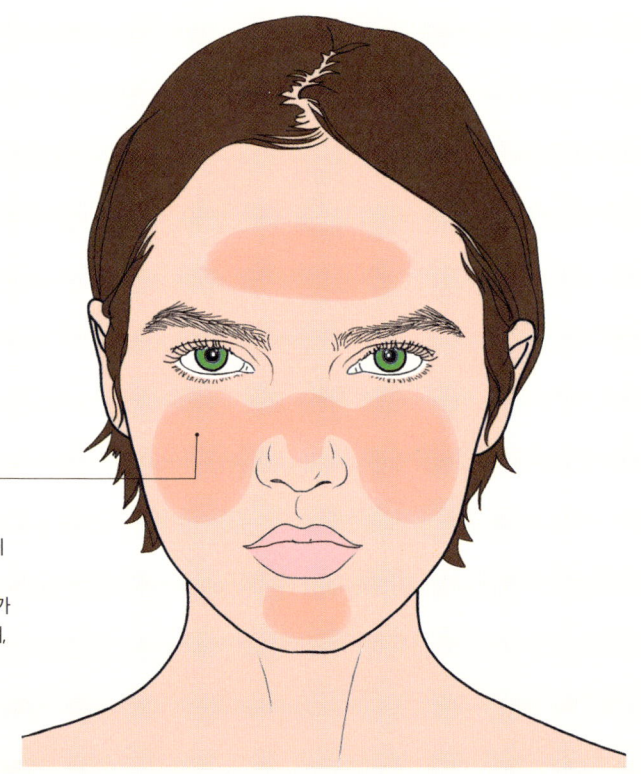

로사세아(주사피부염)란 무엇일까?
로사세아는 염증성 질환으로 홍조, 여드름 같은 발진, 모세혈관이 확장되면서 피부에 드러나는 증상을 보인다. 원인은 환경 및 유전적 요인이 복합적으로 작용하는 것으로 알려져 있다. 특히 민감하고 혈관이 많이 집중된 얼굴에 발생하기 쉽다.

발병 부위
로사세아는 주로 볼, 코, 턱, 이마에 발생한다. 뜨거운 음식물을 섭취하거나 햇볕이나 열기에 피부가 자극을 받으면서 발생할 수 있으며, 보통 30세 이후에 나타난다.

내 피부에 무슨 일이 일어나고 있을까?

여드름
매우 흔한 피부 질환인 여드름은 모공이 막힌 자리에 염증이 생기면서 발생한다. 대개 사춘기에 나타나기 시작하지만 성인이 되어서도 지속될 때가 많다.

모낭염
습한 환경에서 찰과상을 입었을 때 생기는 경우가 많다. 운동 중에 땀을 흘렸을 때 주의하고 샤워 도구는 오염되지 않도록 잘 관리해야 한다.

입술주위염
입 주변에 발생하는 염증성 발진으로 피부 장벽과 미생물 생태계가 교란되면서 발생한다. 치약, 습도, 호르몬이나 스테로이드가 원인이다.

짙은 점
색소를 생성하는 멜라닌 세포의 과다 증식이 주원인이며 위험하지는 않다. 다만 몸에 짙은 색의 점이 많다면 흑색종의 위험이 있으므로 정기적으로 피부과 검진을 받는 것이 좋다.

모공성 각화증
모낭에 단단한 각질이 형성되어 살결이 거칠어지는 현상으로, 소위 '닭살'이라 부르는 것이다. 보통 팔 윗부분이나 허벅지에 나타나며 대체로 위험하지는 않다.

아토피성 피부염(습진)
면역 과민 반응 및 피부 장벽 손상이 원인이며 가렵고 염증이 생기거나 각질이 일어난다. 아동기에 흔히 발생하며 살이 접히는 부위에 잘 나타난다.

두드러기
가려움을 동반하고 피부에 울퉁불퉁하게 솟아나거나 부종 형태로 나타나며 면역 반응이 원인으로 대개 치료 없이 가라앉는다.

건선
유전 및 환경 요인과 관련된 증상으로 붉은색의 구진(볼록한 반점)이 나타나고 은백색의 각질로 뒤덮이는 형태다. 대개 청소년기 이후에 나타난다.

쥐젖(연성 섬유종)
말랑말랑한 작은 혹 형태로 살이 접히는 부위에 종종 발생하지만 위험하지는 않다. 인구의 약 절반에게서 나타나며 노화나 임신, 당뇨병에 따라 더 흔하게 발생한다.

백선(버짐)
곰팡이균에 감염되어 나타나는 발진이며 발생 부위가 가려워진다. 이러한 형태로는 무좀이나 사타구니 완선이 있고 아동의 경우 두피 백선이 생기기도 한다.

사마귀
인체유두종바이러스(HPV)에 의해 발생하는 작은 혹 같은 형태로 손가락, 얼굴, 성기, 발바닥에 주로 나타난다.

스킨케어 제품에 함유된 성분은 어떻게 피부에 흡수될까?

스킨케어 성분이 피부에 얼마나 깊이 흡수되는지는 성분의 자체 특성에 따라 다르지만 성분 배합 방식 및 제품 사용법에 따라서도 달라진다.

피부에 작용하는 방식은 성분의 화학적 특성에 따라 달라진다. 성분이 각질층 내로 침투할 수 있으려면 분자 크기가 작으면서(분자량 500Da(돌턴) 이하) 중간 정도의 극성을 지녀야 한다(극성이란 전하의 균형에 따른 성질로 물과 기름에 대한 용해도를 좌우한다). 다시 말해 효능이 있는 성분이라도 구조적인 이유로 필요한 피부 부위에 도달하지 못할 수도 있다는 뜻이다. 그러나 특정 성분의 전달력을 향상시키는 많은 기법이 존재한다.

유도체

성분의 구조를 화학적으로 변경해 특성을 향상시킬 수 있으며 그렇게 변경된 물질을 유도체라고 한다.

유도체는 원성분이 피부에 더욱 깊숙이 침투할 수 있는 구조로 변경된다. 게다가 안정성을 강화할 수도 있어 제품의 유통기한을 늘리고 사용 후에도 산패가 덜 진행되도록 한다. 그런 이유로 스킨케어 제품에 비타민 A 및 C 유도체가 첨가되는 경우가 많다.

유도체 중에는 원성분과 작용 방식은 유사하지만 비활성 상태로 존재하다가 피부에서 활성화되어야만 효과를 발휘하는 종류가 많으며 피부에서 제대로 활성화되는지 확실히 밝혀지지 않은 경우도 많다.

성분 배합 방식

제품의 성분 배합을 결정할 때 여러 가지 방식으로 제품의 피부 흡수 정도를 조절한다. 젤 타입이나 크림 같은 제형일 때 더 효과적으로 피부에 전달되는 성분이 있다. 또한 제품의 pH를 조절해 흡수율을 크게 바꿀 수도 있다.

제품의 제형에 따라 특정 성분이 피부에 얼마나 잘 전달되는지 정확히 예측하기는 쉽지 않으며, 흡수율을 최적화하는 과정은 장기간에 걸쳐 진행된다. 바로 이 때문에 우리가 제품의 성분 목록만으로 제품의 효능을 쉽게 판단해서는 안 되는 것이다.

성분이 피부에 흡수되는 과정에 도움이 되는 특수 전달 방식도 있다. 가령 캡슐화 기술을 활용해 특정 성분에 막을 입히면 성분이 피부에 잘 들러붙거나 피부 속 목적 부위까지 손상되지 않고 도달할 수 있다. 성분을 캡슐화하면 안정성이 향상될 수 있고 흡수 시간을 인위적으로 늦출 수도 있다.

제품 사용법

제품을 사용할 때 성분의 피부 투과력을 높이거나 성분이 피부에 더 깊이 침투할 수 있게 하는 방법이 몇 가지 있다. 피부의 수분 함량이 높을 때 투과력이 향상되는 성분이 많기 때문에 그런 경우 피부에 아직 물기가 남아 있을 때 제품을 사용하거나 성분이 피부에서 활성화되기 직전 또는 직후에 보습 제품을 사용하면 좋다.

여드름 패치나 마스크팩으로 피부의 특정 부위를 밀폐시켜 수분을 가두는 방식으로 피부의 수분 함량을 높일 수도 있다.

비타민 C의 피부 투과력 개선 방식

아스코르브산(비타민 C)에는 피부에 유익한 기능이 많지만 피부에 효율적으로 흡수되지 않는다. 따라서 다음과 같은 기법으로 투과력을 향상시킨다.

캡슐화

스킨케어 제품에 첨가되는 아스코르브산 성분을 리포솜을 비롯한 다양한 물질을 사용해 캡슐화하면 흡수율 및 안정성이 개선된다.

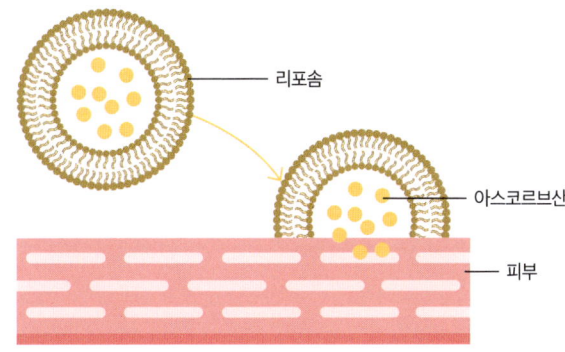

유도체

아스코르브산 분자에 짧은 탄소 사슬을 더해 3-O-에틸 아스코르브산으로 전환하면 분자 내의 전하량이 줄어들어 흡수율이 높아진다. 유도체가 피부에 흡수되고 나면 아스코르브산으로 다시 전환된다.

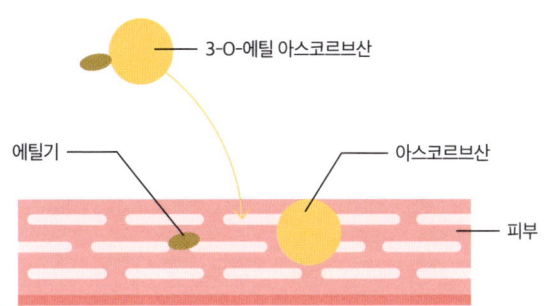

용제 및 계면활성제

용제나 계면활성제 성분을 이용하면 여러 성분이 용해된 상태로 피부에 흡수될 수 있다.

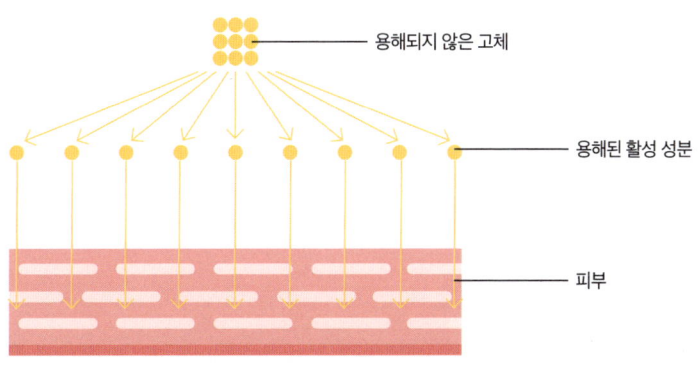

스킨케어 제품과 피부과 시술은 어떤 차이가 있을까?

스킨케어 제품과 피부과 시술은
별개의 대체 수단이라기보다는
상호 보완적인 수단이다.

우리의 피부는 그 자체로 탁월한 장벽의 기능을 하며 인간의 생존에 중대한 역할을 한다. 하지만 이 탁월한 장벽 때문에 일부 스킨케어 방식으로는 피부에 침투해 효과를 내기 어렵다. 의학적 시술은 피부 상태가 다소 심각한 경우나 더 근본적이고 신속한 효과를 원할 때 유용하다. 그렇지만 시술 후 상태를 유지하려면 여전히 스킨케어 제품이 필요하다.

스킨케어 제품(국부용)

스킨케어 제품은 피부의 표면에 사용하는 방식이므로 성분이 주로 피부 겉면에 흡수되고 피부 깊숙이 들어갈수록 효과가 떨어진다.

따라서 스킨케어 제품은 대개 피부 상층부에서 가장 효과적인 편이므로 피부 상태를 유지하고 환경의 유해 물질로부터 피부를 보호하는 데 유용하다. 보습제, 클렌저, 자외선 차단제, 화학적 각질 제거제 같은 제품의 성분은 각질층 아래까지 흡수될 필요가 없다. 스킨케어 제품은 여드름, 발진, 염증 같은 피부 표면에 가까운 부위에 발생한 문제를 해소하는 데 꽤 효과가 있다. 일부 제품은 피부 조직이나 색소 침착과 관련된 더 근본적인 문제를 개선하기도 하지만 이 경우 수개월 정도 꾸준히 사용해야 눈에 띄는 효과를 볼 수 있다.

피부과 시술

피부과에서 받을 수 있는 시술은 스킨케어 제품만으로는 효과를 볼 수 없는 더욱 근본적인 문제를 해결하는 데 중점을 두며 피하 근육 및 피하 지방의 상태를 조절하는 데 유용하다. 시술은 효과가 더욱 빠르게 나타나고 더욱 극적인 결과를 볼 수 있다.

다만 시술은 상대적으로 부작용 위험이 높다. 또한 그 결과는 시술 담당 의사의 실력, 환자와의 소통이 원활한지에 크게 좌우되는 경향이 있다. 시술할 의사를 선택할 때는 자신이 원하는 결과와 비슷한 시술 전력이 있는지 알아보고, 부작용 위험을 제대로 설명해 주었는지 확인해야 한다. 가령 자신의 피부가 검은 편이라면 시술 부작용으로 염증 후 색소 침착(PIH)이 흔히 발생하므로 비슷한 피부 톤을 다루어 본 경험이 있는 의사를 찾는 것도 좋은 방법이다. 의사가 관련 자격을 갖추었는지도 알아볼 필요가 있다. 정식 의료 기관이 아닌 업체에서 그러한 시술을 받는 것은 굉장히 위험하며 생명을 위협할 수 있는 합병증이나 영구적인 흉터가 생길 수도 있다.

피부 시술의 종류

화학적 박피(필링)는 의도적으로 피부에 손상을 입힌 다음 피부의 재생을 촉진한다. 또한 피부의 표면 구조를 느슨하게 할 수도 있는데, 이 경우 박피 현상이 눈에 띄게 나타나지 않을 때도 있다. 화학적 박피는 다양한 깊이로 시술할 수 있다. 주로 화장품에도 사용되는 하이드록시산, 트레티노인(각질 연화제의 일종-옮긴이) 같은 성분을 고농도로 사용한다.

더마브레이전(연마식 박피) 및 미세 박피는 피부 표면층을 연마해 제거하는 방식으로 물리적 각질 제거의 심화한 형태라고 볼 수 있다.

초음파 및 고주파 시술은 피부에 열을 가해 콜라겐 생성을 유도함으로써 피부 탄력 효과를 낸다.

레이저 및 IPL 시술은 강력한 광파로 피부 구성 물질을 선택적으로 파괴한다(125~127쪽 참조).

LED 기기는 광파를 이용하며 파장 대역에 따라 다양한 생물학적 반응을 자극한다. 염증 완화, 콜라겐 생성 자극, 여드름균 완화, 피부 재생 촉진 효과를 낸다.

보톡스는 근육 활동을 억제하는 방식으로 주름 개선에 주로 활용된다(104~105쪽 참조).

필러는 젤 같은 물질을 볼이나 입술에 주입해 볼륨감을 더한다. 주입된 물질은 6개월에서 2년가량 지나면 자연적으로 사라진다. 히알루론산, 수산화인회석 칼슘, 폴리락트산(PLA)을 사용한다.

지방분해 주사(DCA)는 말 그대로 피하 지방을 분해한다. 목 부위의 지방을 줄이는 데 사용될 수 있다.

실 리프팅은 몸속에서 분해되는 의료용 실로 피부를 당겨 팽팽하게 해준다.

혈소판 풍부 혈장(자가 혈청, PRP) **시술**은 환자의 혈액을 채취해 혈소판을 분리한 후 이를 환자의 피부에 주입해 피부 재생 반응을 유도하는 기법이다.

마이크로니들링(미세침) **시술**은 피부를 미세한 바늘로 자극하는 방법이다. 치료 성분이 피부에 더 깊이 침투할 수 있는 경로를 낼 때는 짧은 바늘을 사용하며 긴 바늘로 의도된 상처를 내어 피부의 콜라겐 생성을 자극하고 피붓결이 균일해지게 유도한다. 고주파와 함께 사용해 피부에 열을 가해 반응을 증폭시키기도 한다.

성분들은 얼마나 깊이 침투할까?

피부 상층의 문제를 해소할 때는 스킨케어 제품이 더 효과적일 수 있고, 그에 반해 피부과 시술은 더 깊은 층까지 침투해 더욱 극적인 효과를 낼 수 있다.

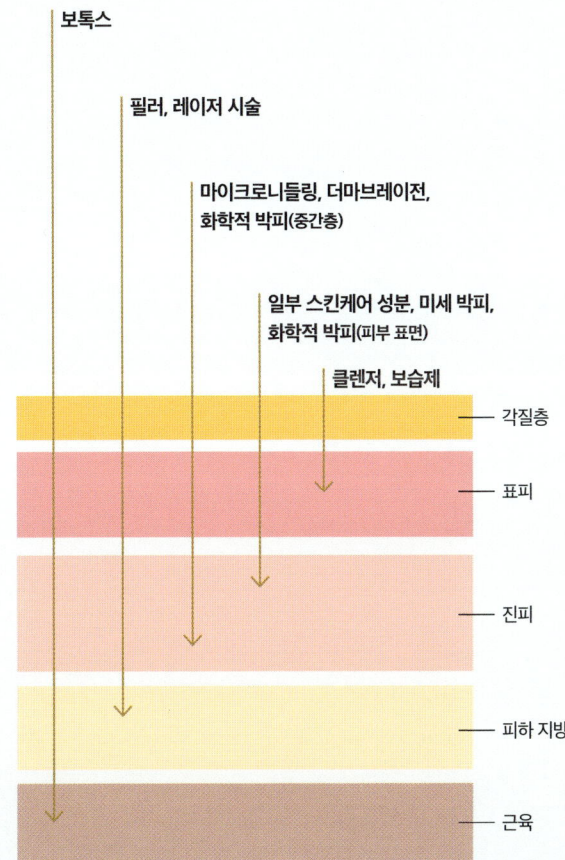

보톡스는 어느 부위에 사용할 수 있을까?

보톡스는 미간 주름, 눈가 주름, 입술 주름 같은 동적 주름을 완화할 수 있고 수술 없이 미세하게 눈썹을 살짝 올려 주는 효과도 낼 수 있다.

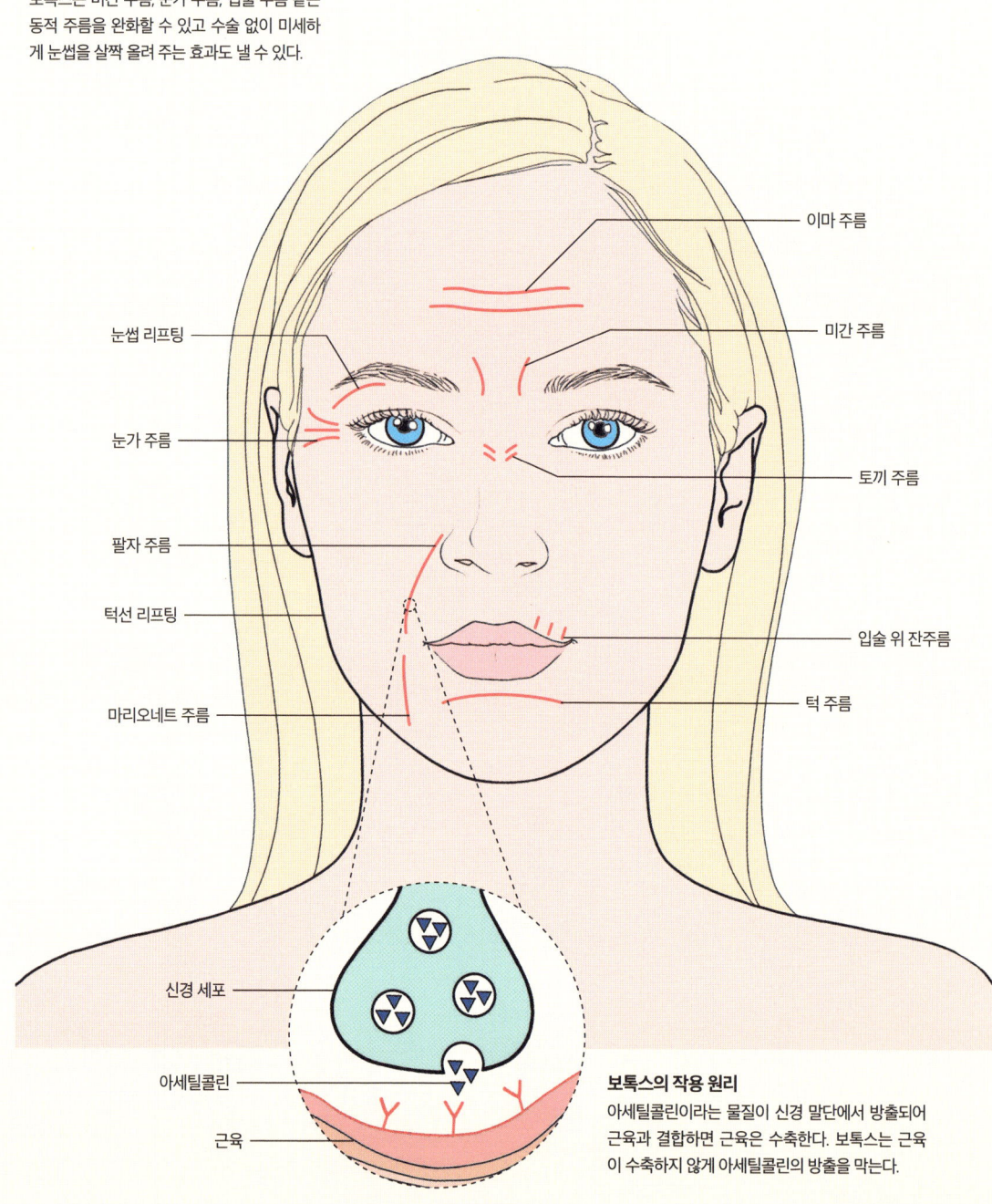

보톡스의 작용 원리
아세틸콜린이라는 물질이 신경 말단에서 방출되어 근육과 결합하면 근육은 수축한다. 보톡스는 근육이 수축하지 않게 아세틸콜린의 방출을 막는다.

보톡스란 무엇일까?

흔히 보톡스라 불리는 보툴리눔 톡신은 가장 독성이 강한 물질로 학계에 알려져 있지만 해마다 수백만 명의 얼굴에 주입되고 있다.

보톡스는 *클로스트리디움 보툴리눔* 같은 박테리아가 생성하는 일종의 단백질 혼합 물질로 제대로 살균 처리되지 않은 통조림 음식을 섭취한다면 보툴리눔독소증을 일으키기도 하는 독성 물질이다.

보톡스는 신경 세포가 근육을 수축시키는 신경 전달 물질을 방출하지 못하게 차단해 특정 부위의 근육을 마비시킨다. 원래 과민성 근육이나 경련을 치료하는 데 사용되던 물질이었는데 1990년대 초반 안과에서 이 물질을 사용해 눈꺼풀 경련을 치료받던 환자들의 미간 주름이 줄어든다는 사실을 발견했다. 이 사실에 착안해 주름 방지 주사제가 개발되었고, 오늘날 전 세계적으로 가장 널리 활용되는 미용 시술이 된 것이다.

보톡스는 주로 미용 목적으로 사용되며 미간 주름이나 눈가 주름처럼 표정에 따라 근육이 움직이면서 형태가 변하는 종류의 주름을 완화해 준다. 근육이 이완되었을 때 보이는 정적 주름을 개선하는 효과는 없지만 정적 주름이 깊이 새겨지는 것을 늦출 수는 있다. 또한 다한증이나 웃을 때 잇몸이 과도하게 드러나는 잇몸 노출증, 과하게 발달한 저작근(사각턱)의 경우에도 보톡스로 증상을 완화할 수 있다.

시술에 사용되는 보톡스의 양은 시술 부위의 근육 강도에 따라 달라진다. 근육 마비 효과는 시술 후 2주 정도 지났을 때 가장 크게 나타나며, 이후 다시 신경이 회복되어 근육이 활성화되기까지 3~5개월가량 지속된다.

미용 시술의 경우 극소량을 사용하므로 일반적으로 인체에 유해하지 않으며 통증도 심하지 않다. 주요 부작용은 보톡스 성분이 주위의 다른 부위로 퍼져 해당 부위의 근육도 마비되는 경우다. 눈꺼풀 또는 입술이 처지는 현상이나 안면 비대칭 증상이 나타날 수 있지만 1~2주 후면 대체로 해소된다. 그 밖의 부작용으로 일시적인 멍(타박상)이 생기거나 부을 수 있고, 보톡스에 내성이 생기면 점차 더 많은 양이 필요하게 될 수 있다. 보톡스 시술을 받으면 안면이 굳어져 표정을 제대로 지을 수 없을 것이라고 흔히들 우려하지만 전문가의 세심한 시술을 통해서라면 자연스러운 효과를 볼 수 있다.

이 정보, 진짜?

예방 목적의 보톡스 시술

소셜 미디어에서 예방 목적의 보톡스 시술을 홍보하곤 하는데 이는 우리 사회의 노화에 대한 인식, 외모에 관한 현실적인 기대감이나 불안감을 이용한 이윤 추구라는 논란을 일으키고 있다. 이론적으로는 안면 근육의 움직임을 미리 줄이게 되면 향후 주름이 덜 발생할 수는 있겠지만 보톡스는 일시적인 효과를 낼 뿐이므로 아직 생기지도 않은 주름에 투자하는 것은 쓸모없는 일일 듯하다.

스킨케어 제품이 피부에 해롭다고?

스킨케어 제품이 피부에 장기적인 손상을 가할 수 있다는 주장이 있지만 관련 규제 기준을 준수해 제조된 제품을 설명서에 따라 사용하는 경우라면 일어날 가능성이 극히 낮다.

다만 스킨케어 제품을 사용했을 때 피부 자극 같은 일시적인 부정적 효과를 유발할 수 있는 경우가 몇 가지 있다.

과도한 사용

제품 제조 과정에서 피부의 내성을 테스트할 때 스킨케어 루틴 전체에 사용되는 여러 제품을 함께 테스트하기보다는 주로 한 가지 제품만 단독으로 테스트한다. 따라서 나이트 크림처럼 밤에 사용하도록 권장된 제품을 세 종류 이상 함께 사용하는 경우에는 피부 자극을 일으킬 수 있다. 각질층을 얇게 하는 활성 성분이 다양하게 함유된 스킨케어 제품을 여러 종류 함께 사용하는 경우도 마찬가지다. 이렇게 유사한 기능의 성분을 과도하게 사용하면 피부 장벽 기능을 손상시켜 피부가 민감해지므로 정상 피부라면 문제없을 제품을 사용했을 때나 피부가 그저 물에 닿기만 해도 따끔거리거나 홍조가 생길 수 있다. 또한 피부가 건조해지고 거칠어지거나 당기고 불편한 느낌을 받을 수도 있다. 이를 '반응성 피부'라고도 하는데 이 경우 각질층이 재생되어 피부가 다시 원상회복되기까지 적어도 2주가 걸릴 수 있다(54~55쪽 참조).

태양 민감성

글리콜산이나 젖산 같은 일부 성분은 피부의 태양 민

피부 자극 줄이는 법

피부 자극을 유발하는 대표적인 성분은 레티노이드, 비타민 C, 각질 제거제, 하이드로퀴논이다. 새로운 제품을 사용할 때는 피부에 자극이 덜하도록 다음 단계를 따르면 좋다.

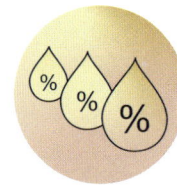

낮은 농도로 시작해서 서서히 농도를 높일 것

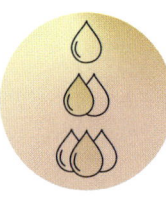

사용 빈도를 서서히 늘릴 것(예: 주 1회 사용으로 시작하기)

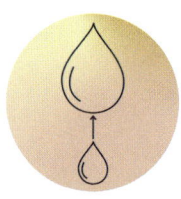

적은 양으로 시작해서 서서히 양을 늘릴 것

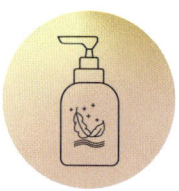

새로운 제품과 함께 사용하는 제품은 덜 자극적인 것으로 할 것(예: 고농도 보습제와 순한 클렌저)

감성을 증가시킨다고 알려져 있다. 보통 제품 겉면에 경고 문구와 함께 자외선 차단제를 함께 사용하도록 표기되어 있다. 태양 민감성은 해당 제품 사용을 중단하더라도 일주일 이상 지속될 수 있다.

스킨케어 제품이 여드름을 유발한다?

제품에 따라서는 모공을 막고 여드름을 유발할 가능성이 있다. 그러나 제품의 성분이 피지와 모낭에 미치는 영향은 개인의 피부 성향에 따라 매우 달라지며 전체 성분 배합에 따라서도 크게 달라진다. 이 때문에 여드름에 좋지 않은 특정 성분이 제품에 함유되었다고 해서 그 제품이 여드름을 유발한다고 쉽게 판단할 수 없다. 만일 어떤 제품을 사용하다가 피부 트러블이 발생했다면 제품에 함유된 성분을 일일이 파악해 보는 것이 좋다.

방부 처리가 부실한 제품

방부 처리가 효과적으로 되지 않았거나 적절히 보관되지 않은 화장품은 부패할 수 있고 유효기간이 지나기도 전에 미생물이 증식해 오염될 수 있다. 부패한 제품을 사용하면 피부 발진이나 염증을 일으킬 수 있으므

> ### 이 정보, 진짜?
>
> #### 피부 세포가 고갈된다?
>
> 일반적으로 우리 몸의 세포는 분열을 거듭하면서 DNA의 말단이 미세하게 짧아진다. DNA가 너무 짧아진 세포는 정상 기능을 하지 못하게 되어 노화에 기여한다고 알려져 있다. 피부 재생 기능성 제품에 사용되는 일부 성분이 표피 세포 재생을 가속한 결과 세포 분열 속도가 비정상적으로 빨라져 DNA 손실이 가속화되어 이른 나이에 피부 세포가 고갈될 수 있다는 가설이 제기되어 왔다. 그러나 이는 오해일 뿐이다. 표피는 줄기세포에 의해 생성되는데 줄기세포는 세포 분열을 거듭해도 DNA를 손실하지 않으므로 이 문제는 우려할 사안이 아니다.

로 내용물의 색상, 질감, 향이 크게 달라졌거나 이물질이 생긴 것이 눈에 띈다면 폐기하는 것이 좋다.

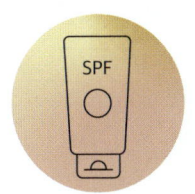

자외선 차단을 적절히 해서 염증이 일어날 가능성을 줄일 것

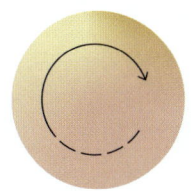

전달 체계가 가벼운 제형을 사용할 것 (예: 천천히 흡수되는 제형)

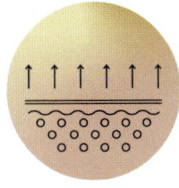

피부가 완전히 마를 때까지 기다렸다가 사용할 것. 수분 때문에 성분이 과도하게 흡수되는 것을 방지할 수 있다.

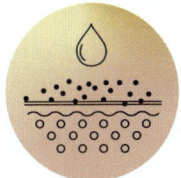

자극을 완화할 성분을 함께 사용할 것 (예: 항산화제, 판테놀, 알란토인)

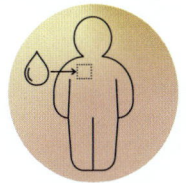

피부가 민감한 경우 새로운 제품을 작은 부위에 미리 테스트해 보고 반응이 나타나는지 확인할 것

주름은 왜 생길까?

주름은 노화가 진행되면서 피부의 내외부적 요인이 피부 구조를 변화시킴에 따라 필연적으로 나타나는 현상이다.

얼굴에 깊게 난 주름은 주로 반복적인 피부 근육의 움직임에 따라 진피가 변화하면서 발생한다. 피부 탄력에 크게 영향을 미치는 콜라겐은 30대 무렵부터 감소하기 시작한다. 또한 피부가 햇볕에 노출되면서 콜라겐 및 엘라스틴을 분해하는 효소가 더욱 활성화된다.

콜라겐과 엘라스틴 섬유질이 지속해서 불규칙하게 축적되고 그에 따라 진피의 구조도 더욱 불균일해진다. 이러한 현상을 일으키는 활성 산소는 신진대사 과정이나 환경에서 오는 스트레스, 당화 반응(당이 단백질이나 지방질과 결합하는 반응-옮긴이) 과정에서 발생한다. 자외선 또한 엘라스틴 섬유를 석회화해서 비정상적으로 기능하게 하며 그 결과 주름이 깊게 발생한다(광노화 현상). 이렇듯 여러 요인이 작용해 진피는 더욱 얇아지고 고르지 못한 형태로 변하면서 피부 표면을 효과적으로 받쳐 주지 못하게 되어 피부 표면에 깊은 주름 및 잔주름으로 드러나는 것이다. 이러한 피부 내부의 변화에 따라 피부의 반복적인 움직임에 대한 회복 기능도 떨어져 이 역시 주름으로 고착된다.

피부 장벽의 기능을 하는 각질 세포는 표피에서 끊임없이 생산되고 떨어져 나간다. 하지만 노화에 따라 이 과정이 더 둔화하고 불균일해진다. 또한 피부의 수분 함유 능력도 떨어진다. 그렇게 되면 피부 표면이 더 거칠어져 주름이 더욱 선명하게 드러나는 것이다 (64~65쪽 참조).

게다가 피부 아래의 지방, 근육, 뼈의 부피가 줄어들면서 탱탱하던 피부도 함께 쭈그러든다.

노화에 따른 피부 변화
노화에 따른 피부의 특성 및 구성 요소에 어떠한 변화가 일어나는지 살펴보자.

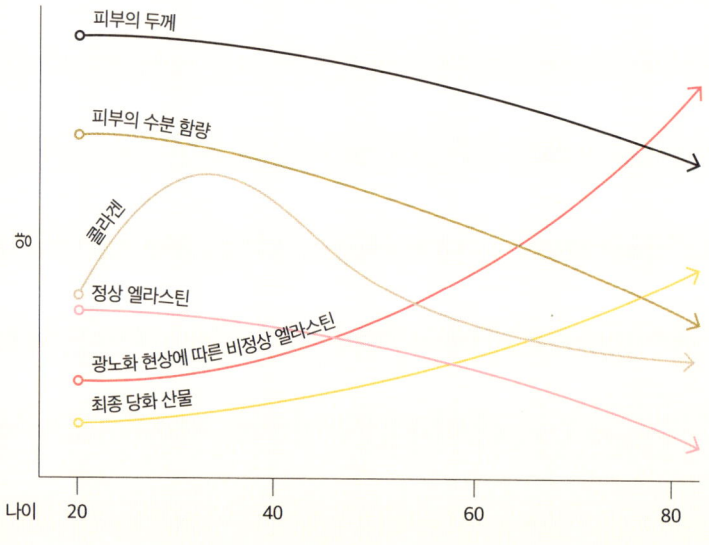

"

피부 탄력에 크게
영향을 미치는 콜라겐은
30대 무렵부터
감소하기 시작한다.

"

주름은 어떻게 예방할까?

레티노이드
레티노이드 계열 중 트레티노인, 타자로텐, 레티놀 같은 성분들은 콜라겐 생성을 촉진하고 피부 단백질의 파괴를 방지해 피부 재생을 원활하게 해준다.

하이드록시산
하이드록시산을 이용한 화학적 각질 제거제는 피부 표면을 부드럽게 할 수 있다. 더 농축된 성분을 사용하는 화학적 박피 또한 피부의 콜라겐을 자극하고 엘라스틴의 질을 향상할 수 있다.

항산화 물질
항산화 물질 가운데 일부는 산화 스트레스에 따른 피부의 변화를 예방하거나 회복시킬 수도 있을 것이다. 가장 확실하게 입증된 성분은 아스코르브산(비타민 C)으로 콜라겐을 증가시키고 주름을 줄이는 기능을 한다.

기타 성분
나이아신아마이드와 펩타이드가 주름을 완화한다는 신빙성 있는 데이터가 존재한다.

주름은 스킨케어 제품을 사용하는 흔한 이유 중 하나다. 주름은 나이가 들면서 필연적으로 발생하지만 적어도 주름을 눈에 덜 띄게 하는 방법은 여러모로 입증되어 있다.

TV 속의 50~60대 연예인들이 마치 아기 피부처럼 매끈한 얼굴로 등장하는 모습이 점차 흔해지고 있다. 그런 모습을 계속 접하게 되면 자신의 주름진 얼굴을 자꾸만 의식하게 되고 해결 방법도 찾아보게 된다. 하지만 연예인들이 그런 외모를 유지하기 위해 수술이나 고성능 시술에 어마어마한 돈을 투자한다는 사실을 잊지 말아야 한다. 주름을 완전히 없애는 것은 불가능하지만 다음에 소개하는 몇 가지 팁을 참조하면 주름이 덜 드러나게 하거나 앞으로 늘어날 주름을 다소 예방할 수 있다.

햇볕 차단

이른 나이에 주름이 생기는 것을 예방할 수 있는 가장 좋은 방법은 햇볕을 차단하는 것이다. 야외 활동을 할 때 자외선 차단제를 비롯한 여러 가지 차단 방안을 마련하는 것이 좋다. 자외선A는 유리를 투과하므로 실내라도 볕이 잘 드는 장소라면 자외선에 노출될 수 있다. 실내, 특히 차 안에서 햇볕 노출로 인해 얼굴의 한 면에만 주름이 심각하게 발생한 사례가 다수 보고된 바 있다. 흡연이나 공해 같은 산화 스트레스를 일으킬 만한 다른 환경적 요소를 피하는 것도 도움이 된다.

스킨케어

보습제는 피부 상층의 수분을 유지하는 데 도움이 되며 피부를 탱탱하게 하고 잔주름과 깊은 주름을 완화한다. 보습제에 첨가되는 몇 가지 활성 성분(왼쪽 참조)

주름은 어떻게 예방할까?

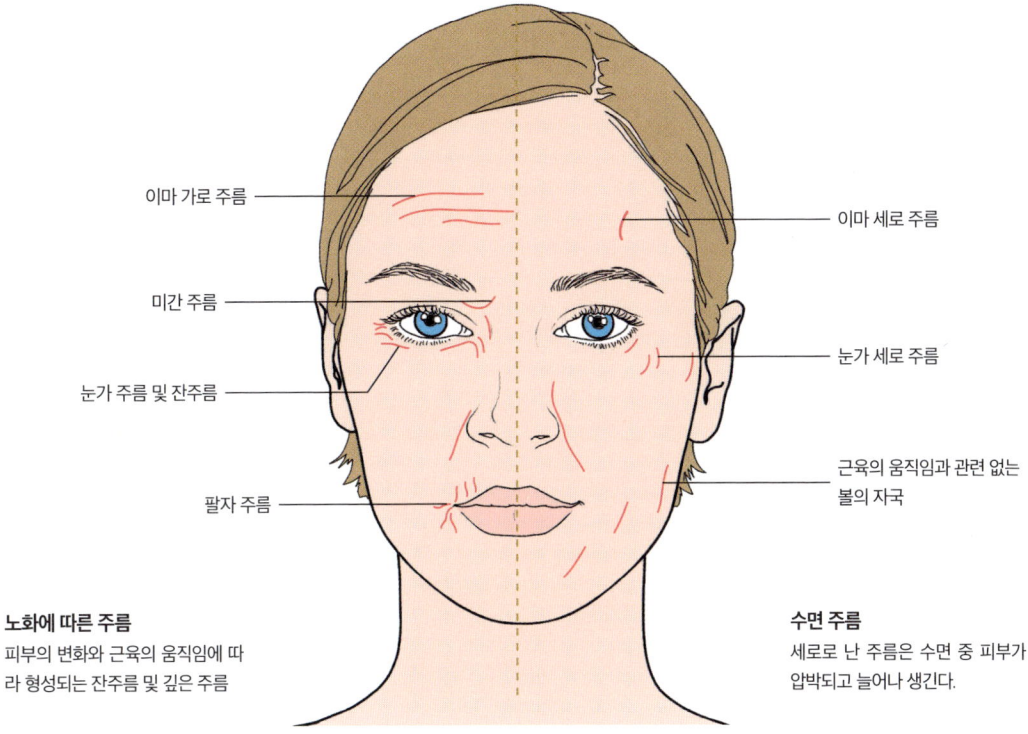

- 이마 가로 주름
- 미간 주름
- 눈가 주름 및 잔주름
- 팔자 주름
- 이마 세로 주름
- 눈가 세로 주름
- 근육의 움직임과 관련 없는 볼의 자국

노화에 따른 주름
피부의 변화와 근육의 움직임에 따라 형성되는 잔주름 및 깊은 주름

수면 주름
세로로 난 주름은 수면 중 피부가 압박되고 늘어나 생긴다.

은 진피를 두껍게 하고 햇볕에 의한 피부 손상을 줄이는 효과를 낸다. 표피층에서도 효과를 발휘해 주름 개선에 도움이 된다.

스킨케어 성분이 진피에 흡수되어 효과를 내기까지 시간이 걸리므로 제품을 6~12개월 정도 꾸준히 사용해야 눈에 띄는 효과가 나타난다.

피부과 시술

시술(102~103쪽 참조)은 주로 피부에 의도적인 손상을 가한 후 피부의 재생 반응을 촉발하는 방식이며 피부 세포의 성장 및 재생 과정을 촉진할 수 있다. 화학적 박피, 마이크로니들링, 광파 시술(레이저, LED, IPL), '피부 탄력(스킨 타이트닝)' 고주파 및 초음파 시술 등이 있다. 얼굴의 주름 부위에 필러를 주입해 콜라겐 합성을 자극할 수도 있다. 보톡스는 안면 근육의 움직임을 둔화시켜 동적 주름이 눈에 덜 띄게 한다.

기타 주름을 유발하는 요인

얼굴에 세로로 난 주름은 주로 수면 중 베개에 얼굴을 압박하면서 생긴 수면 주름이다. 이러한 종류는 잘 때 얼굴에 압박이 덜 가도록 똑바로 누워서 자는 등 수면 자세를 바꾸면 해결된다.

건강한 생활 습관, 영양소가 풍부하고 균형 잡힌 식단, 규칙적인 운동, 적절한 수면, 스트레스를 덜 받는 생활이 염증을 줄이고 노화와 관련된 피부의 변화를 늦춘다는 사실은 어느 정도 입증되어 있다.

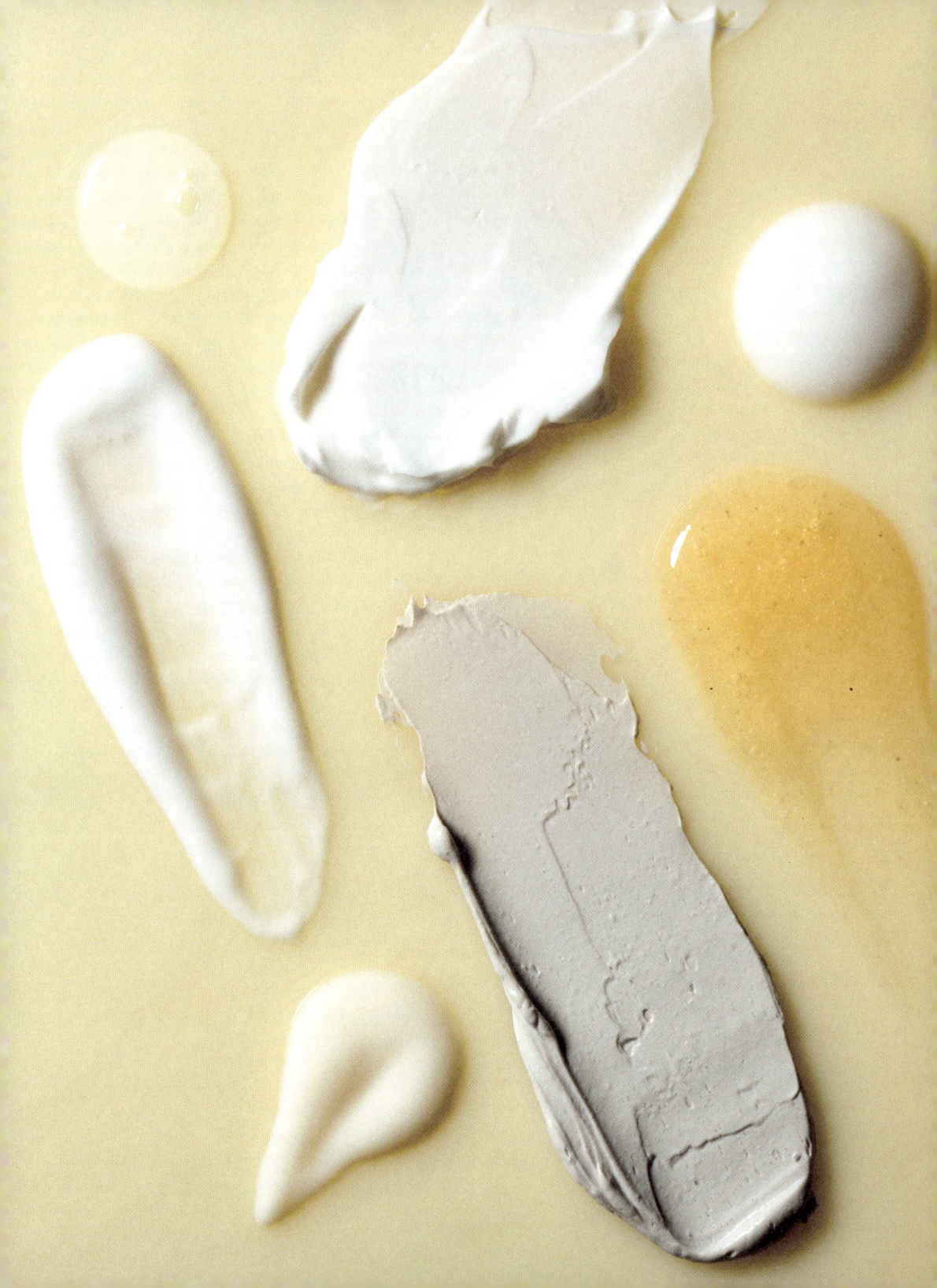

> 보습제는 피부 상층의 수분을
> 유지하는 데 도움이 되며
> 피부를 탱탱하게 하고 잔주름과
> 깊은 주름을 완화한다.

셀룰라이트를 줄일 수 있을까?

셀룰라이트는 피부가 오렌지 껍질처럼 울퉁불퉁해진 형태로 주로 허벅지나 엉덩이 주위에 발생한다.

셀룰라이트의 원인은 다양하다. 피하 지방의 증가, 약해진 진피, 피하층의 두꺼워진 섬유성 격막이 원인이 되기도 하고 유전적인 요인이나 호르몬, 원활하지 못한 혈액 순환, 체액 저류, 염증이 모두 원인일 수 있다. 이러한 현상은 여성에게서 훨씬 더 흔하며 약 80~95%에 해당하는 여성의 피부에 어느 정도는 셀룰라이트가 발생한다.

셀룰라이트는 흔히 발생하는 생리적 현상이지만 외관상의 이유로 셀룰라이트를 제거하고 싶을 수 있다. 시중의 많은 '셀룰라이트 제거' 크림은 과장 광고가 지나친 편이다. 그러한 제품은 피부에 마사지를 하며 바르기 때문에 일시적으로 혈액 순환이 개선되고 쏠려 있던 체액을 분산시켜 효과가 나타나는 것처럼 보인다. 다시 말해 크림을 사용했을 때 나타나는 효과는 크림 자체 성분보다는 마사지의 효과인 것이다. 카페인이나 테오브로민 크림은 피하 지방을 감소시키는 효과가 있을 수는 있지만 효과를 낼 만큼 피부 깊숙이 흡수될 가능성은 별로 없다. 진피에 탄력을 주는 레티노이드라면 효과가 다소 있을 수 있다.

장기적인 효과를 보려면 의학적으로 접근해야 한다. 진피절제술 혹은 서브시전(subcision)이라는 시술은 피부 속의 격막을 절제해 지방이 더욱 고르게 분산되는 효과를 내므로 결과가 확연히 드러나고 오래 지속된다. 지방흡입술이나 고주파 또는 레이저 시술도 셀룰라이트를 영구적으로 제거할 때 활용된다.

셀룰라이트의 형성

셀룰라이트는 늘어난 피하 지방이 취약해진 진피를 밀어 올려 피부 표면이 울퉁불퉁해진 상태를 말한다. 한편 피부 내의 두꺼워진 섬유성 격막은 피부를 안쪽으로 끌어당기며 깊이 움푹 팬 자국을 형성한다.

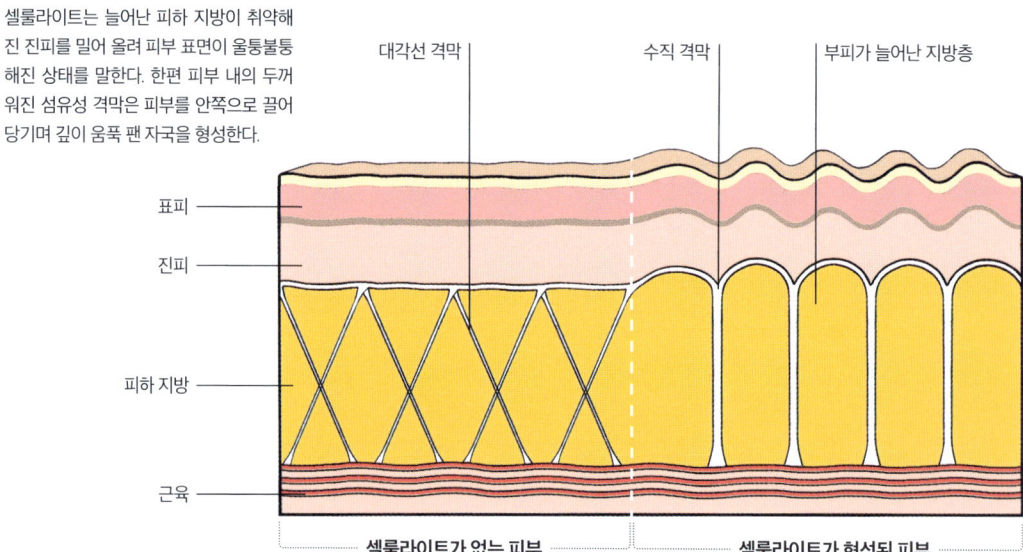

기미나 고르지 못한 피부색은 어떻게 해결할까?

유색인종의 피부는 피부색이 고르지 못한 경우가 매우 많으며, 특히 노화에 따라 더 심해진다. 그중 가장 흔한 문제는 과다 색소 침착으로 피부의 특정 부위에 색소가 과도하게 나타나는 증상이다.

과다 색소 침착은 다음과 같은 형태로 나타난다.
- 기미: 불규칙하고 다양한 크기의 갈색 반점으로 특히 뺨에 잘 나타난다.
- 염증 후 색소 침착(PIH): 상처나 여드름 자국이 피부에 남아 형성되는 색소 침착
- 일광 흑자(검버섯)
- 눈 주위 색소 침착(다크서클)

색소 침착이 발생하는 이유

멜라닌 색소는 표피 최하층에 있는 멜라닌 세포에서 생성된다. 멜라닌 세포에는 멜라노솜이라 불리는 소기관이 있는데 그 속에서 아미노산의 일종인 티로신이 멜라닌으로 전환되면 멜라노솜이 색조를 띠게 되고, 색소화된 멜라노솜은 각질 형성 세포로 전환되면서 점차 피부 표면으로 올라온다. 표피의 하층부가 교란되면 멜라닌이 더 깊은 진피에 그대로 축적되어 색소를 제거하기가 더 어려워질 수 있다. 표피에 축적된 색소는 갈색을 띠지만 진피에 축적된 색소는 푸른색이나 회색을 띤다.

임신 중에 증가하는 에스트로겐도 과다 색소 침착 및 기미를 유발할 수 있으며 경구용 피임약도 색소 침착을 일으킨다고 알려져 있다. 불규칙한 색소 침착은 주로 시술을 통해 해결하는데 이미 착색된 색소를 제거하는 동시에 과도한 색소 형성을 방지하는 효과를 낸다. 일부 색소 침착이 너무 심하게 진행된 경우에는 여러 형태의 시술을 병행하기도 한다.

예방

피부의 각질 형성 세포가 떨어져 나갈 때 색소도 함께 제거되기 때문에 색소가 과도하게 생성되는 것을 예방하기만 해도 기존의 색소 침착을 충분히 완화할 수 있다. 하지만 더 깊숙이 자리 잡은 색소는 단시간 내에 그리 쉽게 떨어져 나가지 않을 수도 있다. 일반적으로 예방적 색소 침착 시술의 결과가 눈에 띄게 나타나기까지는 적어도 8주가 걸린다.

대부분의 색소 침착 시술은 정상적인 색소 생성에 영향을 주지 않겠지만, 수은 같은 유해 성분이 함유된 미백 크림을 사용하면 피부가 손상될 수 있다. 예방적 시술은 대개 다음과 같은 피부 색소 형성 과정의 각 단계를 공략한다.

멜라닌 세포 자극 줄이기

태양광은 과도한 색소 형성을 일으키는 주된 환경 요인이다. 따라서 과다 색소 침착을 줄이고 예방하려면 햇볕을 차단하고 강한 자외선 차단제를 매일 꾸준히 사용하는 것이 가장 중요하다. 색조가 포함된 틴트 제품을 사용하면 이미 색소가 침착된 부위를 가리는 동시에 강렬한 청색광을 차단할 수도 있다.

피부의 염증도 과다 색소 침착의 원인이 될 수 있다. 그럴 때는 우선 염증의 근본적인 원인(예: 여드름)부터 치료(118~120쪽 참조)한 후 피부 장벽 보호 성분이 함유된 순한 스킨케어 제품을 사용해 관리해야 한다. 항산화 성분(28쪽 참조)은 염증에도 효과가 있으면서 햇볕

노출에 따른 색소 침착도 완화할 수 있다. 아이러니하게도 피부에 자극적인 색소 침착 관련 시술로 인해 염증이 발생하면 그에 따라 다시 색소 침착이 일어나기도 한다. 그래서 시술할 때 염증 완화 용도로 글루코코르티코스테로이드를 처방해 주기도 한다.

다. 스킨케어 성분 중에서는 시스테아민, 아젤라산, 코지산, 아스코르브산, 알부틴, 글라브리딘이 멜라닌 생성을 억제하는 대표적인 성분이다.

각질 형성 세포로의 전환 억제하기
멜라노솜이 각질 형성 세포로 전환되지 않게 하면 색소 침착을 완화할 수 있다. 나이아신아마이드와 콩 추출물이 이러한 방식에 효과를 보인다고 알려져 있다.

색소 제거 속도 높이기
피부 재생 주기를 가속하게 되면 표피 색소가 더 빠르게 제거된다. 레티노이드나 글리콜산 또는 살리실산 같은 각질 제거 성분은 이러한 원리로 효과를 낸다. 이들 성분은 염증 후 색소 침착(PIH)의 주된 원인인 여드름을 예방하는 데 도움이 되기도 한다.

피부 박피를 하게 되면 피부 표면의 색소를 빠르게 제거할 수 있지만 시술이 제대로 이루어지지 않으면 색소 침착이 재발할 위험이 있다.

색소 침착에 사용되는 트리플 콤비네이션 크림은 레티노이드, 코르티코스테로이드, 티로시나아제 억제제를 함유한다. 이들 성분은 색소 침착 과정의 여러 단계를 동시에 공략해 각 성분의 부작용을 서로 상쇄시키며 시너지 효과를 발휘한다. 대표적인 배합 방식은 트레티노인 0.05%, 플루오시놀론아세토니드(스테로이드 성분) 0.01%, 하이드로퀴논 4%이다.

레이저 시술(125~127쪽 참조)은 표피 및 진피의 멜라닌 색소를 동시에 파괴할 수 있는 대표적인 방법이며 각질이 더 빠르게 떨어져 나가도록 유도할 수 있다. 다만 레이저 시술은 염증을 일으킬 수 있고, 부작용으로는 과다 색소 침착이 재발할 위험이 있다. 피코레이저나 네오디뮴 야그 레이저처럼 강도가 약한 레이저를 사용하는 시술은 부작용이 상대적으로 적다. 또한 시술 전에 예방 차원에서 티로시나아제 억제제를 사용할 수도 있다.

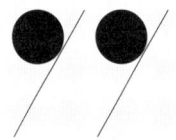

> 아이러니하게도 피부에 자극적인 색소 침착 관련 시술로 인해 염증이 발생하면 그에 따라 다시 색소 침착이 일어나기도 한다.

멜라닌 생성 억제하기
멜라닌 생성에 관여하는 주요 효소는 티로시나아제다. 따라서 색소 침착 시술에서 이 효소가 활성화되지 않게 하는 성분(티로시나아제 억제제)을 사용하면 좋은 효과를 얻을 수 있다.

티로시나아제 억제 기능이 탁월한 하이드로퀴논은 색소 침착 치료에 매우 적합한 표준 치료 성분으로 쓰인다. 이 성분은 멜라닌 세포를 죽이고 멜라노솜을 파괴할 수도 있다. 그러나 고농도로 장기간 계속 사용하게 되면 피부가 자극을 받아 옅은 반점이나 짙은 색소 침착(갈색증)을 형성하는 부작용도 흔히 발생하므로 대개 3개월간 사용한 후에는 한 달간 중단하도록 권장한

피부의 색소는 어떻게 형성될까?

각종 시술은 멜라닌 색소 생성 과정 중의 한 단계 또는 여러 단계를 표적으로 삼아 피부에 과도하게 생성된 색소를 고르게 해준다.

1 멜라닌 세포가 자극을 받는다
호르몬, 염증, 자외선 같은 요인에 의해 표피 하층의 멜라닌 세포가 자극받는다.

2 멜라노솜 내부에서 멜라닌 색소가 생성된다
멜라노솜이라는 소기관 내부에서 티로시나아제 같은 효소가 활성화되어 무색의 전구체가 멜라닌 색소로 전환된다.

3 멜라노솜이 각질 형성 세포로 전환된다
색소화된 멜라노솜이 피부의 각질 형성 세포에 분포되면서 피부색이 나타난다.

4 죽은 피부 세포(각질)가 떨어져 나가면서 멜라닌이 제거된다
각질 형성 세포는 표피를 통해 피부 표면으로 올라온 후 각질이 떨어질 때 색소도 함께 떨어져 나간다.

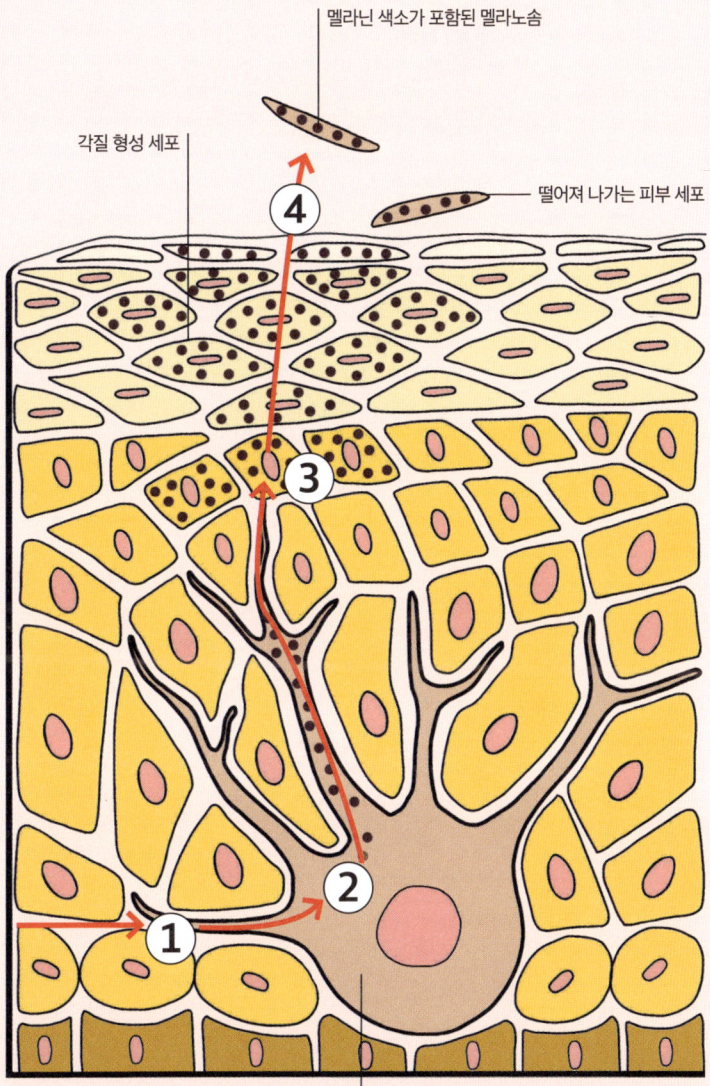

여드름이나 뾰루지는 어떻게 해결할까?

평생 여드름이 한 번이라도 난 적이 있는 사람이 인구의 약 80%에 달할 정도로 여드름은 굉장히 흔하게 발생하며 사람들이 스킨케어 제품을 사용하는 주된 이유 가운데 하나다.

여드름이나 뾰루지가 생기는 이유

여드름이 생기는 원인은 크게 다음의 네 가지로 나뉜다.
- 과도한 피지 생성
- 피지의 상태와 각질이 떨어져 나가는 정도의 차이에 따라 모공 막힘이 증가하는 현상
- 여드름균(큐티박테리움 아크네스)의 과다 증식
- 염증

이러한 현상은 모두 유전적인 영향이 작용했을 수 있다. 그 외에 아나볼릭 스테로이드(단백동화 스테로이드)나 피임약 같은 호르몬제를 복용한 경우, 다낭성 난소 증후군(PCOS) 같은 질환도 여드름을 유발한다. 그리고 스킨케어 방식과 생활 습관도 모공 막힘과 염증을 유발해 여드름 생성을 촉진할 수 있다.

여드름은 매우 미세한 각질 세포와 굳은 피지(미세 면포)가 모낭의 구멍(모공)을 막으면서 발생한다. 여드름이 점점 커지는 과정에서 피부 속에 그대로 남게 되면 하얗게 변하며(화이트헤드), 모공 밖으로 튀어나오게 되면 산화되어 검어지면서 블랙헤드가 된다.

그렇게 되면 막힌 모공 아래에 피지가 축적되면서 모낭의 크기가 점차 커진다. 여드름균은 피지를 에너지원으로 해서 증식하게 되고, 그에 따라 염증이나 고름이 생기거나 해당 부위가 빨갛게 된다. 그렇게 축적되다가 여드름이 터지게 되면 흉터가 남기도 한다. 여드름은 피지의 분비가 가장 왕성해지는 사춘기에 처음 발생하는 편이지만 특히 여성의 경우 성인이 되어서도 여드름이 흔히 나타난다.

여드름 관리

여드름 관리 방법은 주로 여드름의 네 가지 주요 원인을 공략한다. 미세 면포가 형성되지 않게 하려면 꾸준하게 관리하는 것이 좋다.

여드름은 좀처럼 사라지지 않고 계속해서 생길 수 있다. 그러므로 효과가 나타날 때까지 여러 가지 방법을 시도해 보고, 때로는 여러 방법을 병행해야 할 수도 있다. 그런 후에도 차도를 보이지 않는 경우 또는 여드름 때문에 스트레스가 심하거나 흉터가 많은 경우에는 의학의 도움을 받는 것도 좋다.

레티노이드는 피부 재생 주기를 정상화해서 여드름을 완화한다. 트레티노인과 아다팔렌은 레티노이드 계열 약물로 화장품에 사용되는 레티노이드 계열 성분인 레틴알데히드(레티날)나 레티놀보다 효능이 우수하다. 경구용 약물인 소트레티노인 또한 피지 분비를 억제하는 효과가 있다.

처방전 없이 구입할 수 있는 과산화벤조일은 여드름균을 죽이고 막힌 모공을 줄여 준다. 연구에 따르면 씻어 내지 않는 타입의 과산화벤조일 2.5% 함유 제품이라면 자극이 덜하면서도 10%를 함유한 제품만큼 효과가 있다. 과산화벤조일은 옷에 묻으면 옷감을 표백시킬 수 있지만 씻어 내는 타입의 제품은 그런 문제가 별로 없다. 다만 과산화벤조일은 여러 레티노이드 계열을 비롯한 일부 성분의 활성화를 방해할 수 있다.

화학적 각질 제거제를 사용하면 각질이 떨어져 나가면서 모공 막힘 현상이 완화될 수 있다. 살리실산은

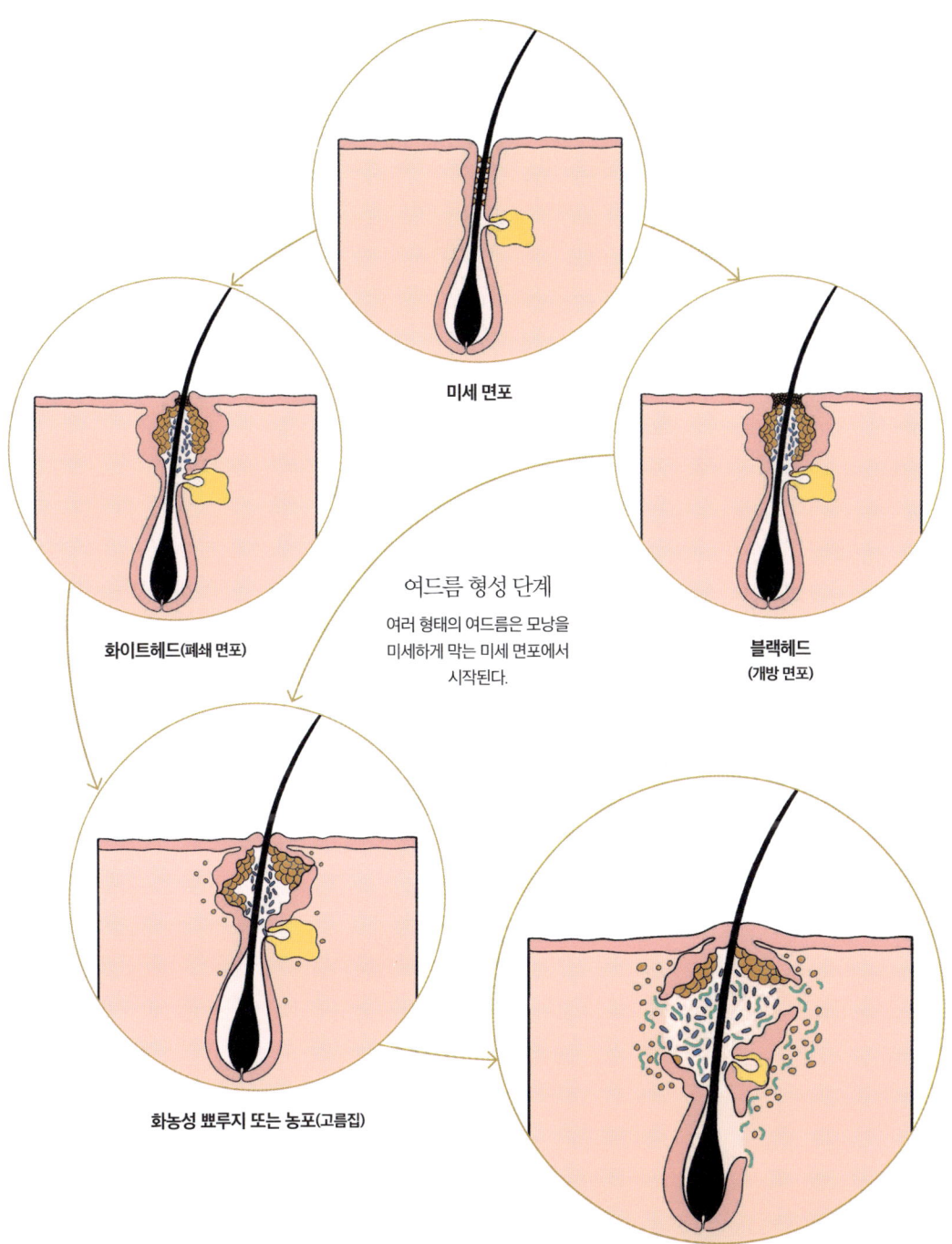

특히 여드름에 관련된 연구 결과가 많이 있으며, 소염 효과도 있는 것으로 알려져 있다. 아젤라산은 피부의 미생물 증식을 억제하며 각질 제거 및 소염 효과가 있는 가벼운 성분이지만 대개 효과가 나타나기까지 더 오래 걸린다. 유황도 항균 효과가 있어서 사용된다.

여드름균을 억제할 수 있는 경구용 또는 연고형 항생제를 처방받는 방법도 있지만 항생제 내성을 피하고자 주로 다른 치료와 병행하기도 한다.

호르몬제 약물을 사용해 여드름의 원인이 되는 근본적인 호르몬 요인을 해소해 피지 분비를 둔화시킬 수도 있다. 경구용으로는 피임약, 에스트로겐 및 프로게스틴, 스피로놀락톤 성분이 사용되고, 클라스코테론 성분을 해당 부위에 직접 도포하는 크림 형태도 있다.

마이크로니들링 여드름 패치는 여드름 억제 성분을 피부 깊숙이 전달한다. 하이드로콜로이드 패치(습윤밴드)는 여드름이 곪아 터졌을 때 감염을 방지하고 자외선을 차단해 상처가 빨리 아물게 해준다.

식단을 통해 여드름을 관리하는 것은 간단하지 않다(74~75쪽 참조). 식단을 변화시켰을 때 효과를 보는 사람도 물론 있겠지만 일반적으로는 다른 관리 방법이 더 효과가 있다.

여드름 치료에 효과를 보인 시술로는 화학적 박피 및 청색광 시술이 있다. 코르티코스테로이드 주사제는 피지 낭종이 빠르게 가라앉게 해준다. 관련 연구 결과 가정용 광 치료 기기도 다소 효과가 있지만 효과에 비해 가격이 비싸다는 것이 흠이다.

여드름성 피부의 세안 순서

강한 성분의 스킨케어 제품을 사용하면 오히려 여드름을 악화시킬 수 있다. 여드름성 피부의 경우 여드름을 방지하려면 다음 순서를 따르는 것이 좋다.

가벼운 세안
순한 약산성 클렌저를 사용해 피부를 자극하지 않고 피지, 각질, 노폐물을 제거한다.

자외선 차단제 바르기
자외선은 여드름균을 죽이고 일시적으로 여드름을 완화할 수도 있지만 염증을 유발해 여드름을 악화시키는 경우가 더 흔하며 염증 후 색소 침착(PIH)을 더욱 짙게 만들기도 한다.

보습
여드름 치료제는 피부에 자극적인 경우가 많으므로 적절하게 피부 보습을 해주는 것이 중요하다.

각질 제거(주 1회)
주기적으로 살리실산 같은 성분의 각질 제거제로 막힌 모공을 줄여 주는 것이 좋다.

여드름은 짜도 괜찮을까?

여드름을 짜게 되면 감염 부위가 피부 아래로 더 깊이 확산해 더 심한 흉터로 이어질 수 있다. 여드름은 짜지 않는 것이 최선이며 굳이 짜야 한다면 다음을 유념하자.

- 해당 부위와 손을 깨끗하게 씻는다.
- 눈에 띄는 고름이 있는 경우에만 짜낸다.
- 소독된 바늘로 비스듬한 각도로 찔러야 염증 부위가 더 깊게 확산하는 것을 막는다.
- 살살 눌러 가며 짜낸다.
- 고름이 다 배출되고 맑은 액체나 피가 나오면 중단한다.
- 짜낸 부위를 닦아 낸 후 하이드로콜로이드 패치 같은 반창고로 보호한다.

어떻게 하면 흉터가 옅어질까?

흉터는 피부 아래 깊은 층이 손상되었다가 재생된 조직이 주위 피부와 확연히 다른 상태를 말한다.

흉터는 대개 여드름이나 부상, 수술 자국으로 생긴다. 불룩 튀어나온 형태나 움푹 꺼진 형태가 있고 피부색이 주위와 다르게 바뀌기도 한다.

피부 재생 과정에서 흉터 덜 남기는 법

흉터의 정도는 주로 유전적 요인에 따라 다르지만 몇 가지를 유념한다면 흉터가 덜 드러나게 할 수 있다.

- 부상 부위를 청결히 유지하고 보습에 신경 쓰자.
- 피부를 잡아당기면 상처 난 부위가 확대되어 더 큰 흉터를 남길 수 있다. 상처를 꿰맨 부분은 실밥을 너무 빨리 제거하면 안 된다.
- 상처 부위에 도포하는 제품은 피부 재생에 방해가 될 수 있으므로 새 피부가 올라올 때까지는 사용하지 않는 것이 좋다.
- 반창고로 해당 부위를 햇볕으로부터 보호하자.

흉터 자국 옅어지게 하기

실리콘 젤이나 젤 시트는 튀어나온 형태의 흉터를 가라앉히는 데 도움이 될 수 있다. 피부가 검은 편인 경우 피부에 난 상처는 과다 색소 침착을 촉진할 수 있다. 색소 침착을 줄일 수 있는 하이드로퀴논, 레티노이드 같은 성분의 제품을 수술 전 1~2주 정도 미리 사용하기도 하며, 상처 회복 후에 다시 사용해 착색된 부위를 옅게 할 수도 있다. 이때 자외선 차단제도 함께 사용하며 레이저나 박피 같은 시술을 병행하기도 한다.

흉터는 대체로 더 깊은 피부층까지 닿아 있어 전문적인 시술이 필요할 때가 많다. 레이저 재생술, 화학적 박피, 더마브레이전, 마이크로니들링이 효과적이다. 흔히 여드름으로 인해 넓게 번진 얕은 흉터를 매끄럽게 해주는 데 효과가 있으며 튀어나온 형태의 흉터라면 스테로이드나 레이저 시술 또는 수술을 받을 수도 있다.

움푹 패인 흉터는 피부 필러나 지방 이식을 통해 해당 부위를 메울 수 있다. 깊게 난 작은 크기의 흉터라면 트리클로로아세트산(TCA)을 이용한 시술이 효과적이다. 진피절제술(서브시전)은 피부를 안쪽으로 당기는 흉터 조직을 끊어 내는 데 사용된다.

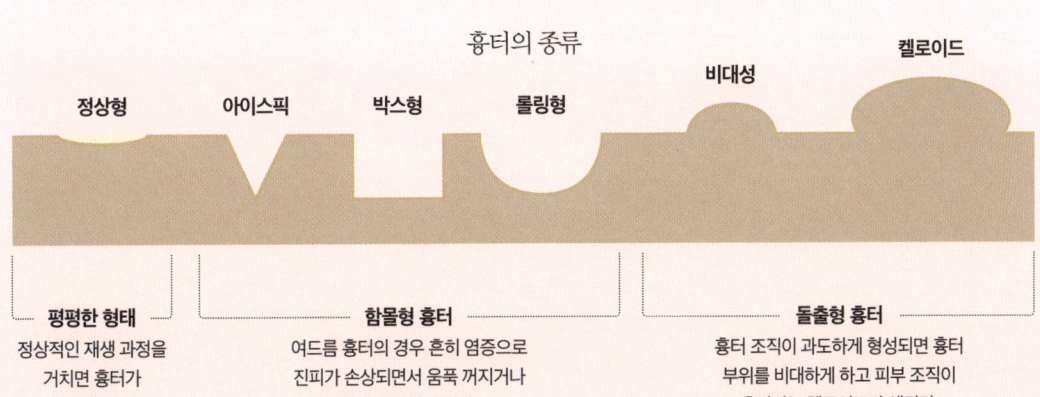

흉터의 종류

평평한 형태 — 정상형
정상적인 재생 과정을 거치면 흉터가 평평하게 된다.

함몰형 흉터 — 아이스픽, 박스형, 롤링형
여드름 흉터의 경우 흔히 염증으로 진피가 손상되면서 움푹 꺼지거나 위축된 형태가 된다.

돌출형 흉터 — 비대성, 켈로이드
흉터 조직이 과도하게 형성되면 흉터 부위를 비대하게 하고 피부 조직이 웃자라는 켈로이드가 생긴다.

모공과 피지는 어떻게 줄일까?

보정된 사진은 실제 피부가 어떻게 보이는지 우리가 기대하는 바를 왜곡시킨다. 모공은 실제로 봤을 때 생각보다 훨씬 더 눈에 띄지 않는다. 사람들은 대부분 상대방의 피부를 그렇게 자세히 살피지도 않는다!

우리 눈에 보이는 모공은 피부 표면의 매우 작은 구멍으로 모낭 및 피지샘과 연결되어 있다. 모공에서는 기름진 피지가 배출되어 피부의 습도를 유지해 준다.

모공이 커지고 피부의 유분이 많아지는 이유

유분이 많은 지성 피부와 모공이 커지는 현상은 밀접한 관련이 있다. 이러한 피부 상태가 되는 주된 요인은 유전적인 영향과 호르몬이다. 특히 디하이드로테스토스테론(DHT), 테스토스테론, 프로게스테론 같은 호르몬이 영향을 미친다. 기온이 높고 습할수록 피부는 더욱 기름진 편이다.

대개 노화가 진행되면서 모공 주변의 콜라겐 및 엘라스틴 연결 구조가 약화됨에 따라 모공이 더 넓어진다(64~65쪽 참조). 햇볕 노출에 따른 피부 손상과 그 밖의 환경 스트레스의 영향도 있다. 각질과 피지는 모공을 막고 모공의 크기를 확장시킨다. 모공에 축적된 각질과 피지가 공기 중의 산소에 닿아 산화되면서 검게 변해 블랙헤드를 형성하면 넓어진 모공이 더욱 눈에 띄게 된다.

해결 방법

많은 종류의 여드름 치료제(이소트레티노인, 스피로놀락톤, 경구용 피임약)는 피부의 유분을 어느 정도 줄여 주며 그에 따라 모공의 크기도 줄어들 수 있다. 보톡스나 몇몇 레이저 시술도 피지와 모공에 효과적이다.

나이아신아마이드, 쏘팔메토 같은 스킨케어 성분도 유분을 감소시키는 데 효과를 보일 수 있지만 효과가 크지 않고 지속되지도 않는 편이다.

레티노이드나 화학적 각질 제거제처럼 모공 막힘을 방지하는 성분을 사용하면 모공이 눈에 덜 띄게 할 수 있다. 또한 피부의 콜라겐 및 엘라스틴 생성을 촉진해 모공을 축소시킬 수도 있다.

따뜻한 증기를 쐬면 모공이 깨끗해질까?

피부에 따뜻한 증기를 쐬면 '모공이 열리게' 된다고들 한다. 그러나 열기를 가한다고 모공이 여닫히는 것은 아니다. 다만 따뜻한 증기를 쐬면 모공이 매끄러워지

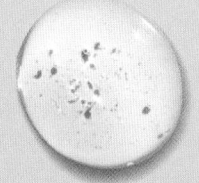

고 굳어서 모공을 막고 있는 피지를 녹일 수는 있기 때문에 모공 막힘을 해소하기가 쉬워진다. 하지만 오일 마사지로도 유사한 효과를 낼 수 있다. 과도한 열기는 피부를 자극해 오히려 염증을 유발할 수 있으므로 장기적으로 보면 모공의 크기를 더 확장하는 결과를 초래한다.

지성 피부에 적합한 스킨케어

스킨케어 제품을 사용한다고 해서 피부의 유분 생성이 크게 줄어드는 효과를 볼 수는 없겠지만 적절한 제품을 사용한다면 지성 피부를 쉽게 관리할 수 있다(오른쪽 참조). 한편 오일 제품을 사용해 피부가 피지를 덜 생산하도록 피부를 '속일' 수 있다는 주장은 착각일 뿐이다. 피부에는 유분의 양을 조절하는 메커니즘이 없기 때문이다.

순한 클렌저

지성 피부를 가진 많은 사람들이 유분을 깨끗이 씻어 내려고 더 강력하고 자극적인 클렌저를 사용한다. 그러나 그런 종류의 클렌저를 사용하면 피부의 수분이 줄어들어 결과적으로 피부가 건조하면서도 동시에 번들거리는 느낌을 받게 된다. 따라서 클렌저는 순한 성분으로 하루에 한두 번 사용하는 것이 좋다.

흡습제 성분의 보습제

흡습제 성분이 많고 오일이 덜 함유된 수분 토너와 수분 세럼을 사용하면 피부에 수분을 보충하고 피부 당김과 자극을 줄일 수 있다. 모공 주변의 피부를 탱탱하게 해주는 효과도 있어 모공이 눈에 덜 띄게 한다.

과도한 유분 제거

과도한 유분은 반투명 파우더나 클레이 마스크, 기름종이로 제거할 수 있다.

> 오일 제품을 사용해 피부가 피지를 덜 생산하도록 피부를 '속일' 수 있다는 주장은 착각일 뿐이다. 피부에는 유분의 양을 조절하는 메커니즘이 없기 때문이다.

튼살은 어떻게 관리할까?

튼살은 신체가 급격하게 성장하는 시기에 피부 조직이 늘어나면서 형성되며 흉터 조직과 비슷한 형태로 사라지지 않고 그대로 남는다.

일부 사람들은 호르몬이나 유전적인 요인으로 튼살이 생기기 쉽다. 많은 사람에게서 나타나는 더없이 자연스러운 현상이지만 외관상 신경이 쓰일 수 있다.

효과적인 튼살 관리법
튼살을 가리는 방식은 주로 튼살 부위의 피부를 두껍게 하거나(예: 콜라겐 생성 촉진) 튼살이 붉어진 경우는 홍조를 줄이거나 튼살의 색을 주위 피부색에 맞게 바꾸는 방법이 있으며 여러 방식을 병행하면 더욱 좋은 효과를 볼 수 있다.

- 트레티노인 크림은 콜라겐 생성을 촉진한다. 다만 임신 중이라면 주의할 필요가 있다.
- 글리콜산을 이용한 박피도 콜라겐 생성을 촉진하고 표피를 두껍게 한다.
- 혈관이 드러나 붉어진 튼살의 경우 레이저 시술로 해당 부위의 혈관을 제거하고 콜라겐 생성을 늘릴 수 있다.
- 고주파 및 마이크로니들링 기법의 시술을 받는 경우가 많아지고 있지만 아직 효과가 확실하게 입증되지는 않았다.
- 몇몇 연구에서 마사지와 보습제 사용으로 피부의 긴장을 완화해 튼살을 방지할 수 있다는 결과가 나왔다. 병풀 추출물이나 히알루론산 같은 활성 성분도 도움이 될 가능성이 있다.

튼살이 생기는 방식
흔히 임신 중이나 사춘기에 나타나며 보디빌딩이나 체중이 급격히 증가하는 경우에도 피부가 늘어나며 생길 수 있고 코르티코스테로이드를 사용하는 경우에 생기기도 한다. 주로 허벅지, 복부, 팔 위쪽, 가슴, 엉덩이에 나타난다.

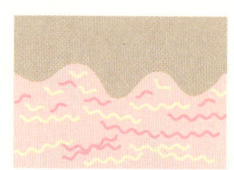

피부가 늘어나기 전
진피 내부의 콜라겐 및 엘라스틴 섬유질은 대개 무작위로 배열되지만 규칙적인 형태다.

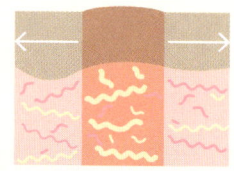

염증 단계
피부의 긴장 상태가 지속되면 염증이 일어나고 가려워지며 콜라겐 및 엘라스틴 섬유질이 분해되고 재조직되기 시작한다. 튼살은 처음에는 옅은 색이었다가 점차 짙어지고 붉은빛을 띠며 해당 부위의 피부가 부어오르기도 한다.

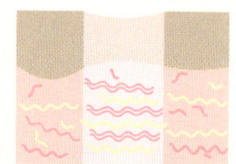

염증 해소 후
피부의 긴장 상태가 완화되면 염증이 해소되고 부어올랐던 염증 부위가 가라앉는데 밝은 피부에서는 흰색으로 변하고 검은 피부에서는 흉터와 비슷한 갈색을 띤다.

레이저 및 광파 시술로 가능한 피부 미용

광파 시술은 굉장히 다양한 용도로 활용되며 피부 표면 아래에 작용하므로 신속한 효과를 낼 수 있다.

레이저는 특정 파장의 광선을 고출력으로 피부에 집중적으로 조사하는 기기이다. 피부 표면 아래로 침투할 수 있어 다양한 표적 치료에 사용되며 시술 효과가 빠르게 나타나지만 부작용의 위험도 있다.

레이저는 어떻게 작용할까?

피부의 다양한 물질들(발색단)은 각각 다른 파장의 빛을 흡수한다. 흡수된 광파는 강력한 열에너지로 전환되어 피부의 특정 부위를 선택적으로 파괴할 수 있다. 이 과정을 선택적 광열분해라고 한다.

레이저는 특정 파장만을 사용하므로 피부의 특정 부위만을 표적으로 하며 다른 부위의 손상을 최소한으로 할 수 있다. 시술 시 레이저 적용 시간, 레이저 빔의 패턴, 레이저의 강도를 조정해 정확도를 향상할 수 있다.

레이저로 무엇을 할 수 있을까?

레이저 시술은 각각의 표적에 적합한 파장을 이용하며 주로 멜라닌, 헤모글로빈, 수분을 표적으로 한다. 파장을 길게 해서 피부에 더 깊숙이 침투하는 데 사용될 수도 있다. 원하지 않는 색소 부위를 제거하는 경우 표피나 진피의 멜라닌 세포를 표적으로 한다. 레이저 제모는 멜라닌에 열을 가해 모근의 세포를 죽이는 방식이다. 모발을 표적으로 하는 경우 피부 성장 과정의 각 단계에 따라 시술을 여러 번 반복해야 한다.

혈관 레이저는 혈관 내의 헤모글로빈을 표적으로 해서 모세혈관확장증(거미 정맥), 화염상 모반, 혈관종, 주사피부염(로사세아)을 치료하는 기법이다.

피부는 수분 함량이 높아서 수분을 표적으로 하는 레이저 시술은 피부에 의도적으로 손상을 가해 피부의 재생 과정을 자극한다. 이 기법은 콜라겐 생성을 유도하거나(레이저 재생), 잔주름 및 흉터를 매끈하게 하는(레이저 박피) 용도로 활용된다. 박피를 포함한 시술은 표피를 완전히 제거하므로 더욱 극적인 변화를 일으킬 수 있지만 회복 기간이 더 오래 걸린다(보통 일주일 이상). 그리고 통증이 더 심한 편이며 부작용 위험도 더 큰 시술이다. 박피를 하지 않는 경우에는 피부 표면을 손상하지 않는다. 예를 들어 레이저 빔을 더욱 미세하게 분할하는 분할 헤드를 사용하는 방식을 쓴다.

레이저는 문신 제거에도 활용된다. 예전에는 피부에 손상을 가해 문신을 제거했지만 요즘 최신 기법은 더욱 선택적으로 조사할 수 있어 흉터가 덜 남는다. 하지만 많은 경우 문신을 완전히 제거하기는 불가능하다.

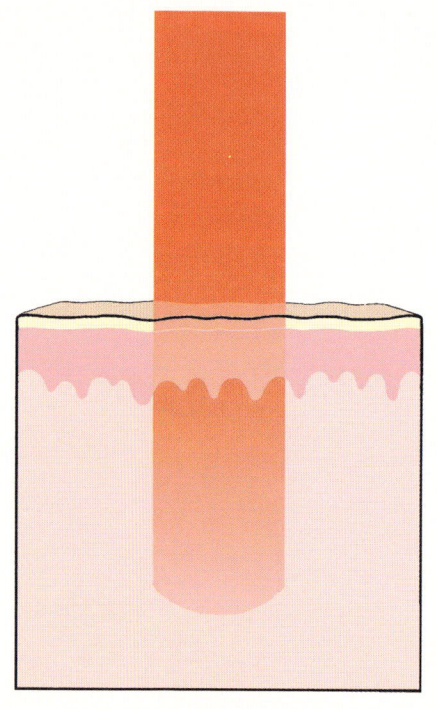

레이저
레이저는 특정 파장의 고출력 직선 광선을 조사한다.

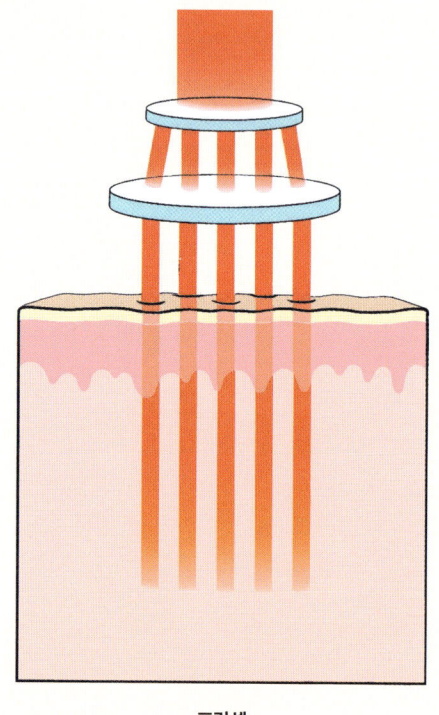

프락셀
미세하게 분할된 헤드로 레이저 광선을 잘게 쪼개어 피부의 특정 부위만 미세하게 처리한다.

광파 시술의 종류

다양한 파장 및 광파의 강도를 활용해 피부를 변화시키는 여러 가지 기법이 있다.

기타 광파 시술

IPL 시술은 레이저와 마찬가지로 선택적 광열분해 방식이다. 그러나 일반 레이저보다 덜 정렬된 형태로 더 넓은 광역대의 파장을 사용하므로 레이저보다 집중도와 정밀도가 떨어진다. IPL은 안면 모세혈관확장증, 체모, 검버섯을 제거하는 데 가장 흔히 사용된다. LED 시술은 LED 전구 패널을 이용해 피부에 특정 파장의 광파를 조사한다. 레이저나 IPL보다는 강도가 약한 광파를 피부에 5~30분가량 계속해서 조사하는 방식이다.

광파를 사용해 피부의 화학물질을 활성화하는 기법을 광역학 요법이라고 하는데 LED 기기를 사용할 수 있다. 예를 들어 피부암을 치료할 때 5-아미노레불린산을 피부에 도포한 후 적색광을 이용해 활성화한다. 같은 방식으로 청색광도 여드름 치료에 사용하면 여드름균 내부의 포피린 분자를 활성화해 균을 죽일 수 있

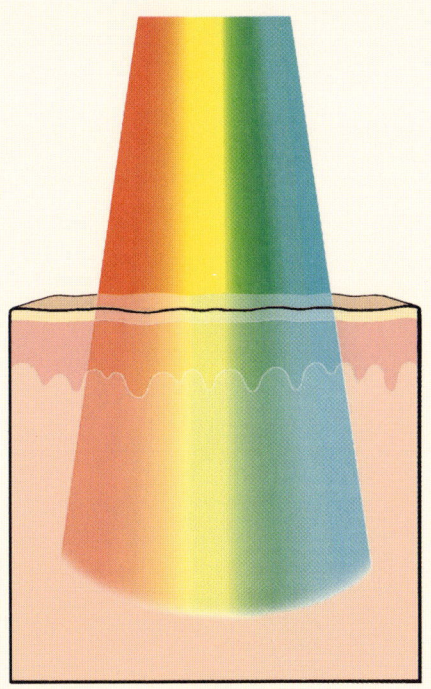

IPL
다양한 파장 범위의 광파를
한꺼번에 조사한다.

레이저 및 광선 치료의 위험성

여타 시술들과 마찬가지로 광선 치료 역시 위험할 수 있으며 시술 담당 의사의 역량에 따라 효과가 좌우될 때가 많다.

- 시술 담당의의 자격 및 시술 후기를 확인해 보자.

- 고강도 광파 기기는 통증, 홍조, 화상, 흉터, 피부 변색을 유발할 수 있고 안구 손상의 위험이 있으므로 눈을 보호하는 장치를 반드시 착용해야 한다. 특정 약물을 복용하고 있거나 태닝을 한 경우 같은 특수한 상황에서는 광선 치료가 위험할 수 있다.

- 레이저 및 IPL 시술은 표적 부위와 주변 피부색의 차이가 더 클수록 좋은 결과가 나온다. 그래서 피부가 검은 편일 때 시술이 더 어렵고 변색의 위험도 더 큰 편이다. 다만 검은 피부를 더욱 효과적으로 다룰 수 있는 최신 레이저 기법 및 기기가 개발되어 있다. 예를 들어, 피코레이저(레이저 조사 속도가 피코초, 즉 1/1조 초 단위-옮긴이)는 조사 속도가 더욱 빨라서 피부에 축적되는 열에너지의 양을 제한하는 한편 음향 에너지도 사용한다. 더 긴 파장을 이용(예: 네오디뮴 야그 레이저)해 검은 피부의 손상을 줄이기도 한다. 시술을 담당할 의사가 자신의 피부 톤과 유사한 피부를 다루어 본 경험이 있는지 확인해 보자.

- 가정용 기기의 경우 강도가 약하지만 사용법을 제대로 따르지 않거나 부실한 기기 관리로 오작동을 일으킬 수 있으므로 주의해야 한다.

다. 광생물변조(PBM) 기법을 사용하는 LED 시술에서는 각 파장이 피부 세포의 생물학적 기능을 변화시키기도 한다. 대표적으로 사용되는 파장은 633nm 적색광과 830nm의 근적외선으로 상처 재생 반응을 자극한다. 지금까지 LED 시술은 피부 활기를 되찾고 여드름, 건선, 박리성 연조직염 같은 다양한 종류의 질환을 치료하는 데 우수한 성과를 보였다.

건선, 아토피성 피부염, 피부암 같은 일부 피부 질환에 대해서는 자외선 광선 요법을 사용하기도 한다. 주로 염증을 억제하고 면역 활동을 감소시키는 기법이다.

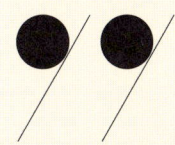

LED 시술에 주로 사용되는 파장은
상처 재생 반응을 자극한다.

홈 케어 기기로 직접 시술해 볼까?

많은 가정용 기기는 전문 시술 과정을 그대로 모방하는 형태로 효능은 제각각이다. 기기를 구입하기 전에 규제 기준을 따른 제품인지 확인하도록 하자.

전자 기기

가정용 전자 기기들은 대체로 전문 시술용 기기에 비해 강도가 약하지만 꾸준히 사용하면 효과를 볼 수도 있다.

미세 전류 기기

미세한 전류를 사용해 안면 근육을 자극하고 탄탄하게 만들어 일시적인 '리프팅' 효과를 낸다. 근육을 표적으로 하므로 대다수 스킨케어 제품보다 더 깊숙이 작용할 수 있다. 단 효과는 시술을 받는 것에 비하면 그리 크지 않으며 꾸준히 사용해야 효과가 지속된다.

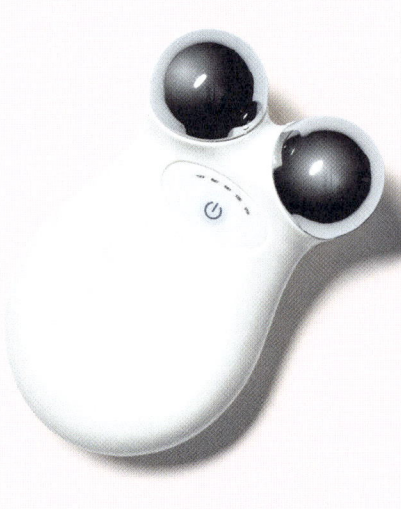

LED 기기

주로 적색광이나 근적외선 같은 광파로 피부 재생을 촉진한다. 청색광 기기는 여드름 치료에 사용된다. 가정용 기기는 광파의 강도가 덜하지만 사용 시 눈을 가리는 것이 좋다.

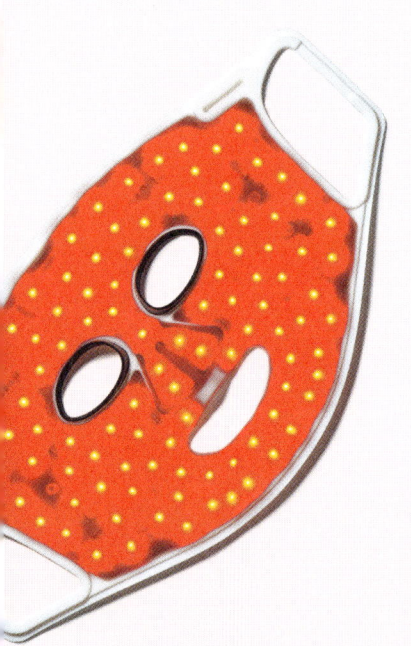

진동 브러시 또는 회전 브러시

피부의 노폐물과 각질을 제거하는 데 사용된다. 그러나 너무 자주 사용하거나 강하게 압박하면 피부에 자극을 줄 수 있다. 대개 실리콘 브러시가 세척이 간편하다. 일부 브러시 제품은 콜라겐을 자극하거나 활성 성분을 피부에 침투시킬 수 있다고 광고하지만 입증된 바는 거의 없다.

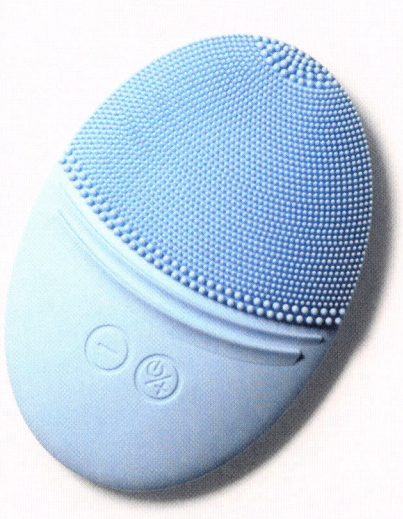

홈 케어 기기로 직접 시술해 볼까?

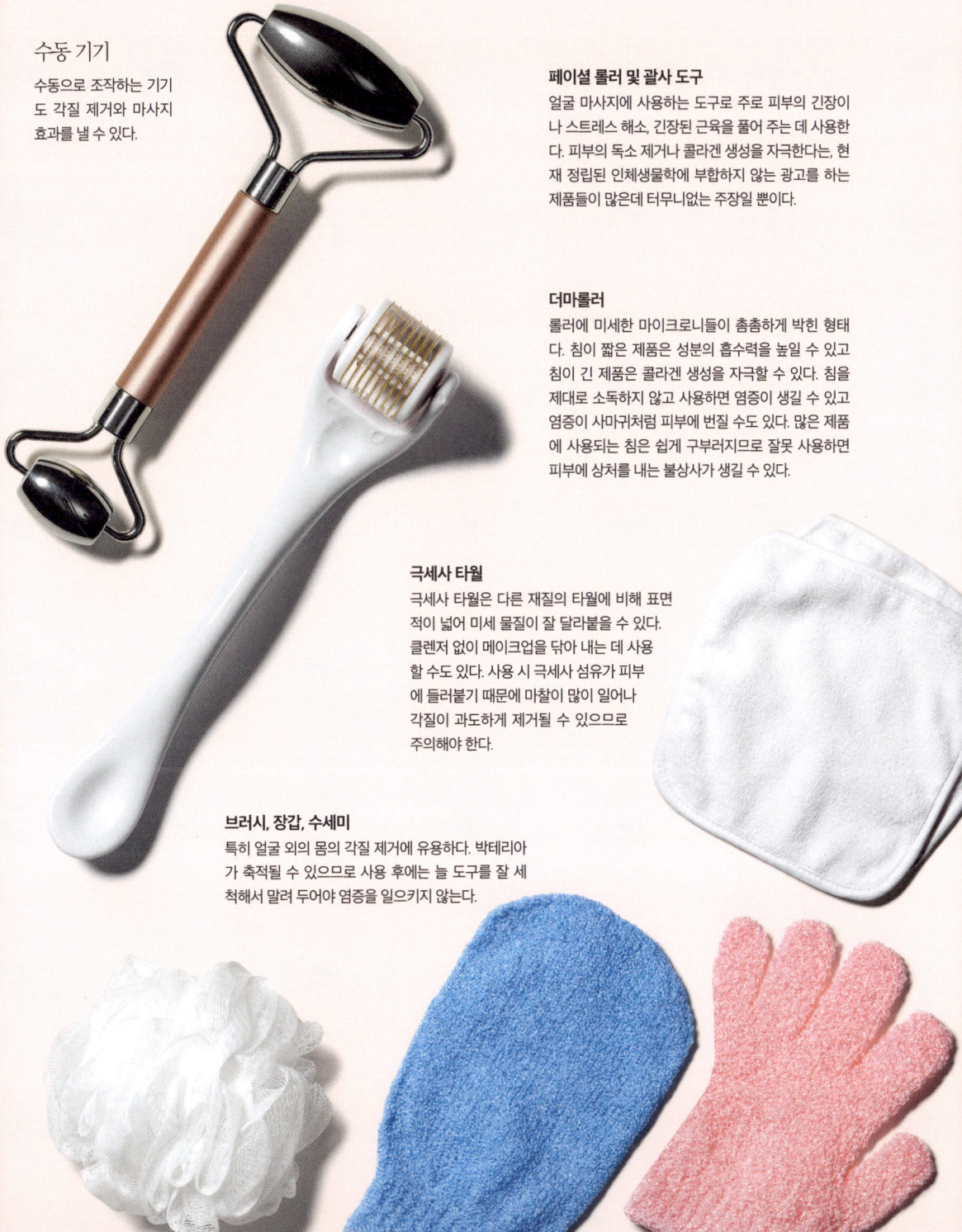

수동 기기

수동으로 조작하는 기기도 각질 제거와 마사지 효과를 낼 수 있다.

페이셜 롤러 및 괄사 도구

얼굴 마사지에 사용하는 도구로 주로 피부의 긴장이나 스트레스 해소, 긴장된 근육을 풀어 주는 데 사용한다. 피부의 독소 제거나 콜라겐 생성을 자극한다는, 현재 정립된 인체생물학에 부합하지 않는 광고를 하는 제품들이 많은데 터무니없는 주장일 뿐이다.

더마롤러

롤러에 미세한 마이크로니들이 촘촘하게 박힌 형태다. 침이 짧은 제품은 성분의 흡수력을 높일 수 있고 침이 긴 제품은 콜라겐 생성을 자극할 수 있다. 침을 제대로 소독하지 않고 사용하면 염증이 생길 수 있고 염증이 사마귀처럼 피부에 번질 수도 있다. 많은 제품에 사용되는 침은 쉽게 구부러지므로 잘못 사용하면 피부에 상처를 내는 불상사가 생길 수 있다.

극세사 타월

극세사 타월은 다른 재질의 타월에 비해 표면적이 넓어 미세 물질이 잘 달라붙을 수 있다. 클렌저 없이 메이크업을 닦아 내는 데 사용할 수도 있다. 사용 시 극세사 섬유가 피부에 들러붙기 때문에 마찰이 많이 일어나 각질이 과도하게 제거될 수 있으므로 주의해야 한다.

브러시, 장갑, 수세미

특히 얼굴 외의 몸의 각질 제거에 유용하다. 박테리아가 축적될 수 있으므로 사용 후에는 늘 도구를 잘 세척해서 말려 두어야 염증을 일으키지 않는다.

인공 태닝은 어떤 원리일까?

페이크 태닝 제품은 로션, 폼, 스프레이 같은 다양한 형태로 나오지만 모두 디하이드록시아세톤과 에리트룰로오스를 핵심 성분으로 한다. 이들 성분은 각질층의 단백질과 반응해 멜라노이딘이라는 갈색 화합물을 생성한다. 이 반응은 빵이 노릇하게 구워지는 과정에서 발생하는 마이야르 반응과 유사하다.

페이크 태닝 제품에는 두 성분 중 디하이드록시아세톤이 더 흔하게 사용된다. 이 성분은 피부와 반응해 8시간 이내에 약간 주황빛이 나는 태닝 효과를 내며 반응이 완전히 완료되기까지 하루 정도 걸린다. 더욱 자연스러운 피부 톤을 내기 위해 제품에 녹갈색 염색제를 첨가하기도 한다.

에리트룰로오스는 반응이 다소 천천히 진행되어 24시간 후면 더욱 자연스러우면서도 좀 더 밝은 톤을 연출한다. 페이크 태닝은 대개 5~7일 정도 지속되다가 착색된 피부 세포가 각질로 변해 떨어져 나가면서 효과가 점차 사라진다. 태닝이 서서히 진행되게 하는 제품은 활성 성분의 농도가 낮은 편이므로 주기적으로 사용하면 더 오래 지속되는 효과를 볼 수 있다.

페이크 태닝이 효과를 내는 과정

최종적으로 태닝된 피부색을 내는 과정에서 세 가지 성분이 각각 다른 역할을 한다. 염색제 성분은 녹색 톤의 가이드 색상을 냈다가 씻고 나면 사라진다. 디하이드록시아세톤은 주황빛의 태닝 효과를 낸다. 에리트룰로오스는 더 자연스럽고 오래 지속되는 갈색 톤을 더한다.

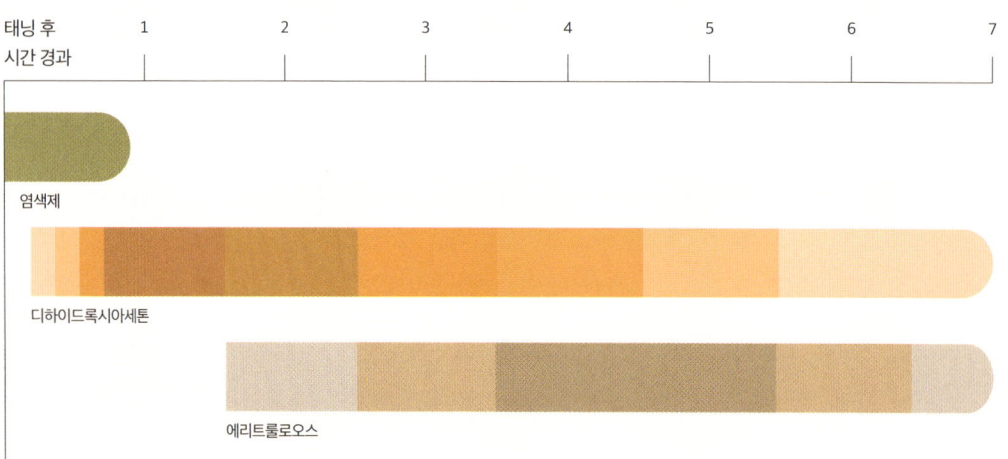

인공 태닝은 어떤 원리일까?

이 정보, 진짜?

태닝용 약물

일부 주사제나 흡입형의 '태닝용 약물'은 멜라닌 세포를 자극해 더 많은 멜라닌을 생성하는 원리다. 이러한 종류의 약물은 안전성 테스트를 거치지 않은 경우가 많고 '멜라노탄' 같은 이름으로 불법 판매된 적이 있다. 제품을 사용한 후 메스꺼움 및 얼굴 홍조 같은 우려되는 부작용 사례도 보고되었고, 흑색종 발병이 의심되는 사례도 있었다.

더 고르게 태닝하는 법

어떠한 형태의 제품을 사용하든 말끔하게 태닝을 하려면 사용 전후와 사용 중에 지켜야 할 몇 가지 과정이 있다.

각질 제거

페이크 태닝은 각질층에 적용되므로 피부에 각질이 많이 쌓여 있으면 태닝이 고르지 않게 될 수 있다. 태닝 제품을 사용하기 전에 특히 무릎, 팔꿈치, 발목의 각질을 확실히 제거해야 한다.

보습

태닝을 한 후 매일 피부 보습에 신경 써야 착색된 각질층이 균일하게 떨어져 나간다. 대다수 페이크 태닝 제품 성분은 피부를 건조하게 하므로 피부가 원활하게 재생되지 못한다.

태닝용 장갑이나 도구 사용

도구를 사용해 제품을 바르면 더 부드럽게 도포된다. 무스나 스프레이 타입도 사용하기에 간편하다. 여러 번 도포하면서 서서히 태닝 효과를 내는 제품을 사용하면 피부가 얼룩덜룩해지는 것을 방지할 수 있다.

물을 피할 것

태닝한 피부에 물이 닿으면 피부에 줄무늬 형태의 물 자국이 생길 수 있다. 일반적으로 스프레이 타입 제품을 사용하는 경우 최소한 8시간 후에 샤워를 하도록 권장한다. 단 빠른 태닝 효과에 중점을 둔 제형은 그리 오래 기다릴 필요가 없으며 심지어 샤워 중에 사용할 수 있는 제품도 있다.

건강 보조제는 피부에 효과가 있을까?

영양가 있는 식단을 적절히 유지하고 있는 경우라도 건강 보조제를 섭취하는 것이 피부 건강에 유익하다는 주장에 관해서는 입증된 바가 거의 없다.

피부에 도움이 된다고 입증된 건강 보조제가 몇 가지 있기는 하다. 그러나 이에 대해 심도 있게 밝혀낸 독자적인 연구는 그리 많지 않으며, 보조제의 유익함에 관한 연구 결과라도 사람들의 다양한 식습관과 여러 보조제 성분의 효능이 혼재되어 있다. 보조제는 대개 제품 생산이 표준화되어 있지 않아 생산 과정의 변동이 제품의 구성 요소 및 흡수성에 크게 영향을 줄 수 있다. 특히 천연 물질을 함유한 제품이 그렇다.

또한 보조제는 식품을 섭취할 때보다 더 많은 위험성이 따른다. 불순물이 섞일 우려가 있고 어떤 성분은 식품으로 섭취할 때는 유익하지만 보조제로 많은 양을 단독 섭취하게 되면 오히려 해로울 수 있다. 보조제 제조업체가 아닌 독자적인 연구소에서 수행한 품질 검사에서 품질에 하자가 있었던 브랜드의 제품은 피하는 것이 좋다.

한편 같은 성분이라도 보조제를 섭취하는 방식은 피부의 해당 부위에 직접 바르는 방식보다 항상 효율성이 떨어진다는 점을 고려할 필요가 있다. 성분을 섭취하게 되면 소화 기관을 거쳐 혈관으로 흡수된 후에야 몸 전체에 분산되는데 피부는 신체 기관 중에서도 말단 기관이다. 피부에 관한 보조제의 효과는 피부에 바르는 제품보다 대개 더 효능이 약하고 개인차가 크다.

햇볕 차단

피부 관련 보조제 중 가장 효능을 기대할 수 있는 종류는 햇볕 차단 기능성 보조제다. 나이아신아마이드(비타민 B3)는 피부암 전력이나 가족력이 있는 고위험군 환자가 복용하게 되면 비흑색종 피부암이 새로 발병할 확률이 감소한다고 알려져 있다.

연구에 따르면 일부 항산화 영양제는 햇볕에 피부가 덜 타게 하는 데 효과를 보였다. 따라서 햇볕에 굉장히 민감한 피부를 가졌다면 유용하게 사용할 만하다. 이러한 효과를 내는 성분으로는 비타민 C, 비타민 E, 카로티노이드(라이코펜, 베타카로틴, 아스타잔틴), 식물성 폴리페놀(예: 녹차 추출물), 폴리포디움 고사리 추출물 등이 있다. 다만 다른 여러 햇볕 차단 방식과 달리 이러한 보조제의 효능은 아직 제대로 입증되지 않았다. 그러므로 보조제를 피부에 이미 닿은 자외선을 덜 흡수하게 하는 대체 방편으로 여기지는 않아야 할 것이다 (84쪽 참조).

피부 관련 보조제

다음은 몇 가지 대표적인 보조제와 그 효능이다.
다만 효능에 관해서는 아직 논란의 여지가 있다.

보조제 종류		실험에서 사용된 기준 복용량	잠재적인 효능
나이아신아마이드	B	1일 2회 500mg	피부암 예방
콜라겐		1일 2.5~5g	피부의 수분 및 탄력 강화
폴리포디움 고사리 추출물		1일 2회 240mg	자외선 차단
카로티노이드		1일 15~180mg	자외선 차단
유산균(일부 균주)		제품에 따라 다름	아토피성 피부염, 여드름, 피부 수분 공급
오메가-3 지방산 (EPA, DHA)		1일 1~4g	건성 및 화농성 피부

항산화제

항산화제는 건조한 피부, 피부 탄력 저하, 주름 같은 노화와 관련된 피부 변화를 개선하는 용도뿐 아니라 건선 같은 염증이 잦은 피부 상태를 호전시키는 용도로 연구되었다. 연구에는 자외선 차단 효과 실험에서도 사용하는 항산화 성분을 비롯해 커큐민, 레스베라트롤(폴리페놀의 일종-옮긴이), 아연이 포함되었다.

다만 항산화 보조제라도 위험성이 없지는 않다. 산화 스트레스는 신체 내에서 여러 중요한 역할을 하기도 하는데, 항산화 보조제를 복용하게 되면 이 기능이 교란될 가능성이 있다. 예컨대 몇몇 연구 결과를 보면 항산화 보조제가 암세포의 증식을 촉진한 사례가 있었다. 따라서 항산화 성분은 보조제보다는 과일이나 채소를 통해 섭취하는 편이 더 안전하다.

콜라겐

콜라겐 펩타이드(가수분해 콜라겐의 일종)는 어류 및 쇠고기에서 추출한 콜라겐을 분해해 생성하는데 임상 실험에서 피부에 효능이 있다는 결과가 나왔다. 이 성분에는 콜라겐 특유의 아미노산인 하이드록시플로린이라는 물질이 들어 있다. 콜라겐 펩타이드는 장을 통해 흡수될 만큼 크기가 작아 피부가 수분 및 탄력을 늘리고 더 많은 콜라겐을 생산하도록 유도할 수 있는 것으로 보인다. 그러나 현재 제품에 사용되는 다양한 콜라겐 펩타이드 성분이 모두 확실하게 입증된 것은 아니며, 연구를 통해 효능이 확실히 입증된 스킨케어 제품들보다 가격 대비 효능이 떨어지는 편이다.

프로바이오틱

프로바이오틱이 피부의 미생물 생태계에 미치는 영향에 대한 신뢰할 만한 연구 결과가 있다. 그러나 프로바이오틱의 종류는 굉장히 많고 개인에 따라 효과가 다양하게 나타나므로 자신에게 적합한 제품을 찾는 것이 쉽지 않다.

아토피성 피부염에 효과가 있는 여러 프로바이오틱 보조제(인체에 우호적인 박테리아)에 관한 연구는 제각각 다른 결과를 냈다. 보조제의 효능을 찾아낸 연구가 있는가 하면, 피부염이 거의 개선되지 않은 연구 결과도 있다. 한편 여드름에는 효과를 보일 수 있다는 연구 결과도 있다. 크림 제품으로 된 바르는 프로바이오틱이 더 효과적일 수 있다는 주장이 있지만, 관련 연구는 아직 극히 초기 단계에 머물러 있다.

지방산 및 오일

오메가-3 필수 지방산은 체내에서 합성될 수 없으므로 음식물을 통해 섭취할 수밖에 없다. 이 성분은 세라마이드 같은 표피 지방질 구성 요소를 생산하는 데 필수적이며 항염 효과도 낼 수 있다. 몇몇 연구에서는 오메가-3 보조제가 아토피성 피부염이나 건선, 여드름 같은 건성 및 화농성 피부에 도움이 되는 것을 발견하기도 했다.

> 콜라겐 보조제는 연구를 통해 효능이 확실히 입증된 스킨케어 제품들보다 가격 대비 효능이 떨어지는 편이다.

겨울철 피부 관리의 포인트

겨울철이 되면 피부가 더욱 건조해져 가려움이 생기기도 한다. 그런 경우에는 평소의 스킨케어 루틴에 변화를 주는 것도 좋은 해결책이다.

가려운 겨울철 피부

겨울철의 혹독한 환경은 피부의 수분 및 유분을 앗아간다. 습도가 낮고 바람 부는 날에는 피부의 수분이 더욱 빨리 줄어든다. 히터 같은 난방 기기도 피부를 건조하게 만들며 뜨거운 물로 샤워를 하면 피부의 자연 보습 성분이 씻겨 나갈 수도 있다.

그러므로 겨울철에는 피부의 탄력이 떨어지고 환경의 자극에 대해 피부가 평소처럼 쉽게 회복되지 못한다는 뜻이다. 피부가 정상적인 기능을 다하지 못하게 되면서 각질이 잘 일어나고 피부가 갈라지며 홍조가 생기고 당기거나 가려워진다.

발 갈라짐 증상

발은 마찰이 많이 일어나는 부위로 마찰에 대한 보호 반응으로 죽은 세포, 즉 각질이 계속 축적되는 편이다. 그러다가 각질층이 너무 두꺼워지면 갈라지고 통증을 느끼기도 한다.

발에 쌓인 각질은 버퍼(파일)나 부석(속돌) 같은 연마 도구로 제거하면 된다. 우선 발을 따뜻한 물에 담가 각질을 부드럽게 한 후 도구로 제거하면 갈라짐을 방지할 수 있다. 도구를 사용할 때 살아 있는 피부 세포층까지 깎아 내지 않도록 조심하지 않으면 염증이 생길 수 있다. 병원에서 각질이나 티눈, 굳은살을 제거하는 방법도 있다.

발 각질 제거 및 보습 제품은 각질이 계속해서 떨어져 나가게 하는 효과를 내므로 발을 부드럽게 유지하는 데 도움이 된다. 많은 종류의 풋크림에는 흡습제 계열의 보습 성분인 요소가 함유되어 각질이 분해되도록 한다. 발 전용 필링 제품은 대개 비닐로 된 '양말' 속에 각질을 제거해 주는 하이드록시산이 들어 있는 형태로 한두 달에 한 번씩 사용하면 좋다.

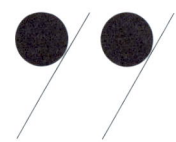

> 겨울철 혹독한 환경에서는 피부 탄력이 떨어지고 환경의 자극에 대해 피부가 평소처럼 쉽게 회복되지 못한다.

겨울철 피부 보습

보습력이 더 강한 제품으로 바꿀 것
겨울철에는 평소보다 보습력이 더욱 강한 제품을 사용하는 것도 고려해 보자. 몇몇 연구에 따르면 해바라기씨유, 홍화씨유, 포도씨유, 헴프시드(대마종자유)처럼 리놀레산이 풍부한 오일은 피부 지질층 상태를 개선할 수 있으며, 반면에 올리브유 같은 올레산이 풍부한 오일은 반대 효과를 내기도 한다.

클렌저 성분을 잘 씻어 낼 것
제품에 특별히 명시된 경우가 아니라면 세안할 때 클렌저의 잔여 성분이 남아 피부에 흡수되지 않도록 깨끗하게 씻어야 한다.

극한 온도를 피할 것
너무 추운 날씨도 피부를 자극하므로 피하는 것이 좋다. 불이나 난방 기기의 열기에 피부가 너무 가까이 노출되지 않게 하고 차가운 바람이 불 때는 얼굴을 가려서 보호하자. 가습기로 실내 습도를 높이면 피부가 빠르게 건조되지 않게 해준다.

세안 후 곧바로 보습제를 바를 것
피부가 젖은 상태에서 수분은 더 빨리 증발하므로 세안 후에는 곧바로 보습제를 발라야 한다.

순한 클렌저를 사용할 것
비누(합성 세제) 성분이 없고 보습 성분이 첨가된 순한 성분의 클렌저를 사용하면 피부 장벽이 덜 훼손되고 유분이나 다른 보습 성분도 덜 제거된다.

장시간 샤워는 금물
뜨거운 물로 샤워를 너무 오래 하면 피부의 자연 보습 성분이 많이 씻겨 나갈 수 있다.

물기는 타월로 부드럽게 닦아 낼 것
타월로 피부를 세게 문지르면 피부에 자극을 줄 수 있으므로 그냥 가볍게 살살 닦아 내는 것으로 마무리한다.

Hair

모발

모발의 구조

모발의 구조를 살펴보면 어떠한 원리로 기능하는지, 그래서 어떻게 관리하는 것이 최선인지 알 수 있다. 각각의 머리카락은 중심에 피질이 존재하고 그 주위를 큐티클이 감싸 보호해 주며 피질 내부에는 케라틴 관련 단백질(KAP)이 에워싼 형태의 케라틴 다발이 들어 있는 구조다.

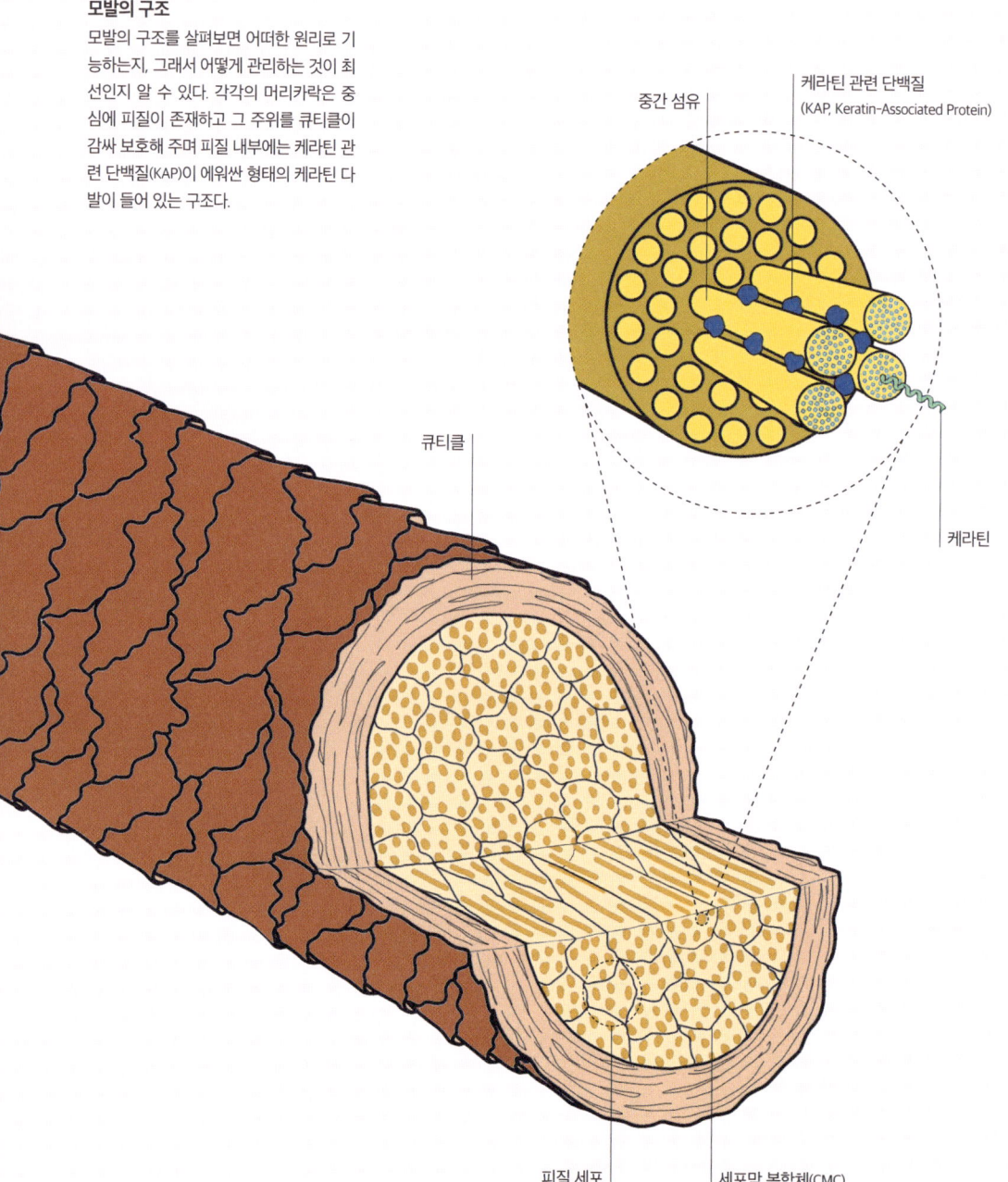

모발은 어떻게 구성되었을까?

인간의 모발은 약해 보이지만 단위 무게당 강도가 강철만큼 강한 놀라운 물질이다.

모발은 그러한 수준의 강도를 보유하기 위해 굉장히 복잡한 구조로 형성되며, 모발 구조의 몇몇 측면은 아직도 완전히 밝혀지지 않았다.

모낭

인간의 두피에 자라는 모발은 최대 13만 가닥에 이른다. 각 가닥은 두피 속 모낭의 기저부에 있는 구근 모양의 모구(털망울)에서부터 자라난다. 모구 내의 바탕질 세포가 빠른 속도로 분열하며 머리카락을 구성하는 세포를 생성한다. 모발 세포가 자라 두피 표면에 이르게 되면 세포는 죽어서 수분을 잃고 단단해진다. 모발은 매달 약 1cm 정도 자란다.

큐티클

모발은 대부분 단백질로 구성되며 큐티클이 얇게 중심부의 피질을 감싸 보호하는 배열 구조다.

큐티클은 마치 지붕의 기와처럼 두피에서 바깥으로 기울어진 방향으로 겹겹이 포개져 5~10개의 층을 이루는 비늘 모양의 구조다. 이러한 구조는 모발에 묻은 먼지나 각질이 두피 바깥쪽으로 밀려 나갈 수 있게 해준다. 바로 이 때문에 머리칼을 안쪽보다 바깥쪽으로 쓸어내릴 때 더 부드럽게 느껴지는 것이다.

각 큐티클층의 표면은 단단하면서 물을 흡수하지 않는 성질이며, 안으로 들어갈수록 더 부드러워지고 친수성을 띤다. 물에 대한 저항성은 F-층에서 비롯된다. F-층은 각 큐티클 세포의 상단에서 화학 결합으로 형성된 매우 얇은 지질막으로, 모발을 부드럽고 윤기 있게 해준다. 세포막 복합체(CMC)는 큐티클 세포 사이에서 유연성 있는 '접착제' 역할을 한다. 이러한 구조는 큐티클의 강도를 유지하면서도 모발이 끊어지지 않고 유연하게 움직일 수 있게 한다. 큐티클은 크기가 큰 분자가 모발 내부로 침투하지 못하게 걸러 주는 장벽 역할을 하기도 한다. 그러나 물 같은 작은 크기의 분자는 CMC와 큐티클 아래로 스며들어 모발 피질까지 침투할 수 있다.

피질

큐티클 아래에는 피질이 있으며 질량 기준으로 모발의 약 80%에 해당한다. 피질에는 길게 뻗은 형태의 피질 세포가 존재하며 CMC가 각 세포 간의 틈을 촘촘히 연결하는 형태다.

세포 내부에는 두 종류의 단백질이 있다. 우선 긴 나선형의 케라틴 단백질은 밧줄처럼 꼬인 다발 형태의 구조인 중간 섬유를 형성한다. 중간 섬유는 고도로 구조화된 형태로 나란히 정렬되어 있다. 이들 섬유의 주변에는 더 작은 크기의 케라틴 결합 단백질(KAP 또는 바탕질 단백질)이 분포한다.

이 두 종류의 단백질은 많은 결합 반응을 통해 단단히 결속되어 강하면서도 유연한 연결 구조를 형성하며 이러한 연결 구조의 형태에 따라 모양, 강도, 탄력성 같은 모발의 많은 특성이 좌우된다.

피질에는 멜라닌 색소도 포함된다. 모발의 색상은 흑갈색을 띠는 유멜라닌과 황적색을 띠는 페오멜라닌의 양에 따라 다양하게 나타난다.

굵은 모발은 모발 중심부에 모수질이라 불리는 대체로 빈 곳이 있는 경우도 있다.

모발의 형태는 어떻게 결정될까?

모발의 성분은 대체로 많은 수의 아미노산으로 구성된 긴 사슬 형태의 단백질이다. 각각의 단백질 사슬은 서로 결합해 연결망을 형성하며 이러한 연결망 구조는 모발의 강도를 더하면서도 각각의 머리카락의 형태를 결정짓는다.

영구 결합

모발 단백질에는 유황 성분의 아미노산인 시스테인이 풍부하며 이들이 서로 결합하게 되면 단백질 사슬 간에 강력한 이황화 결합이 형성된다. 이황화 결합이 더 많이 형성될수록 모발의 구조가 더 단단해져 외부의 물리적인 힘이나 화학물질의 공격에 버틸 수 있는 내구성이 생긴다. 이황화 결합은 모발의 원래 형태에도 큰 영향을 미친다. 모발 단백질 가운데 서로 다른 전하를 띠는 아미노산 간에는 이온 결합이나 염 결합이 형성된다. 예를 들어 음전하를 띠는 글루탐산은 양전하를 띠는 리신과 결합한다. 모발이 매우 강한 산성이나 알칼리 상태(pH 2 이하 또는 pH 12 이상)가 되면 이온 결합이 끊어지며 물에 닿는 경우에도 결합이 약해질 수 있다.

일시적 결합

모발 단백질 간의 결합 중에는 일시적인 결합도 있으며 머리를 감거나 열기를 이용해 스타일링을 하는 과정에서 여러 결합이 수시로 끊어졌다 재결합하기를 반복한다. 질소나 산소 원자가 특정한 수소 원자와 결합하는 일시적인 수소 결합이 대거 형성되기도 한다. 수소 결합은 영구 결합보다 결속력이 약한 편이지만 워

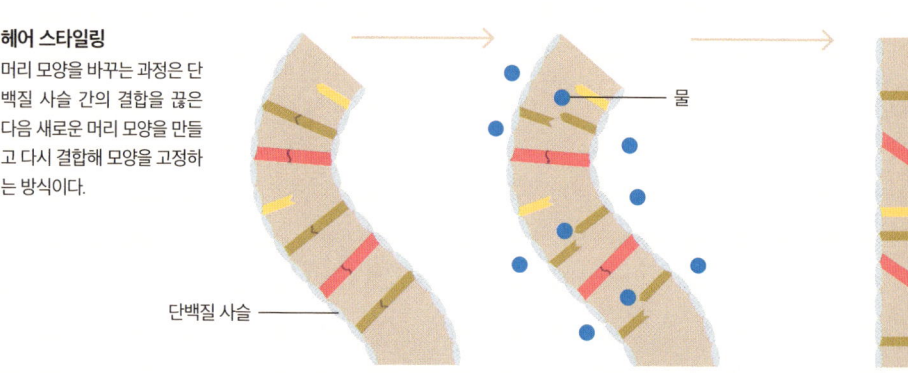

헤어 스타일링
머리 모양을 바꾸는 과정은 단백질 사슬 간의 결합을 끊은 다음 새로운 머리 모양을 만들고 다시 결합해 모양을 고정하는 방식이다.

단백질 사슬

물

범례
- 이황화 결합(영구 결합)
- 수소 결합(일시적 결합)
- 새로운 수소 결합

원래 모양
영구 결합 및 일시적 결합에 따른 원래의 머리 모양

물에 닿아 끊어진 수소 결합
새로운 머리 모양으로 바꿀 수 있다.

새로운 머리 모양
일시적 결합으로 일단 모양이 고정되지만 영구 결합 때문에 머리 모양은 결국 원래대로 돌아가게 된다.

낙 많이 형성되기에 두 결합 모두 건조 상태 모발의 강도에 큰 영향을 미친다.

헤어 스타일링

열기나 물을 사용한 헤어 스타일링을 분자 수준에서 보면 단백질 간의 일시적 결합이 끊어진 다음 새롭게 스타일링한 모양을 고정하는 새로운 결합이 형성된다. 가령 곱슬머리는 머리를 감은 후 고데기를 사용하면 기존의 수소 결합이 끊어져 머리 모양을 곧게 펼 수 있게 된다. 이때 헤어스프레이 같은 스타일링 제품을 사용하면 새로운 머리 모양이 더욱 단단히 고정된다.

일시적 결합은 이후 머리를 감으면 끊어진다. 영구적인 이황화 결합 및 이온 결합이 머리 모양을 다시 원래의 곱슬머리로 돌려놓기 때문이다. 일시적 결합은 시간이 지나면서 모발이 습기를 머금으며 저절로 끊어지기도 한다.

직모 vs 곱슬머리

각종 결합 상태로 머리 모양을 설명할 수는 있지만 왜 모발이 애초에 직모인지 곱슬머리인지는 명확히 알려지지 않았다. 머리 형태가 태생적으로 곱슬머리인 것은 여러 요인이 작용한 결과인 것으로 보인다. 각 머리카락 전체에서 세포 및 단백질이 비대칭적으로 분포되는 것이 주된 요인인 듯하다.

인종과 모발

모발의 화학적 구성 요소 자체는 인종에 따라 크게 차이를 보이지 않는다. 그러나 유전적 요인에 따른 모발 형태 및 문화적 관습은 큰 차이를 보일 수 있다. 동양인의 모발은 단면이 둥글고 곧게 뻗은 편이며 아프리카인의 모발은 곱슬이 심하고 단면이 타원형이다. 그리고 유럽인의 모발은 이들 사이의 중간 형태를 보이는 경향이 있다. 하지만 이러한 포괄적인 세 가지 범주 내에서도 변이 형태가 훨씬 다양하게 나타난다. 아프리카인의 모발은 특유의 형태와 모발 섬유를 따라 조직이 변하는 성질 때문에 모발의 강도가 가장 약한 편으로 머리카락의 특정 지점에 스트레스가 과도하게 쏠리게 된다. 다양한 모발 유형과 인종 및 모발 형태가 모발의 특성에 미치는 영향에 대해 심도 있게 이해하기 위한 연구는 지금도 진행되고 있다.

곱슬머리는 어떻게 형성될까?
각 머리카락의 단백질 밀도가 비대칭적으로 형성되며 자란 모발이 모낭을 빠져나와 수분을 잃으면 구불구불한 형태가 된다.

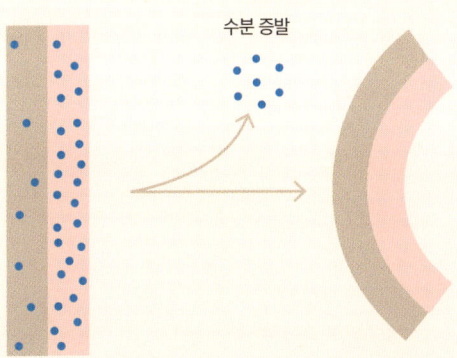

모낭 내부
곱슬머리도 모낭 내부에서는 곧게 뻗은 형태지만 한쪽 면의 단백질이 더 조밀하게 형성된다.

모낭 외부
머리카락이 모낭을 빠져나와 수분을 잃으면서 모발의 한쪽 면이 더 많이 수축한 결과 형태가 구불구불해진다.

수분 증발

모발이 손상되는 이유

모발은 두피 밖으로 빠져나오는 순간부터 죽은 세포이므로 자체적인 재생 능력이 없어서 큐티클 및 내부 피질 전체에 손상이 축적되기 시작한다.

모발은 1년 동안 14cm가량 자라는데 그동안 빗질, 머리 감기, 건조 등 각종 요인에 시달리게 된다. 열기를 이용한 스타일링이나 화학 제품 사용은 말할 것도 없다.

물리적 손상

많은 일상 활동에 따라 모발 표면은 물리적으로 손상될 수 있다. 빗질로 발생하는 마찰, 머리끈으로 조이는 행위, 심지어 머리카락끼리 서로 맞닿아 마찰이 일어나면서 큐티클층에 홈을 내게 된다. 그 결과 모발은 거칠어지고 표면이 울퉁불퉁해져 더욱 쉽게 엉키며 빛을 고르게 반사하지 못하게 되면서 더 푸석푸석해 보이게 된다.

모발의 내부 구조도 모발 손질에 따른 물리적인 스

건강한 모발
큐티클이 평평하게 자리 잡아 모발의 표면이 부드럽고 윤기가 난다.

큐티클 손실
모발 손질을 하면서 마찰이 일어나면 큐티클층이 조금씩 깎여 나간다. 심한 경우 큐티클층이 완전히 벗겨져 중심부의 피질이 노출된다.

들뜬 큐티클
마찰이나 열, 잡아당기는 행위에 따라 큐티클층이 들뜰 수 있다.

트레스에 영향을 받는다. 빗질을 하면 엉켜 있던 가닥은 모발 끝으로 밀려 내려가면서 당기는 힘과 구부리는 힘이 집중되는 부위가 발생한다. 그래서 모발 끝부분이 특히 거칠어지는 편이며, 큐티클이 완전히 닳아버리면 내부의 피질이 노출되기도 한다.

모발은 건조한 상태에서 물리적인 마모가 일어나지만 그 효과는 모발이 젖은 상태에서 더욱 두드러진다. 수분이 모발 내부로 스며들어 수소 결합을 끊으면서 모발의 강도가 더 약해지기 때문이다. 큐티클층은 들뜨게 되어 더 쉽게 떨어져 나간다. 모발이 물에 젖으면 머리카락이 서로 들러붙으며 더 쉽게 엉키게 된다. 다만 심한 곱슬머리는 젖은 상태에서 엉킨 부분을 풀어내기가 더 수월할 수 있다. 각각의 머리카락에 구불거리는 지점이 많을수록 부담이 집중된 지점이 많아지고 그에 따라 내부 피질에 균열이 일어나게 된다. 젖은 상태의 모발은 그만큼 강도가 약해져 있으므로 조심해서 다루어야 하지만 모발이 유연해지고 형태가 느슨해지면서 빗질하기는 더 쉬워진다는 장점도 있다.

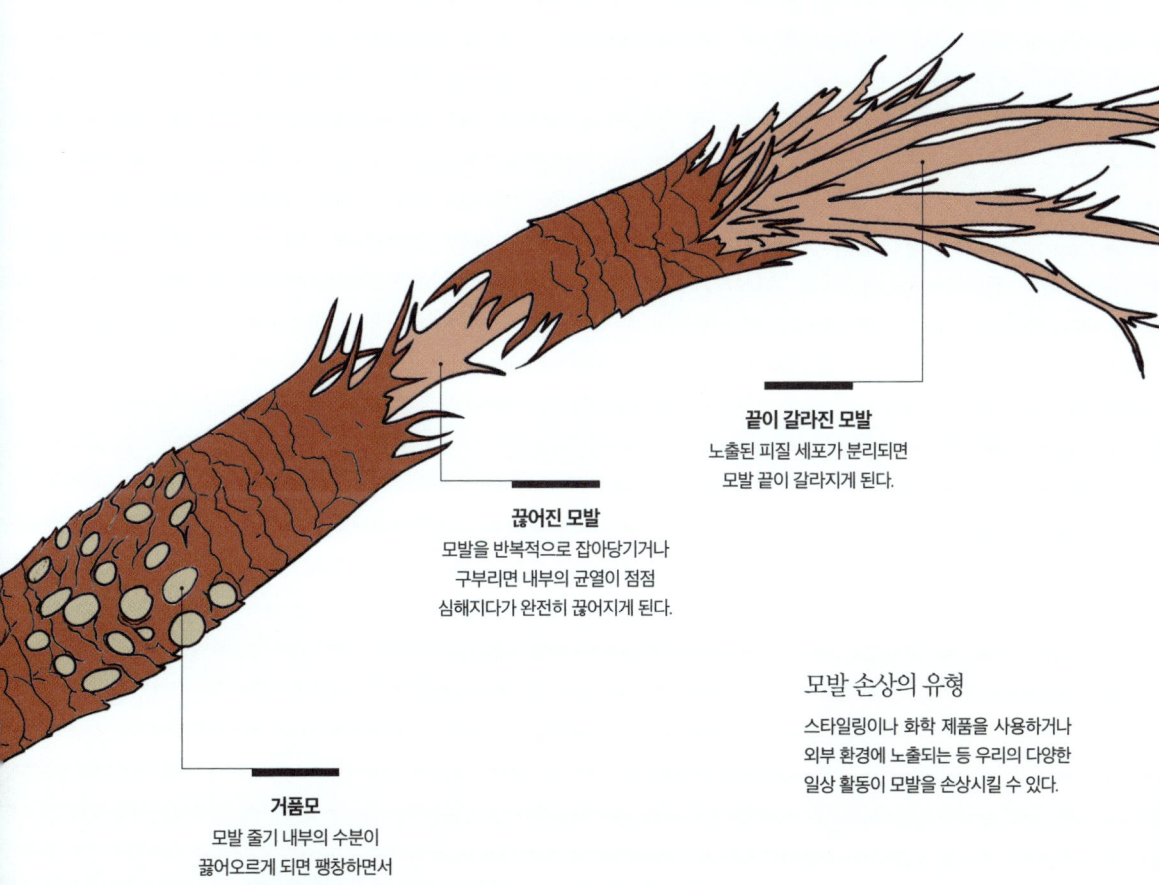

끝이 갈라진 모발
노출된 피질 세포가 분리되면 모발 끝이 갈라지게 된다.

끊어진 모발
모발을 반복적으로 잡아당기거나 구부리면 내부의 균열이 점점 심해지다가 완전히 끊어지게 된다.

거품모
모발 줄기 내부의 수분이 끓어오르게 되면 팽창하면서 기포가 생긴다.

모발 손상의 유형
스타일링이나 화학 제품을 사용하거나 외부 환경에 노출되는 등 우리의 다양한 일상 활동이 모발을 손상시킬 수 있다.

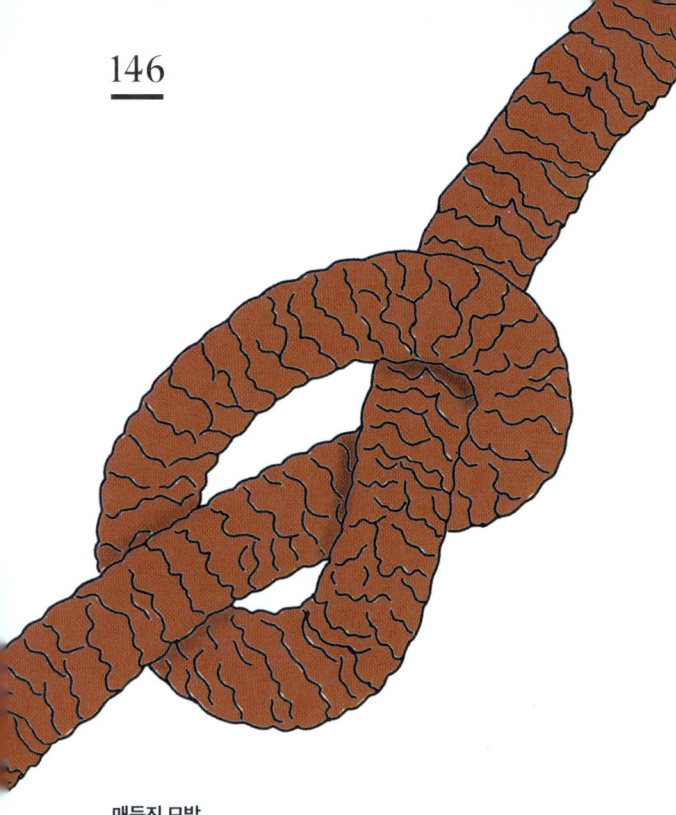

매듭진 모발
모발의 질감, 마찰, 움직임, 빗질을 자주 하지 않는 습관에 따라 모발에 매듭이 생기기도 한다.

잃는다. 그에 따라 머리카락 사이에 마찰이 더 심하게 일어나 기계적 마모와 엉킴 현상이 더 악화한다. 모발의 세포막 복합체(CMC) 내부에서 '접착제' 역할을 하는 지방질도 산화하게 되면서 모발의 구조가 약해진다. 또한 수돗물에 함유된 구리 및 철 성분이 모발에 닿으면서 산화에 따른 모발 손상이 더욱 가속된다.

화학 제품을 사용한 모발은 F-층이 제거되고 이황화 결합이 끊어진 자리에 친수성 분자 집단이 형성되어 정상 모발보다 더 많은 수분을 흡수한다. 그에 따라 머리를 감은 후 건조되는 데 더 오랜 시간이 걸리며 그만큼 모발이 취약한 상태가 지속된다.

손상 모발의 경우 손실된 F-층을 보강하려면 다른 컨디셔닝 성분이 필요하다. 전하를 띠지 않은 성분은 결합력이 떨어지지만 양전하를 띠는 성분은 음전하를 띠는 손상 부위에 잘 달라붙는다. 손상 모발용 제품을 개발할 때 이러한 성질이 활용된다.

열에 의한 손상

스타일링 기구의 열기는 모발 단백질을 변성시킬 수 있고, 이 경우 단백질 구조가 변형되고 모발 표면에는 매우 미세한 틈이 형성된다. 모발에 가해지는 온도가 높을수록 손상 정도가 더 심하다. 열에 의해 손상된 모발은 거칠어지고 형태도 흐트러질 수 있다. 모발에 착색된 염색제 분자도 열이 가해지면 파괴되어 모발이 변색될 수도 있다.

거품모는 모발이 젖은 상태에서 헤어드라이어 같은 전열 기구를 사용했을 때 발생할 수 있다. 강한 열기로 모발 줄기 내부의 수분이 끓어올라 급격히 팽창하면서 내부에 기포가 생성된다.

자외선 노출에 따른 손상

모발이 자외선에 노출되면 산화에 따른 손상을 유발함에 따라 모발의 구조가 약화하고 특수 아미노산이 분해되며 F-층이 제거될 수 있다. 따라서 모발은 더 거칠어지고 더 취약해진다. 자외선에 장기간 노출되면 모발이 변색하거나 누렇게 될 수도 있다.

화학적 손상

모발 손상은 물리적 구조의 변화로도 발생하지만 화학적 구성 요소의 변화에 따라서도 손상되며 차후 물리적 상태에도 영향을 미친다.

화학 제품을 이용한 시술 중 산화를 이용한 시술(파마, 스트레이트파마, 탈색, 산화 염색제 사용)은 모발의 이황화 결합을 끊어 낸다. 그 결과 모발이 약해지고 큐티클이 거칠어지거나 얇아지고 들뜨게 된다. 결합이 끊어지는 과정에서 단백질의 일부가 느슨해지며 조각으로 분리되어 시간이 지나면서 모발로부터 떨어져 나간다. 산화 과정에서 큐티클 표면의 유분이 있는 F-층이 제거되기도 하는데, 그 결과 큐티클이 거칠어지고 윤기를

헤어 컨디셔너를
사용하는 이유

급히 외출해야 하거나 얼른 머리를 감아야 하는 경우 컨디셔너 정도는 생략해도 된다고 생각할지도 모른다. 하지만 컨디셔너는 샴푸만큼이나 중요하다.

샴푸는 모발 및 두피에 묻은 먼지, 각질, 피지, 헤어 스타일링 성분을 씻어 내는 용도이며 컨디셔너는 모발의 촉감과 외관을 개선하는 동시에 모발의 손상을 방지한다.

컨디셔너의 원리

헤어 컨디셔너의 성분은 모발 표면에 부착되어 틈을 메우고 모발을 더욱 윤기 있게 해주어 모발의 전반적인 느낌과 외관을 개선한다. 또한 모발이 손상되지 않게 보호하는 기능도 있다. 머릿결이 부드러울수록 마찰이 덜 일어나고 엉킴 현상도 줄어들 수 있다. 또한 빗질을 하더라도 빗이 가하는 힘을 덜 받아 큐티클이 덜 깎여 나가고 피질도 덜 손상된다. 일부 컨디셔너 제품은 염색 모발이 너무 빨리 탈색되지 않게 보호하며 큐티클이 떨어져 나가지 않게 붙잡아 주는 기능도 한다. 그리고 모발이 젖은 상태에서도 머릿결을 매끄럽게 해주기 때문에 엉킨 머리를 풀어내는 데 도움이 된다.

컨디셔닝 제품에는 다양한 성분이 활용된다. 대다수 헤어 컨디셔너는 베헨트라이모늄 메토설페이트 및 세트리모늄클로라이드와 같은 쿼트(쿼터너리 암모늄. 질소에 4개의 유기 그룹이 결합한 화합물-옮긴이) 성분을 사용한다. 쿼트는 양이온 계면활성제로 구조상 세정용 계면활성제와 유사하지만 분자의 말단이 양전하를 띤다(58~59쪽 참조). 모발은 pH가 대략 3.7 이상으로 중성인 상태(예: 머리를 감을 때)에서는 음전하를 띠기 때문에 양전하를 띠는 양이온 계면활성제의 분자 말단이 모발에 잘 달라붙어 유막을 형성하는 것이다.

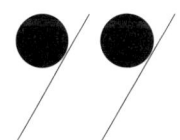

> 헤어 컨디셔너의 성분은 모발 표면에
> 부착되어 틈을 메우고 모발을 더욱
> 윤기 있게 해준다.

양이온 계면활성제가 충분히 도포되면 모발은 약한 양전하를 띠게 되어 더 이상의 다른 분자들이 달라붙지 않게 된다. 그래서 계면활성제가 형성하는 얇은 막은 오일이나 피지 같은 묵직한 느낌이 아니라 부드러운 느낌을 준다. 한편 모발이 손상되면 대체로 음전하를 더 많이 띠기 때문에 양이온 계면활성제의 막이 손상 부위에 우선적으로 형성된다. 대다수 헤어 컨디셔너에는 지방성 알코올 성분도 첨가되어 양이온 계면활성제와 결합해 얇은 막 구조를 형성해서 모발에 컨디셔너 성분이 더 쉽게 코팅되게 해주는 한편 제품의 점성을 높여 주기도 한다.

컨디셔너에는 그 밖에도 양이온 폴리머, 실리콘, 가수분해 단백질, 식물성 오일 등이 첨가되어 모발에 형성되는 막의 특성을 조절한다. 이들 성분은 주로 큐티클에 작용하지만 일부 성분은 모발의 중심부까지 스며들 수 있다. 더욱 내구성 있는 몇몇 성분은 머리를 여

컨디셔너의 원리

컨디셔너는 모발에 막을 형성해 머릿결을 부드럽게 해주며 추가적인 손상을 방지한다.

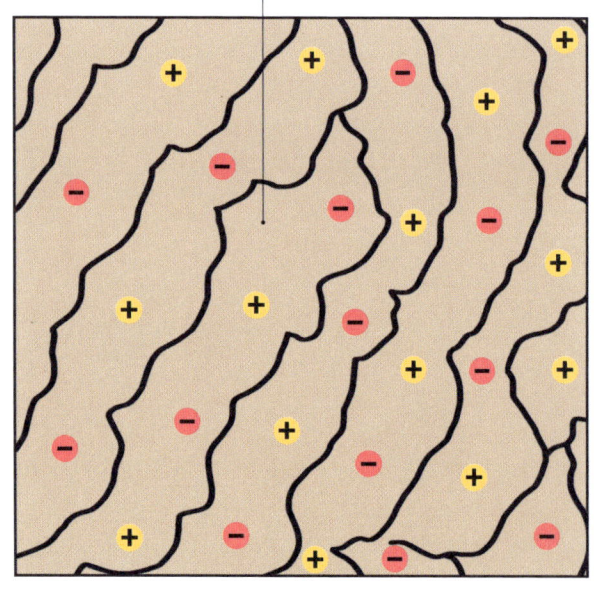

정상 모발의 큐티클은 납작하게 붙은 형태이며, 약한 음전하를 띤다.

정상 모발
새로 자란 모발은 손상되지 않아 표면이 더 매끈하다. 대체로 두피 가까이의 모발 상태가 그렇다.

러 번 감은 후에도 머릿결을 매끄럽게 유지해 준다.

컨디셔너가 꼭 필요할까?

모발이 길수록 지속해서 더 많은 손상을 입기 때문에 대개 헤어 컨디셔너가 필요하다. 화학 제품을 사용한 모발은 손상이 많이 되는 편이므로 컨디셔너를 사용하지 않으면 모발이 너무 약해질 수 있다. 모발의 길이가 짧다면 컨디셔너가 별도로 필요하지 않을 수도 있다.

현재 시판되는 샴푸 중 대다수는 폴리머나 실리콘이 첨가되어 가벼운 컨디셔닝 효과를 내는 컨디셔너 겸용 제품이기 때문이다. 그래서 샴푸만 사용해도 모발 엉킴을 방지할 수 있고 오히려 머릿결이 지나치게 뽀드득거리는 느낌이 들지 않는다.

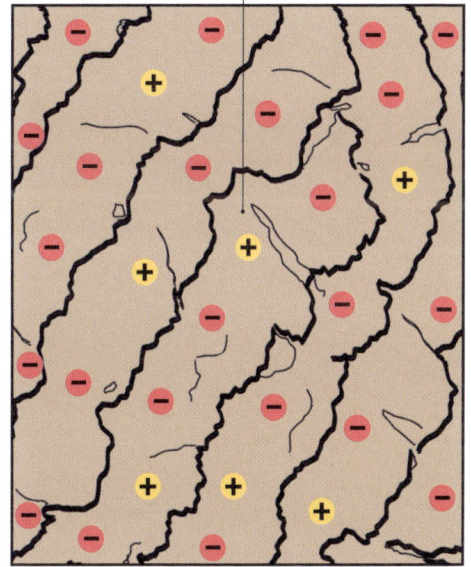

손상 모발
빗질, 샴푸, 햇볕 노출, 헤어 스타일링은 큐티클에 계속 마찰을 일으켜 모발을 손상시킨다.

손상 모발의 큐티클은 들쭉날쭉한 형태이며, 음전하가 강해진다.

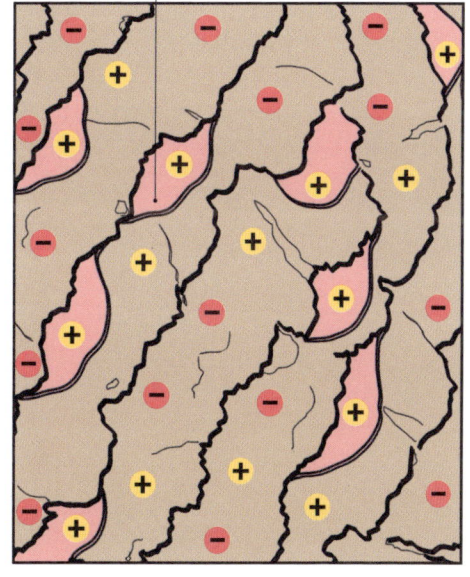

컨디셔너 사용 후 모발
컨디셔너의 성분이 큐티클 표면에 달라붙어 막을 형성한다.

양전하를 띤 컨디셔너 성분이 음전하가 더 강한 손상 부위에 이끌린다.

머리는 얼마나 자주 감아야 할까?

피지는 모낭 내부의 피지샘에서 생성되며 두피와 모발을 부드럽게 해주고 모발의 방수막 역할을 한다. 그러나 피지가 과도하게 분비되면 모발이 서로 들러붙고 번들거리게 되며 숨이 죽어 축 처지게 된다.

샴푸로 머리를 감으면 피지, 먼지, 각질과 더불어 모발 및 두피에 사용했던 헤어 제품 잔여물을 씻어 낸다. 샴푸의 성분은 다른 클렌징 제품들과 매우 유사하며 세정을 담당하는 활성 성분으로는 대개 음이온성 계면활성제(황산염, 사코시네이트, 타우레이트, 이세티오네이트) 또는 비이온성 글루코사이드를 사용한다. 이들 성분은 기름진 물질을 물에 분산시켜 효율적으로 씻겨 나가게 해준다. 비이온성 및 양쪽성 계면활성제는 거품을 풍성하게 하고 자극이 덜하게 한다. 컨디셔닝 고분자나 실리콘이 첨가되면 모발 엉킴이 완화되고 모발에 윤기를 더한다.

머리를 감아야 하는 이유

머리를 주기적으로 감지 않으면 많은 경우에 두피가 자극받아 반응이 나타나게 되며, 특히 땀을 흘리거나 스타일링 제품을 사용했다면 더 민감하게 반응한다. 피지, 각질, 헤어 제품 잔여물이 두피에 축적되어 미생물 환경을 변화시킬 수 있다. 그에 따라 발진이나 염증, 비듬이 생길 수도 있고 악취가 나기도 한다. 게다가 모낭에도 영향을 미쳐 모발 성장을 저해할 수 있다.

머리를 너무 자주 감아도 괜찮을까?

모발은 젖은 상태일 때 가장 취약하다. 큐티클의 표면은 물에 젖지 않지만 큐티클층 사이로 물이 쉽게 스며

수분이 모발에 미치는 영향
모발이 젖은 상태에서는 큐티클층이 들떠 손상되기 쉽다.

수분이 투과되지 않는 큐티클 외피

수분이 흡수되는 내피

수분이 흡수되는 세포막 복합체

건조 상태의 모발
모발 구조가 탄탄하며 큐티클이 표면에 납작하게 붙어 있다.

들 수 있다. 손상되지 않은 모발은 수분을 모발 무게의 최대 30%까지 흡수할 수 있어 모발이 젖으면 몇 분 안에 15%까지 부풀어 오른다. 손상 모발의 경우 그보다 더 많은 양의 수분을 흡수한다.

모발의 수분 흡수력이 이렇게 뛰어난 이유는 수소 결합을 대거 형성하는 성질 때문이다. 모발이 건조할 때는 모발 단백질이 수소 결합을 통해 강력한 연결 구조를 생성한다. 그에 반해 모발이 젖은 상태일 때는 단백질이 물과 수소 결합을 한다. 그 결과 단백질 간에 강하게 결합한 짜임새 있는 구조가 깨지면서 모발의 강도는 최대 1/3만큼 약화한다. 그래서 젖은 머리카락이 평소보다 훨씬 더 늘어날 수 있게 되는 것이다. 각각의 큐티클도 약해지고 들뜨게 되어 마찰을 가하면 더 쉽게 끊어진다.

모발 상태에 적합하지 않은 샴푸를 사용하면 두피를 자극할 수 있는 데다가 그러한 제품으로 너무 자주 머리를 감으면 헤어 트리트먼트의 효과가 떨어지고 염색 모발의 경우 색이 빠질 수도 있다.

따라서 머리를 자주 감을 때 발생하는 여러 측면을 고려했을 때 모발 및 두피에 축적된 노폐물을 제거하면서도 자극을 최소화하려면 필요한 만큼만 머리를 감는 것이 최선이다. 단, 모발이 젖은 상태에서는 더욱 조심히 다루는 것이 좋다.

젖은 상태의 모발
큐티클의 외피는 물에 젖지 않은 채 부드러운 안쪽이 수분을 더 많이 흡수한 결과 큐티클이 들뜨게 되어 단단히 결속되지 않는다.

이 정보, 진짜?

모발의 유분 조절하기

머리를 감지 않은 상태에서는 모발의 유분이 균형을 이루기 때문에 머리를 그렇게 자주 감지 않아도 된다고 흔히들 생각한다. 어느 정도는 사실이다. 많은 사람이 필요 이상으로 머리를 감지만 실제로 두피에 축적되는 유분은 한계가 있기 때문이다. 그러나 두피의 유분이 과도한 상태라고 해서 피지샘이 분비하는 피지의 양을 줄이는 인체의 피드백 경로가 존재하는지는 밝혀진 바가 없다. 생성되는 피지의 양은 주로 호르몬과 유전자에 따라 결정된다.

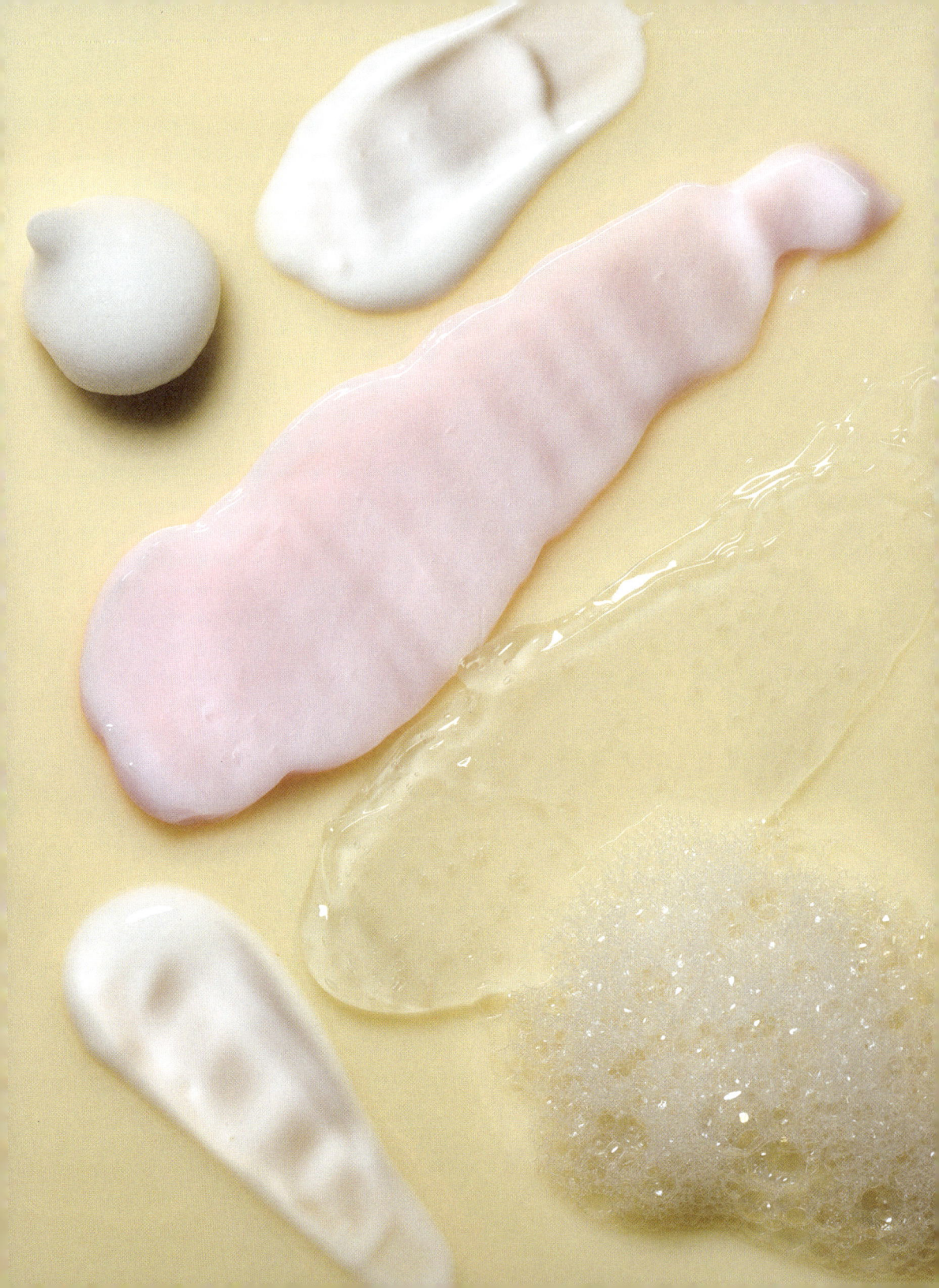

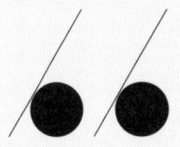

모발은 젖은 상태일 때
가장 취약하다. 큐티클의
표면은 물에 젖지 않지만
큐티클층 사이로 물이 쉽게
스며들 수 있다.

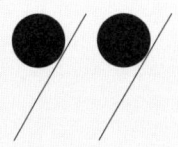

샴푸와 컨디셔너는 어떻게 고를까?

사람마다 모발의 성질이 매우 다양하게 나타나기 때문에 자신의 모발 타입에 꼭 맞는 샴푸와 컨디셔너 제품을 선택하기가 쉽지 않다.

모발 관련 제품의 경우, 제품을 사용하기에 적절한 모발 타입을 설명할 때 다양한 분류를 사용한다.
유분 함량: 건성 모발 / 지성 모발
모발 손상 정도: 화학 성분으로 처리된 모발, 모발의 윤기, 모발 길이, 부스스한 정도, 다공성
모발의 굵기: 가는 모발 / 굵은 모발
모발의 밀도(숱): 숱이 많은 모발 / 숱이 적은 모발
모발의 유형: 직모, 웨이브, 곱슬머리, 심한 곱슬머리
모발의 색상: 금발, 흑발, 백발, 염색 모발
특별히 고려할 사항: 비듬 유무, 샴푸 및 컨디셔너 겸용, 자외선 차단 기능

어떠한 모발이든 이와 같은 분류 기준 가운데 여러 범주에 속할 것이다. 그리고 제품의 효능은 그 밖의 여러 요인에 따라 달라진다. 가령 머리를 얼마나 자주 감는지, 제품을 어떻게 사용하는지, 해당 제품 외에 어떤 제품을 사용하는지, 모발이 외부 환경에 얼마나 노출되는지에 따라서도 영향을 줄 수 있다.

제품 고르는 법

제품을 고를 때 좋은 시작점은 자신의 현재 모발 상태에 가장 필요한 기능이 있는 제품을 찾는 것이다. 자신과 비슷한 모발 상태인 사람들의 제품 사용 후기를 찾아보고 샘플을 구할 수 있는지도 알아보면 좋다.

컨디셔닝은 모발의 균형을 잡는 과정이다. 컨디셔너로 모발에 두꺼운 보호막이 형성되면 마찰이 줄어 더 부드러운 느낌을 주고 머릿결에 윤기가 나기도 하지만, 한편으로는 모발이 처지고 볼륨감이 줄어들 수 있

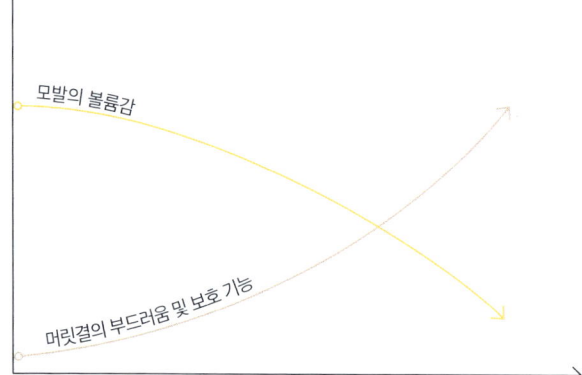

컨디셔너의 사용량
모발에 남는 컨디셔너 잔여물이 많을수록 모발은 더 부드러워지고 보호 기능이 원활해지지만 대신 볼륨감이 줄어든다.

다. 이를 방지하려면 컨디셔너를 사용할 때 손상이 덜 한 두피 근처를 피해 모발 자체에만 사용하면 된다. 그렇게 하면 두피에 컨디셔너의 잔여물이 축적되는 것도 방지할 수 있다. 그리고 샴푸와 컨디셔너를 반드시 동일한 세트 제품으로 쓸 필요는 없지만 대개 세트 제품을 함께 사용하도록 제조한다. 예를 들어 컨디셔닝 폴리머가 다량 함유된 샴푸는 다소 가벼운 컨디셔너와 세트로 출시되어 전반적으로 균형이 맞게 된다. 모발의 길이가 긴 경우라면 샴푸는 두피 상태에 적합한 제품, 컨디셔너는 모발 상태에 적합한 제품을 고르면 좋다.

헤어 제품은 주기적으로 번갈아 사용해야 할까?

모발의 상태에 따라 제품을 번갈아 사용하는 것도 도움이 될 수 있다. 가령 딥 클렌징 샴푸나 비듬 샴푸는 매일 사용하지 않고 가끔만 사용하도록 권장되기도 한다.

모발의 굵기
모발의 굵기는 머리카락 자체의 굵기를 의미한다.

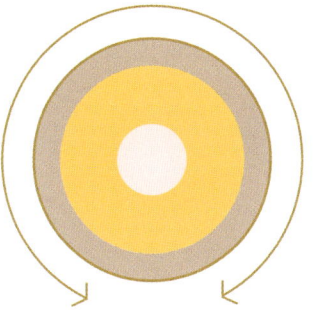

굵은 모발

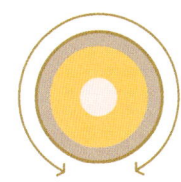

가는 모발

머리숱
머리숱은 머리카락이 얼마나 촘촘하게 났는지를 뜻한다.

머리숱이 많은 경우

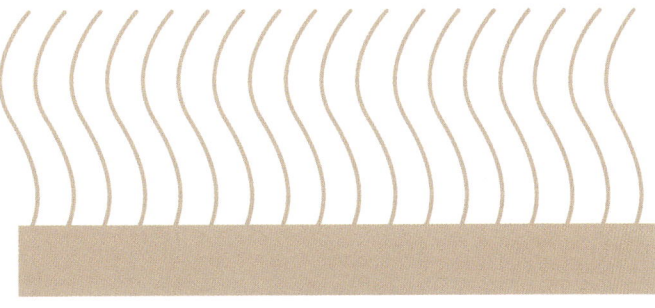

머리숱이 적은 경우

모발 타입에 따라 필요한 제품이 다른 이유

모발 관련 제품에 들어가는 주요 성분은 제품마다 비슷하지만 다양한 모발 타입에 맞게 성분 배합을 달리한다.

컨디셔너 겸용 샴푸(투인원 샴푸)는 보통 컨디셔너가 별도로 필요하지 않은 모발에 적합하다. 다만 요즘 출시되는 샴푸 대다수는 기술적으로 보면 컨디셔너 겸용으로 머리를 감는 동안 모발이 엉키는 것을 막아 주고 머릿결이 덜 거칠게 느껴지도록 컨디셔닝 성분을 첨가한다.
치료용 샴푸(특수 기능성 샴푸)는 비듬, 이, 건선 같은 특수한 두피 상태를 해소하는 활성 성분을 함유한다.
유아용 샴푸는 순한 세정 성분을 사용해 눈이 따갑지 않게 한다.

'수분 공급' 제품

피부와 달리 모발에 대한 수분 공급은 대체로 효과가 없다. 우리가 '촉촉하다'고 여기는 모발은 대체로 잘 정돈되어 부드럽고 윤기 나는 머릿결을 말한다. 모발에 수분을 더하면 오히려 머릿결이 거칠고 축 처졌다는 느낌이 들게 하는 역효과를 낸다. 한 실험에서 사용자가 모발이 '더 촉촉하다'고 느꼈을 때 실제로는 수분 함유량이 더 낮았다. 다만 모발에 수분이 너무 부족하면 잘 끊어지고 정전기가 축적될 수 있다.

모발의 수분 함량은 모발의 성질에 큰 영향을 미치지만 제품을 사용해 수분을 조절하기는 어렵다. 왜냐하면 모발은 금세 주위 습도에 맞게 수분 함량을 조절하기 때문이다. 피부에 사용하는 폐색제 같은 보습 성분으로 수분을 모발에 '가둘' 수는 없다. 그러나 흡습제나 '결합 강화제' 같은 몇 가지 보습 성분은 효과가 있을 수도 있다.

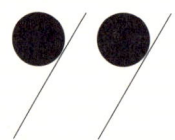

요즘 출시되는 샴푸 대다수는 기술적으로 보면 컨디셔너 겸용 제품이다.

모발 타입	전용 제품의 특징
가는 모발이나 가늘어지는 모발	모발에 볼륨감을 주는 제품은 폴리머나 입자를 첨가해 모발의 구조를 형성하게 하기도 한다. 가벼운 컨디셔닝 성분을 첨가해 모발 처짐을 방지한다.
부스스한 머리	폴리머나 연화제 같은 성분이 모발을 부드럽게 하고 윤곽을 살려 주며, 동시에 습기에 덜 취약하게 한다.
화학 처리된 모발	화학 처리가 된 모발의 표면은 수분을 잘 흡수하는 편이어서 고농도의 양이온 컨디셔닝 성분이 필요하다. 단백질 같은 특수 성분을 첨가해 모발의 특성을 되살리는 기능성 제품도 있다.
지성 모발	지성 모발용 샴푸는 세정력이 더 강하고 머리를 감은 후 컨디셔닝 성분이 두피에 덜 남는다.
텍스처가 있는 모발(자연 곱슬머리)	텍스처가 있는 모발은 물리적 마모에 따른 손상이 잘 일어나는 편이다. 그래서 마찰을 줄이고 모발 관리를 쉽게 하려면 고농도 컨디셔닝 제품이 필요하다. 다만 그러한 성분은 가느다란 머리카락을 처지게 해서 머리 모양을 흐트러뜨릴 수 있다. 폴리머를 첨가한 제품은 웨이브나 컬을 또렷하게 살려 주는 효과가 있다.
염색 모발	탈색 방지 샴푸는 모발의 색이 덜 빠지게 해준다. 코팅막이 더 오래 지속되도록 제조된 컨디셔너는 색소 분자가 너무 쉽게 빠져나가지 않게 막아 준다. 메탈 킬레이팅(금속 이온과 결합하는 성질-옮긴이) 성분이 첨가된 제품은 수돗물 속의 구리 이온이 모발에 축적되지 않게 잡아 주어 자외선에 의한 모발 색상 변화를 방지하기도 한다.
금발 또는 백발	금발이나 백발을 위한 샴푸는 모발의 노란 톤을 없애기 위해 보랏빛 색소를 약간 첨가하기도 한다(보색 샴푸).

다양한 헤어 제품은 어떤 장점이 있을까?

헤어 제품은 일반적인 샴푸와 컨디셔너 외에도 다양한 종류가 출시된다. 그중 가장 널리 사용되는 몇 가지를 소개한다.

드라이 샴푸에는 녹말이나 실리카가 함유되어 모발의 유분을 흡수한 후 털어 내는 방식이다. 드라이 샴푸는 일반 샴푸만큼 여러 노폐물을 제거하지 못하고 오히려 노폐물이 축적될 수 있어 일반 샴푸를 온전히 대체할 수는 없다. 하지만 머리를 감지 않고도 일부 유분을 제거해 주므로 모발의 볼륨감을 다시 살리는 데 유용하다. 스프레이나 셰이커 타입이 있다.

코워싱(co-washing) **또는 '노푸**(no-poo)**'** 제품은 컨디셔너 성분(양이온 계면활성제 및 지방알코올)을 사용해 모발과 두피를 씻어 낸다. 이들 제품은 세정력이 약한 편이고 시간이 지나면서 두피에 노폐물이 축적될 수 있다.

샴푸 바는 최소한의 수분을 함유한 고체 비누 형태로 되어 있어 여행용으로 편리하다. 그러나 구성 성분이 다소 제한적이어서 일부 모발 타입에는 적합하지 않을 수 있다. 샴푸 바는 1회 사용량이 상대적으로 적고, 대

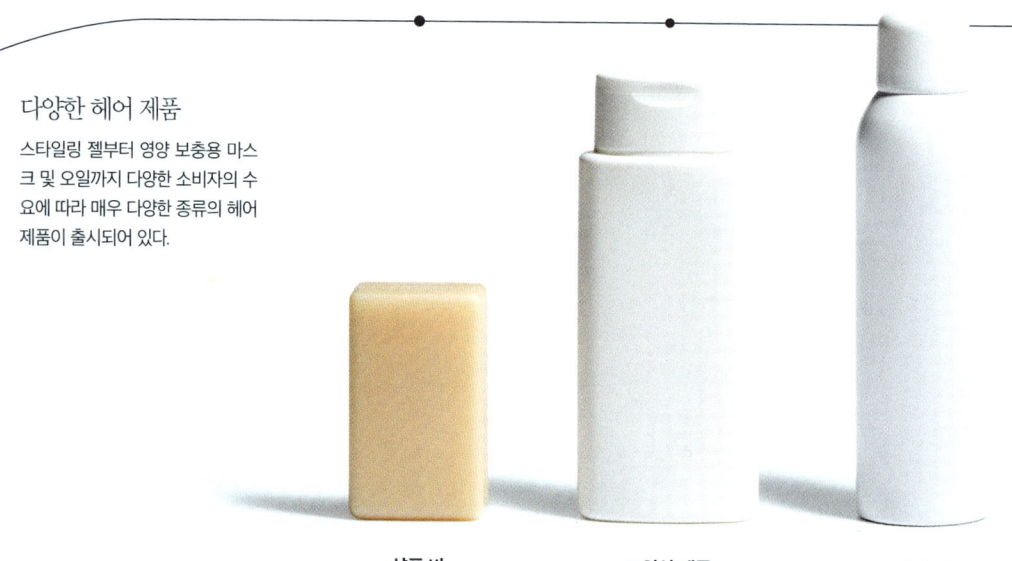

다양한 헤어 제품
스타일링 젤부터 영양 보충용 마스크 및 오일까지 다양한 소비자의 수요에 따라 매우 다양한 종류의 헤어 제품이 출시되어 있다.

샴푸 바
제품 포장을 최소화한 샴푸

코워싱 제품
세정력이 약한 성분 구성이며 일반 샴푸 대체용으로 쓸 수 있다.

드라이 샴푸
모발의 유분을 흡수해 머리를 감지 않고도 모발에 생기를 준다.

체로 포장재도 적게 사용되므로 환경에 미치는 영향도 그만큼 덜 할 수 있다. 하지만 샴푸의 경우 머리를 감을 때 소비하는 물의 양이 환경에 미치는 영향이 가장 큰 요인이므로 머리를 감는 시간이 길어지면 그만큼 절약 효과가 상쇄될 수 있다.

컨디셔닝 마스크는 일반 컨디셔너와 유사한 성분을 함유하며 모발에 컨디셔닝 성분을 코팅해 줌으로써 더 부드럽고 유연하고 윤기 있는 머릿결을 연출하는 방식이어서 근본적으로 컨디셔너와 동일한 효과를 낸다. 다만 마스크 제품들은 더 많은 컨디셔닝 성분을 모발에 전달하도록 제조되어 지속력이 좋다. 그래서 일반 컨디셔너를 모발에 오래 남겨두어도 유사한 효과를 볼 수 있다. 컨디셔닝 마스크는 대개 사용감이 좋도록 점도가 높은 제형으로 나온다.

리브인 컨디셔너 역시 일반 컨디셔너와 유사한 성분이지만 헹궈 내지 않아도 되고 머리를 감지 않고도 사용할 수 있다. 스프레이, 세럼, 크림 같은 여러 가지 형태로 출시된다. 이들 제품은 마케팅 시 특수 컨디셔닝 기능(예: 광택 효과, 엉킴 방지 등)을 강조하지만 일반적인 컨디셔너와 동일한 효과도 제공한다.

모발용 오일은 리브인 컨디셔너와 마찬가지로 모발에 광택을 더하고 모발 및 두피를 컨디셔닝하는 효과를 준다. 순식물성 오일을 주로 사용하며, 그중 코코넛 오일은 피질 내부로 적게나마 스며들어 지방질 손실을 보완하고 모발에 탄력을 준다는 장점이 있다. 그러나 순식물성 오일은 특유의 묵직함과 끈적거림 때문에 사용감이 좋지 않을 수 있다. 시판되는 모발용 오일은 베이스 성분에 식물성 오일이나 실리콘을 희석하는 방식으로 발림성을 개선하고, 베이스 성분은 사용 후 자연 증발해 모발의 볼륨감도 잃지 않는다.

단백질 트리트먼트의 목적은 손상 모발에 단백질을 더해 모발의 일부 특성을 되살리는 것이다. 단백질 성분

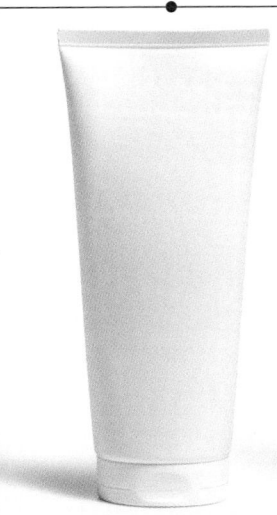

컨디셔닝 마스크
강력한 컨디셔닝 트리트먼트 성분이 모발에 보호막을 입혀 준다.

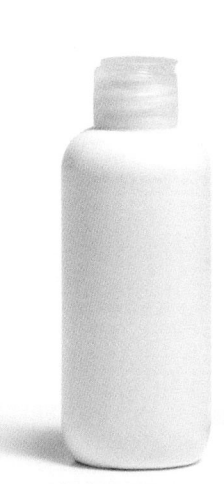

리브인 컨디셔너
씻어 내지 않아도 되는 컨디셔너

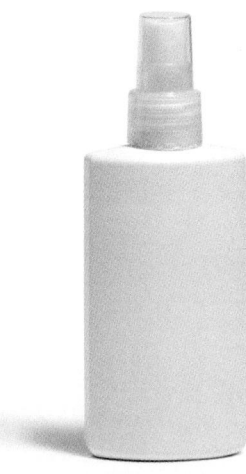

단백질 트리트먼트
손상 모발 복원

은 밀, 실크 등 다양한 원료에서 추출하며 제조 과정에서 가수분해를 통해 더 미세한 입자로 쪼개진다. 트리트먼트의 효과는 제품의 타입과 단백질 입자의 크기, 모발 접착력, 모발 손상 정도에 따라 달라진다. 크기가 작은 단백질 입자 일부는 피질 내부로 흡수되어 모발의 강도와 유연성을 개선할 수 있고 더 큰 입자는 모발 표면에 붙어 머릿결을 더 부드럽게 하거나 굵게 하는 효과를 낸다.

결합 강화 트리트먼트는 피질 내부의 성분 간 결합을 강화해 모발의 강도를 개선한다. '결합 강화'의 의미가 아직 제대로 정의되지 않았다 보니 '결합 강화 성분'이라 홍보되는 제품 중에는 끊어진 이황화 결합을 다시 연결해 주는 기능, 모발에 남아 물을 차단함으로써 수소 결합이 끊어지지 않게 하는 기능, 새로운 수소 결합을 생성하는 기능 등 다양한 기능을 내세운다. 일반적으로 손상 모발에 더욱 효과가 있어 화학 제품 사용 중이나 사용 후에 활용된다.

열 보호제는 모발에 얇은 보호막을 입혀 스타일링 기구의 열기를 더욱 고르게 분산시켜 열기로 인해 특정 부위에만 손상 정도가 심각하게 나타나는 '핫스폿'을 방지한다. 실리콘과 폴리머를 비롯한 많은 성분이 활용된다.

자외선 차단 제품은 일반적인 자외선 차단 성분을 함유하며 자외선이 모발에 닿기 전에 흡수한다. 특히 자외선에 따른 산화 변형(예: 변색)을 방지한다.

스타일링 제품은 맞닿은 머리카락을 이어서 고정하는 방식으로 금속 조각을 용접하는 것과 비슷한 이치다. 또한 모발의 한 부분을 얇은 막으로 코팅해 원하는 형

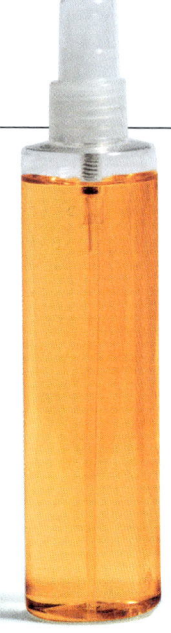

모발용 오일
씻어 낼 필요가 없으며
모발에 영양을 공급한다.

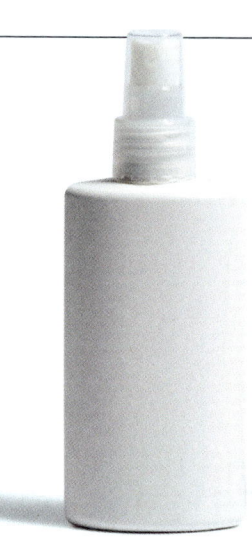

열 보호제
모발에 얇은 보호막을 씌워
열기를 이용해 스타일링을 할 때
'핫스폿'(부분 과열)을 방지한다.

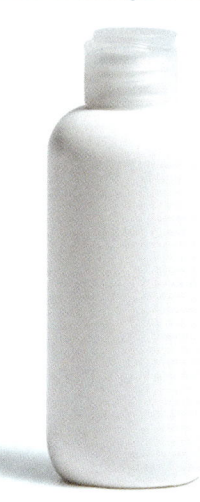

자외선 차단 제품
자외선 차단 성분을 함유해
모발이 자외선으로 손상되지
않게 보호한다.

다양한 헤어 제품은 어떤 장점이 있을까?

태로 단단하게 고정하거나 덜 움직이게 할 수 있다. 고정 강도 및 유연성에 따라 다양한 성분이 활용된다. 헤어스프레이, 무스, 헤어젤은 액체 기반(주로 물이나 알코올)의 폴리머를 사용하며 모발에 적용 후 액체 성분이 증발하고 나면 폴리머가 얇은 막을 형성한다. 오일 기반의 스타일링 왁스나 크림도 유사한 방식인데 건조되는 성분이 아니어서 대개 고정 강도가 떨어지지만 대신 스타일링을 수정하기에 편리하다. 스타일링 제품은 물에 영향을 덜 받는 성분을 사용해 모발이 부스스해지거나 습기에 노출되어도 효과가 떨어지지 않게 해준다. 그 밖에 광택 효과, 컨디셔닝 효과, 열 차단 기능이 추가된 제품도 있다.

모발에 볼륨감을 더하는 제품은 사용 후 모발에 접착성 폴리머나 입자가 남아 머리카락 사이의 마찰을 추가한다. 주로 모근에 사용하면 머리카락이 서로 기대어 처지지 않고 볼륨감이 살아난다.

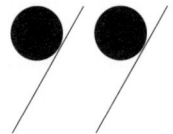

> 스타일링 제품은 맞닿은 머리카락을 이어서 고정하는 방식으로 금속을 용접하는 것과 비슷한 이치다.

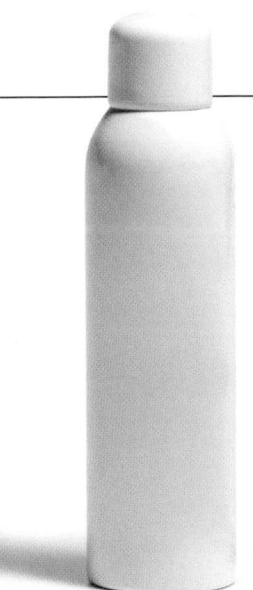

결합 강화 트리트먼트
손상된 모발을 강화하는 트리트먼트

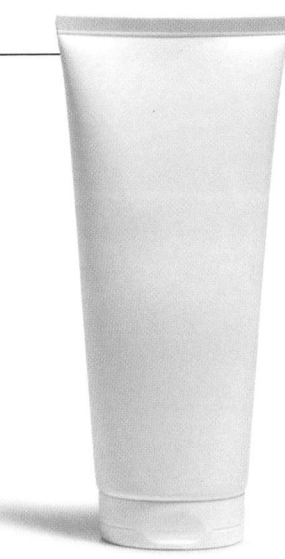

스타일링 제품
모발 형태를 조작해 매끈하고 새로운 스타일을 만든다.

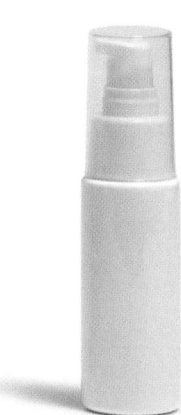

볼륨감을 더하는 제품
사용 후 모발에 성분이 그대로 남아 볼륨감을 준다.

모발 케어 제품의 특정 성분이 몸에 해롭다고?

모발 케어 제품을 구입할 때 반드시 피해야 할 성분이 있다는 말을 들어 본 적 있을 것이다. 하지만 대체로 그러한 주장 가운데 진실은 거의 없다.

특정 성분이 인체에 미치는 영향에 관해 사람들이 오해하는 것은 잘못된 정보 때문이기도 하고, '무첨가' 제품을 내세워 이윤을 얻으려는 기업의 마케팅 전략에 따른 것일 수도 있다. 우리가 평소에 사용하는 제품은 대체로 매우 안전하다는 사실이 과학적으로 입증되어 있다.

황산염

'황산염'은 보통 라우릴황산나트륨(SLS)과 라우릴에테르황산나트륨(SLES)을 가리킨다. 이들 성분은 샴푸와 클렌저에도 첨가되는 등 다양하게 활용되는 세정용 계면활성제. 흔히 다른 계면활성제들에 비해 두피와 모발 표면을 손상시키는 정도가 심하고 피부를 더 건조하게 한다고 알려져 있다. SLS만 단독으로 사용한다면 맞는 말이다. 하지만 시판되는 완제품의 경우 꼭 그렇지는 않다. 제품에 첨가되는 계면활성제는 다른 성분들과 잘 조화를 이루도록 배합된다. 그래서 제품 속의 황산염이 모발 및 두피에 미치는 영향은 총체적인 성분 배합 방식에 크게 좌우된다. 그리고 SLES의 경우 계면활성제를 대체하는 다른 여러 성분과 비교해도 피부 자극이 덜하다.

염색 모발의 경우, 황산염이 함유된 샴푸를 쓰면 모발의 색이 덜 빠지게 할 수 있다는 사실이 밝혀져 있다. 그리고 염색 모발의 색이 빠지는 데 크게 영향을 미치는 것은 샴푸 성분의 차이라기보다는 머리를 감는 행위 자체다. 따라서 황산염 성분이 첨가된 샴푸를 쓰면 오히려 머리를 더 자주 감지 않아도 되므로 이점이 될 수 있다.

황산염에는 암 유발 물질인 니트로사민 및 1,4-디옥산이라는 불순물이 섞이기도 해서 많은 양을 사용하면 해로울 수 있다. 그러나 화장품이나 세정 제품에는 안전한 수준으로 조절되어 첨가된다.

모발 염색제

파라페닐렌다이아민(PPD)은 모발 영구 염색제에 사용되는 물질로, 알레르기를 일으킬 수 있다. 따라서 영구 염색제를 사용할 때는 모발에 도포하기 전에 제품 설명서에 따라 다른 부위에 피부 반응 테스트를 해보는 것이 좋다. 염색제를 사용할 때는 장갑을 착용하고 내용물이 두피에 최대한 닿지 않도록 주의해야 한다. PPD 알레르기가 있다면 관련 물질인 파라톨루엔다이아민(PTD)도 조심해야 한다.

예전에는 영구 염색제가 암을 유발할 수 있다는 우려가 있었고, 동물 실험 및 산업 현장에서 노출되는 염색제 성분의 유해성이 그 근거로 제시되었다. 그러나 이후 여러 대규모 연구가 진행되었고, 그 결과 모발 염색 용도로 사용하는 경우는 암 유발 위험과 무관하다는 결론이 나왔다.

실리콘

실리콘 성분은 모발에 부드러운 느낌을 주고 찰랑거리는 머릿결을 연출한다. 그러나 실리콘 성분이 모발을 축 처지게 한다고 느낄 수도 있다. 가는 모발에 효과가 강한 컨디셔닝 제품을 사용하게 되면 그러한 현상이 생기기도 하지만, 실리콘 외의 컨디셔닝 성분도 마찬가지다. 그리고 많은 종류의 실리콘 성분은 질감이 매우 가볍다.

가령 실리콘 화합물인 사이클로펜타실록산은 모발에 사용하고 난 후 빠르게 증발하기 때문에 모발을 처지게 하지 않는다. '다이메티콘'이라는 또 다른 실리콘 성분은 그 무게감이 익히 알려져 있기 때문에 모발용 성분으로 기피되는 경우가 많다. 하지만 다이메티콘 계열 성분 중에는 묵직한 종류가 있는가 하면 매우 가벼운 종류도 있다. 그리고 아모다이메티콘처럼 양전하를 띠는 실리콘 성분은 모발의 전하 상태가 중화되기만 하면 더 이상 모발에 축적되지 않는다.

포름알데히드

헤어 제품에 첨가되는 방부제 성분 중 DMDM 하이단토인 같은 성분은 극소량의 포름알데히드를 방출해 미생물을 죽인다. 그러나 헤어 제품에 첨가되는 경우, 우리가 가구나 식품 같은 노출원에 의해 일상적으로 노출되는 포름알데히드의 양에 비하면 경미한 수준이므로 안전하다고 볼 수 있다.

다만 일부 '케라틴' 헤어 스트레이트 시술은 위험하다. 시술 중에 발생하는 강한 열기가 많은 양의 포름알데히드 가스를 방출하며, 많은 양을 흡입하게 되면 눈과 목에 자극을 주고 두통을 일으킬 뿐 아니라 암을 유발할 수도 있어서, 특히 미용실에서 일하는 사람이라면 조심해야 한다. 따라서 포름알데히드가 방출되는 스트레이트 시술은 애초에 피하는 것이 좋다. 포름알데히드는 성분명으로 메틸렌글리콜이나 포르말린이라 표기되기도 한다.

탈색과 염색의 원리

탈색 및 염색은 모발의 색상을 바꿀 때 흔히 쓰는 방법이다.

모발의 색상은 모발 피질 가장자리에 있는 멜라노솜이라는 세포 소기관에 들어 있는 멜라닌 색소에서 나온다.

탈색

탈색은 과산화수소 및 과황산염을 사용해 멜라닌을 분해함으로써 색소를 제거하는 방식이다. pH가 높은 알칼리 성분이 큐티클을 느슨하게 하면 탈색제 성분이 피질 내부로 더 빠르게 확산해 멜라닌에 접근할 수 있게 된다. 탈색제와 알칼리 용액 모두 모발을 크게 손상시킨다. 멜라닌이 불완전하게 파괴되면 모발은 주황색이나 노란색 톤을 내며, 염색제를 사용해 다른 색으로 바꿀 수 있게 된다.

직접 염료 (일시적 염색 및 반영구적 염색)

직접 염료에는 최종 형태의 염료 분자가 들어 있으며 산화제는 첨가되지 않는다. 직접 염료로 염색을 하면 멜라닌이 제거되지 않기 때문에 어두운 색상의 모발에는 적합하지 않다.

일시적 염색에 사용되는 염료는 색소 분자가 커서 큐티클에 약하게 결합하므로 머리를 몇 차례 감고 나면 색이 빠진다.

반영구 염색제도 유사한 방식이지만 더 작은 크기의 색소 분자를 사용하기 때문에 큐티클 내부로 약하게 침투하거나 모발에 좀 더 강하게 달라붙어 지속력이 더 좋다. 큐티클이 느슨해져 흡수력이 개선되도록 약한 알칼리성 pH 용액이 첨가되기도 한다.

'토닝' 샴푸(모발의 색상을 조절하거나 유지할 때 사용하는 샴푸로 보색 샴푸라고도 함-옮긴이)와 컨디셔너에도 직접 염료 분자가 들어 있다. 직접 염료가 첨가된 제품은 알칼리성의 반영구 염색제를 제외하고는 모발을 손상시키

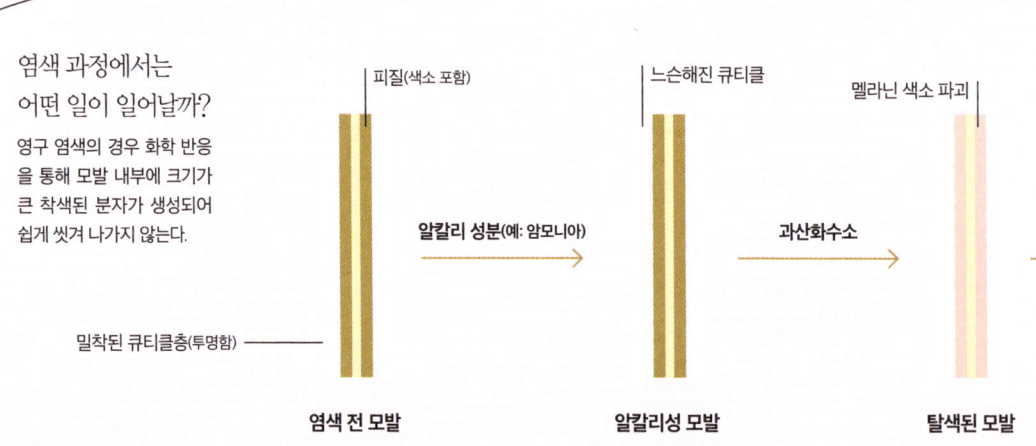

염색 과정에서는 어떤 일이 일어날까?

영구 염색의 경우 화학 반응을 통해 모발 내부에 크기가 큰 착색된 분자가 생성되어 쉽게 씻겨 나가지 않는다.

밀착된 큐티클층(투명함) — 피질(색소 포함) — 느슨해진 큐티클 — 멜라닌 색소 파괴

알칼리 성분(예: 암모니아) → 과산화수소 →

염색 전 모발 · 알칼리성 모발 · 탈색된 모발

지 않으며 컨디셔너와 유사한 기반이다. 다만 염색제 성분이 과하게 흡수되면 완전히 착색되어 머리를 감아도 사라지지 않으므로 원래의 색상을 복원하려면 탈색을 해야 할 수도 있다.

산화 염색제(영구적 염색 및 반영구적 염색)

산화 염색제에는 작은 크기의 전구체가 첨가되는데 이 전구체가 모발 내부로 스며든 후 결합 반응을 거치면 색상을 내는 더 큰 분자가 된다.

이러한 염색제는 전구체가 함유된 강알칼리 용액과 과산화수소 기반의 활성제를 사용 직전에 혼합해서 쓰는 방식이다. 알칼리 성분이 큐티클을 느슨하게 해서 전구체가 더 깊이 침투하게 하면 전구체에 결합한 과산화수소가 멜라닌 색소 일부를 분해하는 원리다.

모발 내부에서 결합한 염료 분자는 크기도 커지고 매우 깊숙이 흡수되기 때문에 머리를 감아도 씻겨 나가지 않으며 일반적으로 모발이 자라면서 빠져나간다.

그보다 약한 알칼리성 용액과 과산화수소를 사용하는 반영구 염색제의 경우 큐티클이 느슨해지지 않거나 멜라닌이 크게 변색하지 않는 편이다. 영구 염색제보다 색소가 더 빨리 씻겨 나가기 때문에 다소 색상이 변할 수 있지만 모발 손상은 덜하다.

헤나

헤나 잎에 함유된 성분은 산성 물질과 혼합되면 로손이라는 물질을 방출하는데 이 물질이 모발 단백질과 반응해 영구적인 적갈색을 낸다. 표백 성분이나 알칼리성이 아니어서 모발 손상은 최소화되지만 헤나 염색을 하고 나면 파마나 다른 염색이 어려울 수 있다. 금속염 성분이 첨가된 헤나 제품은 다른 헤어 트리트먼트 제품에 강한 반응을 일으킬 수도 있다.

다공성 모발

다공성이라는 용어는 모발이 수분 및 트리트먼트 성분을 얼마나 잘 흡수하는지를 가리킨다. 모발의 다공성 정도에 따라 염색의 효과와 모발 손상 정도가 달라진다. 따라서 모발의 색상을 완전히 다른 색으로 바꾸고 싶다면 제품의 농도를 적절히 조절하고 염색 과정을 꼼꼼하게 확인할 수 있는 전문가의 손에 맡기는 것이 좋다. 염색 전 모발 일부에 테스트해 보는 것도 도움이 될 것이다.

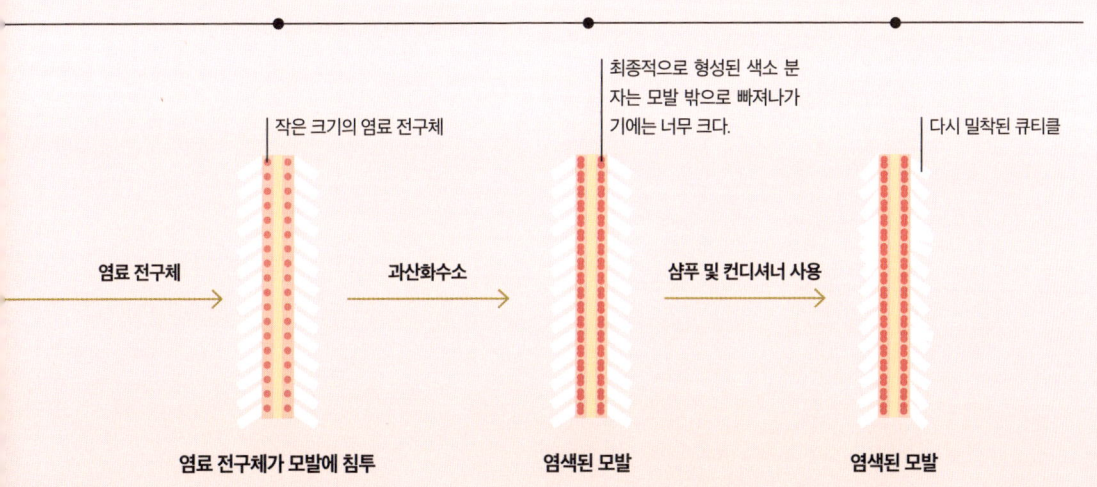

파마와 스트레이트파마의 원리

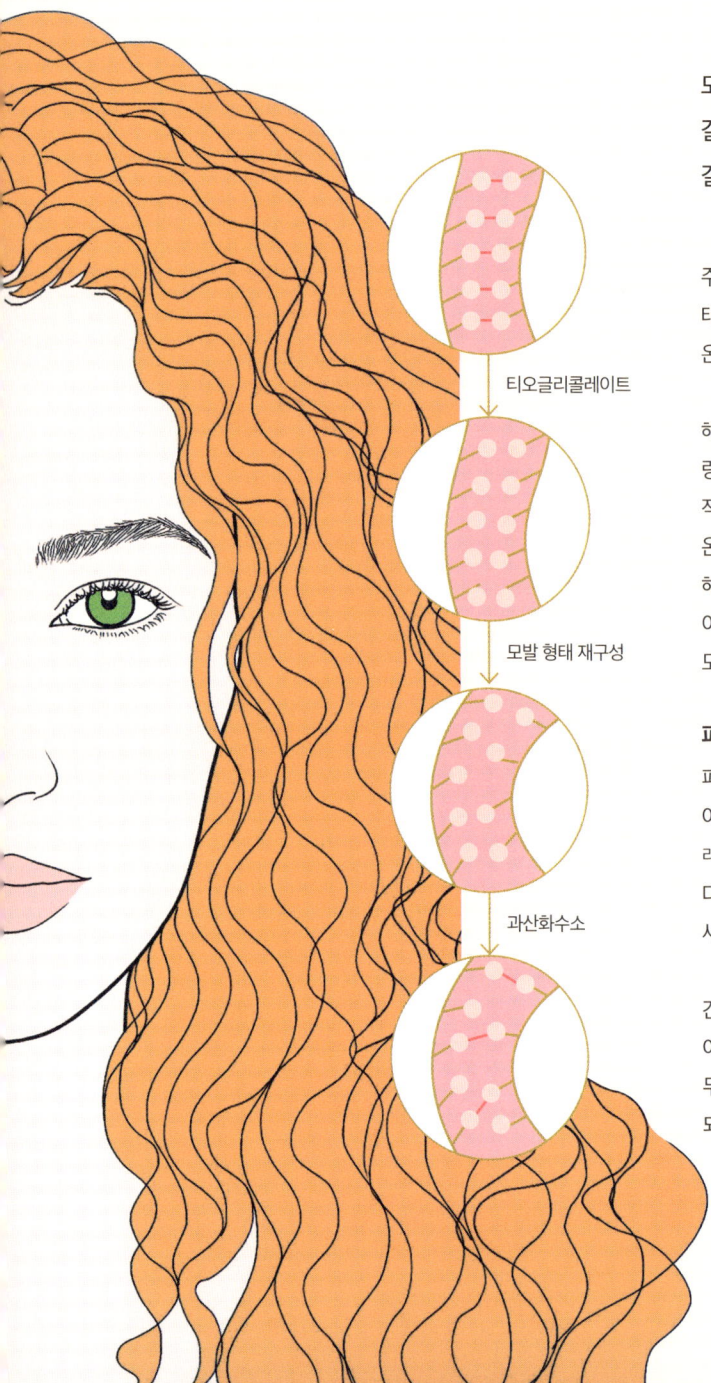

티오글리콜레이트

모발 형태 재구성

과산화수소

모발은 각종 결합 반응을 통해 형성된다. 여러 결합을 통해 모발의 강도뿐 아니라 형태도 결정된다.

주로 단백질로 구성된 모발은 각종 결합으로 특정 형태를 유지하며 그중 대표적인 결합은 이황화 결합, 이온 결합, 수소 결합이다.

수소 결합은 모발에 물이나 열기가 가해지면 계속해서 끊어졌다가 재형성되기를 반복한다. 헤어스타일링 과정에서 주로 일어나는 결합 형태다. 그러나 '영구적인' 모발 형태는 더욱 결속력 있는 이황화 결합 및 이온 결합에 따라 결정되며 수소 결합보다 훨씬 더 강력해서 잘 끊어지지 않는다. 파마나 스트레이트파마는 이러한 강한 결합을 끊어 내고 새로운 결합을 형성해 모발을 다른 형태로 고정하는 과정이다.

파마

퍼머넌트 웨이브, 즉 파마를 할 때는 모발을 롯드에 감아 새로운 컬 패턴을 만들어 준 다음 환원제(주로 티오글리콜레이트 사용)로 이황화 결합 일부를 끊어 낸다. 그런 다음 과산화수소를 사용해 이황화 결합을 재형성하면 새로운 머리 모양이 고정되는 것이다.

일부 이황화 결합은 다시 형성되기까지 더 오랜 시간이 걸리므로 파마를 한 후 며칠간은 머리를 감지 않아야 새로운 형태로 고정된 모발에서 남은 결합이 모두 완료될 수 있다. 이때 이황화 결합이 완전히 재형성되지는 않기 때문에 파마의 효과는 약한 편이다.

파마
이황화 결합이 끊어지면서 모발의 구조가 새로운 구조로 재형성되면서 컬이나 웨이브가 만들어진다.

스트레이트파마

일본식 스트레이트파마(열을 이용한 모발 재구성 방식)는 일반 파마와 마찬가지로 티오글리콜레이트를 사용한다. 하지만 모발을 곧게 펴는 것은 컬을 주는 것보다 어려운 과정이다. 우선 머리를 물에 적시고 헤어드라이어로 말린 후, 고데기로 곧게 편다. 그런 다음 과산화수소나 브로민산나트륨을 모발에 도포한다. 시술 후 하루 이틀 정도는 모발이 건조하고 곧은 상태를 유지해야 새로운 결합이 계속 형성될 수 있다. 파마를 한 모발과 마찬가지로 스트레이트파마도 끊어진 결합이 모두 재형성되지는 않기 때문에 효과가 강하지 않다.

헤어 릴렉서는 심하게 곱슬곱슬한 흑인의 모발을 곧게 펴는 데 사용된다. 강알칼리성 과산화수소를 사용해 이황화 결합을 끊어 내면 피질 내의 케라틴 형태가 급격히 변하면서 싸이오에테르 결합이 형성된다. 기존의 결합이 끊어지면서 모발의 강도가 더 약해지지만 곧게 뻗은 모발 형태가 오히려 모발이 덜 손상되게 하는 데 도움이 될 수 있다.

브라질 케라틴 트리트먼트는 모발을 곧게 펴서 관리하기가 더 수월하지만 대개 시술 후에도 약간의 컬은 남는다. 시술 과정에서는 모발 단백질 사이에 새로운 교차 결합이 형성된다. 수개월이 지나 교차 결합이 끊어지면 다시 원래의 모발 형태로 서서히 돌아온다. 원래 방식으로는 포름알데히드와 케라틴 단백질을 모발에 도포한 후 드라이어와 230℃의 고데기를 이용해 모발 형태를 고정했다. 포름알데히드 성분에 열을 가해 모발 단백질의 교차 결합을 형성하는 방식이다. 그러나 이 방식은 많은 양의 포름알데히드 가스를 방출하기 때문에 인체에 유해한 방식이었다(163쪽 참조).

그 후 변형된 방식에서는 포름알데히드를 대체하는 성분을 사용하게 되었지만 일부 성분은 여전히 유해한 수준의 포름알데히드 가스를 방출한다.

스트레이트파마

영구적인 스트레이트파마는 화학물질을 사용해 모발의 결합을 재배열한다. 일부 기법에서는 곧게 뻗은 모발 형태를 고정하는 데 고데기를 이용하기도 한다.

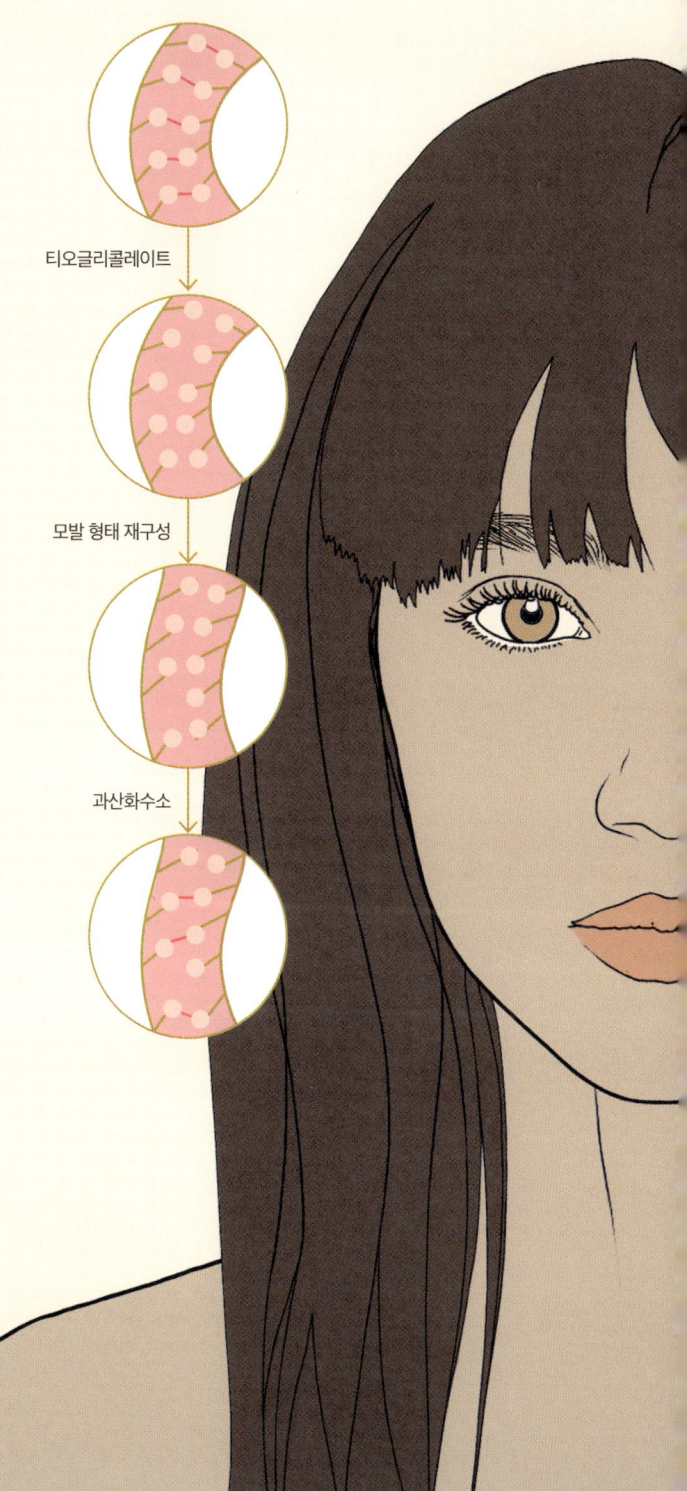

티오글리콜레이트

모발 형태 재구성

과산화수소

모발 손상을 방지하는 법

모발의 손상이 불가피한 경우도 있지만 다양한 방법을 통해 모발을 가능한 한 최상의 상태로 유지할 수는 있다.

엉킨 모발 풀어 주기
머리를 감을 때 엉킨 머리카락은 물에 적시기 전이나 컨디셔너를 사용한 후 빗질하는 것이 좋다. 샴푸로 거품을 내는 동안에는 머리카락이 더 엉키기 쉽기 때문이다. 머리를 감을 때 머리카락을 머리 위로 쌓아 올려 거품을 내는 습관은 머리카락을 더 엉키게 하므로 자제하도록 하자.

모발에 가하는 힘 자제하기
직모라면 마른 상태, 곱슬머리라면 젖은 상태에서 빗질하는 것이 좋다. 머리카락이 젖었을 때는 아주 조심해서 다루어야 하고, 완전히 마르지 않은 상태로 잠자리에 드는 것은 좋지 않다.

샴푸와 컨디셔닝

컨디셔닝
컨디셔너를 적당량 사용하면 머릿결이 더욱 윤기가 나며 빗질을 하고 스타일링 제품을 사용하더라도 마찰을 덜 일으킨다.

연수기 설치
수돗물에 미네랄이 많이 함유되어 있으면 샴푸와 컨디셔너의 효과를 떨어뜨릴 수 있고 머릿결에도 영향을 준다. 연수기를 설치하면 이러한 문제를 해결할 수 있다.

이 정보, 진짜?

머리를 말리는 가장 좋은 방법

머리를 말리는 방법은 다양하지만 그 과정에서 모발이 손상되는 정도는 테크닉에 크게 좌우된다. 모발은 젖어 있는 동안에는 취약한 상태이기 때문에 자연 건조되도록 내버려두는 것은 모발 손상을 막는 최고의 방법이 아닐 수 있다. 손상을 최소화하려면 우선 물기를 잘 흡수하는 타월로 모발을 부드럽게 짠 다음, 헤어드라이어를 저온으로 사용해 적당히 말리고 나머지는 자연 건조하는 방법이 가장 좋다. 한 연구에 따르면, 헤어드라이어를 모발에서 15cm 떨어진 위치에서 계속 움직여 가며 사용하면 모발의 평균 온도가 47℃로 유지되어 자연 건조되도록 방치하는 것보다 전체적인 손상이 적었다.

모발 손상을 방지하는 법

모발 정돈 및 스타일링

열기가 강한 기기는 건조 상태의 모발에만 사용할 것
모발에 강한 열기가 가해지면 모발 내부의 수분이 끓어올라 팽창해 '거품모(bubble hair)'가 생긴다.

열을 이용한 기구는 저온으로 사용할 것
스타일링이 가능한 수준에서 최대한 온도를 낮추어 사용하면 좋다. 스타일링 기구를 구입할 때는 열기를 고르게 분산시킬 수 있는 제품을 고른다.

모발에 매듭이 생기지 않게 주의할 것
모발에 매듭이 생기지 않도록 빗질을 자주 하자. 모발 끝에서부터 빗질을 시작하는 것이 좋다. 안 그러면 엉키고 매듭진 부분이 한쪽으로 쏠려 더 심하게 엉키고 모발이 손상될 수 있다. 머리가 꽤 긴 편이라면 자는 동안에 엉킬 수 있으니 자기 전에 머리를 땋고 자는 것도 좋은 방법이다.

열을 이용한 기구는 열 보호제가 다 마른 후에 사용할 것
열 보호제를 사용한다고 해서 모든 손상을 방지할 수 있는 것은 아니지만 모발에 가해지는 열을 좀 더 고르게 분산시켜 모발의 특정 부위만 지나치게 뜨거워지지 않게 할 수 있다. 수분이 적고 알코올 함량이 높은 제품도 '거품모'를 방지할 수 있다.

주기적으로 머리를 다듬을 것
갈라지고 거칠어진 모발의 끝을 잘라 내면 마찰이나 엉킴 또는 모발 섬유질이 안쪽까지 갈라지는 현상으로 발생하는 손상을 줄일 수 있다.

독한 성분의 화학적 트리트먼트를 자제할 것
탈색제, 산화 염색제, 파마, 헤어 릴렉서의 경우 강한 알칼리성 물질을 사용하고 산화 반응을 거쳐 모발의 피질에 침투하므로 모발이 크게 손상된다. 따라서 적절한 처치를 할 수 있는 숙련된 전문가의 도움을 받으면 모발 손상을 줄이면서도 만족스러운 결과를 얻을 수 있다.

자외선 및 염소(Cl)로부터 모발을 보호할 것
모자를 착용하거나 자외선 차단 기능성 제품을 사용하고, 수영장에서 수영모를 착용하면 모발을 보호할 수 있다.

빗질은 너무 자주 하지 말 것
빗질을 너무 자주 하면 모발이 빨리 자라지 못하고 손상되거나 쉽게 끊어진다.

헤어 도구가 날카롭거나 부러지지 않았는지 확인할 것
헤어 도구는 머리카락을 덜 잡아당기는 소재로 된 제품을 사용하는 것이 좋다. 열을 이용하는 기기라면 세라믹이나 티타늄 소재가 적합하다. 머리끈이나 베갯잇을 부드러운 질감의 제품으로 바꾸기만 해도 모발 손상을 줄이는 데 도움이 된다.

부스스한 머리와 흩날리는 잔머리가 고민이라면?

머리가 엉망이 되는 가장 흔한 상황은 머리가 부스스하고 잔머리가 흩날릴 때다.

머리카락이 뻗치거나 부스스해지는 데는 여러 원인이 있는데, 그런 경우 정돈하는 방법이 몇 가지 있다.

머리가 부스스한 경우

각각의 머리카락 가닥이 제멋대로 뻗어 있을 때 머리가 부스스해 보인다. 끝이 갈라지고 끊긴 부분이 있거나 층을 낸 헤어스타일(레이어드 컷)의 경우 이런 상태가 더 흔히 발생한다. 브러시나 빗을 사용해 정돈할 수는 있지만 모발이 거칠어진 상태라면 금세 다시 흐트러질 것이다. 컨디셔닝 제품으로 모발을 부드럽게 만들면 어느 정도 예방할 수 있다.

각각의 머리카락 형태도 모발의 배열과 부스스함 정도에 영향을 준다. 어릴 때는 모발이 더 가지런한 형태로 차분한 편이다. 곱슬이 심한 머리는 더 부스스해지기 쉬우므로 머릿결을 부드럽게 하거나 곧게 펴는 트리트먼트를 하면 어느 정도 개선된다. 또한 모발에 일시적인 열을 가해 정돈시킨 후 스타일링 제품으로 형태를 고정하는 방법도 있다. 단, 습도가 높으면 수분이 모발을 정돈하고 스타일을 잡아 주는 일시적 결합을 방해하므로 모발이 다시 부스스해지기도 한다.

컬이나 웨이브가 있는 모발의 경우, 모발 가닥의 굴곡이 가지런하게 한데 모여 정렬되어 '모양이 잘 잡힌' 상태일 때 더 차분해 보인다. 모발이 젖은 상태에서 빗으면 물의 표면 장력으로 굴곡이 비슷한 가닥들을 한데 모을 수 있다. 하지만 건조 상태일 때 너무 많이 손을 대면 잘 잡혀 있던 모양이 오히려 흐트러질 수 있다. 물기가 없을 때는 가지런히 모아 주는 표면 장력이 사라지기 때문이다. 다음의 몇 가지 팁을 기억해 두자.

컨디셔닝 철저히 하기 모발이 젖은 상태일 때 한다.

스타일링 제품 활용하기 젤이나 포마드 같은 제품으로 컬을 한데 모아 고정한다. 습한 날씨일 때는 습도 케어 제품을 사용하면 도움이 될 것이다.

헤어드라이어 사용하기 디퓨저가 달린 제품을 쓰면 좋다. 머리를 다 말린 후에는 머리를 만지거나 브러시 사용을 자제한다.

잔머리가 뻗쳐 흩날리는 경우

머리카락을 플라스틱 같은 물질에 대고 문지르면 전자를 잃어 정전기가 발생한다. 머리카락은 양전하를 띠게 되어 서로 밀어내며, 그 결과 머리카락 일부가 '뻗쳐 나오는' 것이다. 공기 중의 습기는 전하를 방출하는 데 도움을 주기 때문에 건조한 환경일수록 정전기가 더 잘 발생한다. 특정 소재로 된 물질은 머리카락에서 전자를 더 많이 빼앗아 정전기를 더 쉽게 일으킨다. 정전기를 방지하려면 머리카락을 폴리에스터(옷감), 폴리에틸렌(비닐봉지), PVC, 폴리스티렌(스티로폼) 재질의 물체에 문지르지 않아야 한다. 반면에 금속, 면, 나무 재질은 정전기를 일으키지 않는 편이다.

정전기 방지 제품에는 마찰을 완화하는 폴리머나 실리콘 같은 성분이 들어 있다. 그래서 모발과 다른 물체 간의 마찰을 덜 일으키게 해주는 만큼 전자의 이동도 줄어든다. 컨디셔너를 사용하면 모발 표면의 전도율이 향상되어 정전기를 분산시킬 수 있다. 헤어스프레이나 무스 같은 스타일링 제품은 모발의 형태를 고정해 흩날리는 머리카락을 잡아 주는 효과가 있다. 아니면 분무기로 물을 살짝 뿌리기만 해도 도움이 된다.

부스스한 머리와 흩날리는 잔머리가 고민이라면?

머리카락
모발에 윤기가 나는지, 부스스한지, 컬이 또렷한지, 잔머리가 뻗쳐 나왔는지는 모두 각각의 머리카락 배열에 따라 달라진다.

부스스한 머리

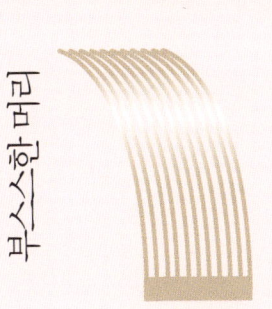

가지런한 상태
머리카락이 가지런하게 정돈되면 빛을 고르게 반사한다.

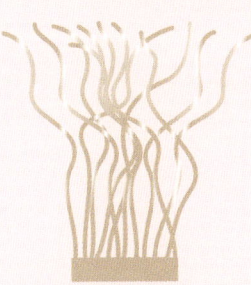

흐트러진 상태
빛을 고르게 반사하지 못해 부스스해 보인다.

결의 배열 상태

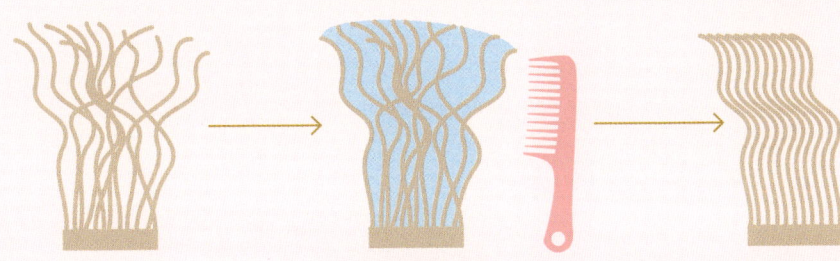

머리카락 사이에 물기가
있으면 굴곡에 맞게 가지런히 모으기 쉽다.

흩날리는 잔머리

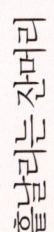
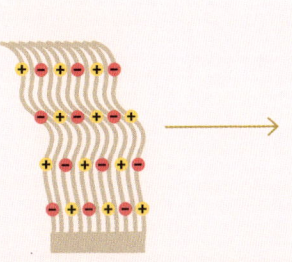

전자 이동
플라스틱 빗으로 전자가 이동한다.

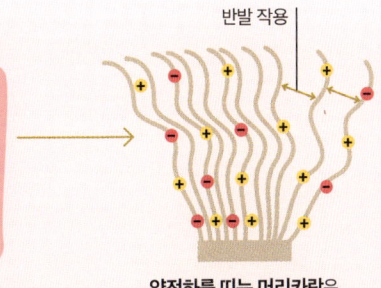

반발 작용

양전하를 띠는 머리카락은 서로 밀어내며 '흩날리게' 된다.

탈모가 생기는 이유

탈모의 원인은 다양하게 나타날 수 있다.

동물의 털과는 다르게 인간의 체모는 털갈이 시기가 뚜렷하게 존재하지 않는다. 인간의 체모는 성장주기의 각 단계에 따라(아래 그림 참조) 고르게 분포되어 있기 때문이다. 따라서 비교적 지속해서 체모가 빠지며, 모발은 하루에 50~100가닥 정도 빠진다. 다만 계절에 따라 달라지기도 한다. 사람들은 대부분 봄철에 휴지기 상태의 모발이 약간 감소하고, 가을철에는 좀 더 늘어나기 때문에 이때 탈모가 눈에 띄게 발생할 수 있다. 그에 반해 많은 종의 동물의 털은 특정 시기에 집중적으로 '죽은' 휴지기 단계에 진입하기 때문에 겨우내 자랐던 털이 봄철에 한꺼번에 빠진다.

갑작스러운 탈모 증상

탈모가 발생하는 원인은 오른쪽에 제시한 바와 같이 다양하게 나타나며 여러 원인이 동시에 영향을 주기도 한다. 탈모 증상은 건강에 문제가 생겨서 발생할 수도 있으므로 이유 없이 갑자기 탈모가 심해졌다면 의사의 진단을 받아 보는 것이 좋다.

체모 성장주기

체모의 성장 과정은 주기에 따라 대략 세 단계로 나뉜다.

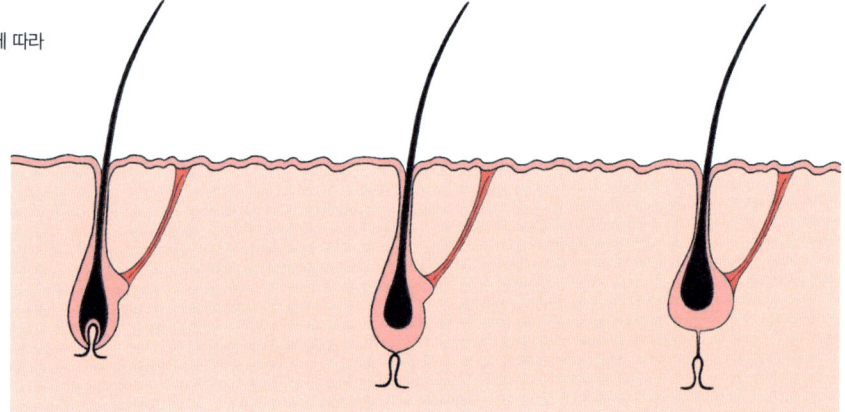

성장기: 약 3년
모구에서 새로운 체모 세포가 생성되어 체모가 길게 자라난다. 성장기가 길수록 체모의 최대 길이가 길어진다.

퇴행기: 약 3주
모구가 소멸하고 돌기에서 분리되면서 성장 속도가 조절된다. 모구가 있던 부위는 무색의 곤봉 모양으로 변하고 모낭이 짧아지면서 피부 표면으로 밀어 올려진다.

휴지기: 약 3개월
모발의 경우 머리를 감거나 빗질을 할 때 빠지기도 하며 새로운 체모가 생성되면서 밀려 나와 빠질 수도 있다.

출산 후 탈모 여성의 경우 임신 중에는 모발의 성장기가 연장되어 모발의 굵기가 굵어진다. 출산 후에는 호르몬 및 모발의 성장주기가 정상으로 돌아오면서 흔히 탈모를 겪거나 모발의 굵기가 가늘어지게 된다.

휴지기 탈모 극심한 정신적 또는 육체적 스트레스를 받으면 많은 양의 머리카락이 한꺼번에 휴지기에 들어갈 수 있다. 이러한 현상은 주로 두피 전체에 고르게 발생한다. 휴지기 탈모의 대표적인 원인은 출산, 심각한 질환, 갑상샘 질환, 만성 질환, 철분 부족, 특정 약물 복용이 있다. 탈모는 대체로 스트레스를 받은 시기로부터 한두 달 후에 나타나므로 정확한 탈모 원인을 찾지 못할 때가 많다. 일반적으로 스트레스 요인이 해소된 후 3~6개월 정도 지나면 다시 정상적인 주기로 돌아온다. 그러나 특히 중년 여성의 경우 비정상적 주기가 지속될 수도 있다.

화학적 항암치료 암 치료제는 탈모를 유발할 수 있고 두피 발진을 동반하는 경우가 흔하다. 대개 항암치료가 종료된 후 몇 개월이 지나면 모발이 다시 자란다.

불균일한 탈모 증상

남성형 탈모(대머리) 가장 흔한 탈모 형태로 50대 남성 가운데 약 절반가량이 겪는다. 디하이드로테스토스테론(DHT)의 영향으로 모낭이 위축되어 모발이 잔털처럼 가늘게 생성될 때 발생한다.

여성형 탈모 폐경기 이후 여성 중 30% 이상이 탈모를 겪으며 남성형 탈모와 증상이 유사하다. 모발은 두피 중심에서부터 가늘어지다가 점차 양옆으로 퍼지며 이마와 두피의 경계인 헤어라인 부위에는 별로 영향이 없다. 남성형 탈모에 비해 호르몬이 여성형 탈모에 미치는 영향은 명확히 밝혀지지 않았지만 두 형태 모두 유전적인 영향을 강하게 받는다.

원형 탈모 탈모가 특정 부위에 집중적으로 일어나는 현상으로 자가 면역 질환과 연관이 있다. 신체의 면역 체계가 비정상적으로 모낭 세포를 공격하는 것이다. 원형 탈모는 두피 전체 또는 몸 전체의 체모로 확대될 수 있다. 보통 갑작스럽게 발생하며 효과적인 치료 방법이 없다. 하지만 갑자기 상태가 개선되기도 한다. 탈모 부위에 스테로이드 주사를 놓거나 야누스 키나아제(JAK) 억제제를 사용하면 도움이 될 수도 있다.

견인성 탈모 머리카락을 반복해서 잡아당기면 모발의 성장기를 단축할 수 있다. 그리고 잡아당기는 행위를 오래 하면 탈모 부위가 회복되지 않을 수도 있다. 종종 모발을 세게 잡아당기는 헤어스타일 때문에 발생한다.

흉터로 인한 탈모 또는 반흔성 탈모 모낭이 파괴되었을 때 발생한다.

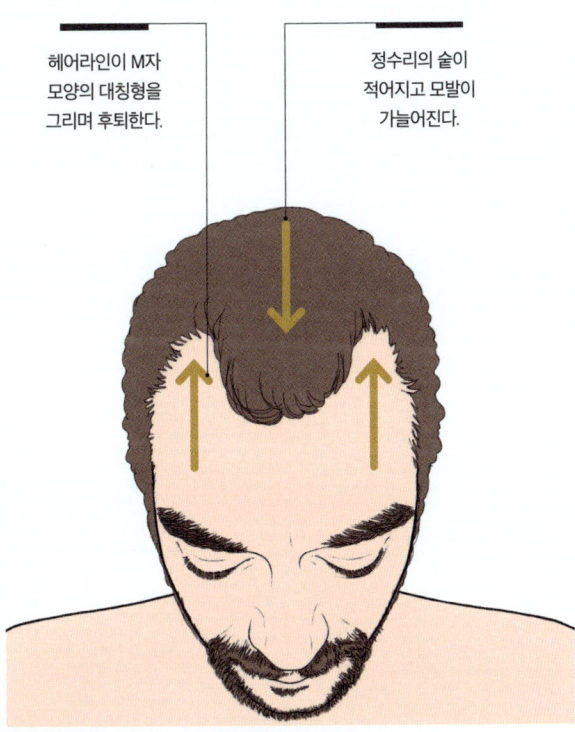

헤어라인이 M자 모양의 대칭형을 그리며 후퇴한다.

정수리의 숱이 적어지고 모발이 가늘어진다.

남성형 탈모
모발이 가늘어지는 현상은 시간이 지나면서 발전하는 전형적인 패턴에 따라 나타난다.

비듬을 줄이는 방법

비듬은 흔히 발생하는 증상으로 두피의 각질이 눈에 띌 정도로 과도하게 발생하며 해당 부위가 가렵고 건조해지면서 붉게 염증이 생긴다.

비듬이 생기는 이유
비듬이 형성되고 증상이 나타나는 이유는 크게 두 가지로 나뉜다.

말라세지아균 과다 증식
말라세지아 효모균은 두피에서 흔히 발견되는 균이지만 두피의 미생물 생태계의 균형이 깨지면 비듬으로 발전한다. 모자를 오래 착용하는 등 두피의 습도가 높아지면 악화된다. 지성 피부에 더 많이 발생한다.

유리지방산(FFA) 과다 생성
효모균은 피지를 에너지원으로 증식하며 피지를 유리지방산으로 전환한다.

불완전한 보호막
불완전한 세포로 형성된 보호막에 틈이 생긴다. 건조한 날씨에는 두피의 수분 손실이 더 심해질 수 있다.

불완전한 세포 형성
보호막을 형성하는 세포가 두피에 도달하기 전에 완전히 자랄 시간이 충분하지 않게 된다.

세포 교체 주기 가속화
각질층의 죽은 세포(각질)는 두피에 보호막을 형성한다. 죽은 세포가 더욱 빠르게 생성되면 그만큼 떨어져 나가는 각질의 양도 늘어난다.

비듬을 줄이는 방법

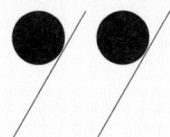

비듬 전용 샴푸는 대개 머리를
감는 동안에만 활성 성분이 두피에
전달되므로 더욱 강력한 효과를
보려면 샴푸를 두 번 연달아
사용해도 좋다.

항진균제
징크피리치온, 피록톤올아민, 시클로피록스, 케토코나졸, 황화셀레늄 등 다양한 비듬 치료제 성분이 말라세지아 효모균을 죽인다. 비듬 전용 샴푸에 흔히 첨가된다.

머리 감기
샴푸로 머리를 주기적으로 감으면 효모균과 피지 생성이 억제된다. 비듬 전용 샴푸는 대개 머리를 감는 동안에만 활성 성분이 두피에 전달되므로 더욱 강력한 효과를 보려면 샴푸를 두 번 연달아 사용해도 좋다.

염증 발생
두피가 자극을 받기 시작한다.

스테로이드
스테로이드 성분은 염증을 완화해 주고 세포 교체 주기를 정상적으로 복구한다. 비듬이 심한 경우 경구용 스테로이드제를 복용해야 할 수도 있다.

치료법

크기가 큰 각질이 떨어져 나간다
불완전한 각질 세포는 서로 제대로 분리되지 않아 각질이 더 크게 떨어져 나간다.

콜타르 및 살리실산
각질 세포가 잘 분리되게 하고 염증을 완화한다. 콜타르는 세포 생성 속도를 늦추는 효과도 있다.

가늘어지는 모발을 해결하는 방법

무엇보다도 모발이 가늘어지는 원인부터 파악해야 한다. 철분 결핍이나 갑상샘 질환처럼 건강 상태에 근본적인 문제가 있으면 모발이 가늘어질 수 있고, 그 경우 건강 문제가 해소되면 탈모도 자연히 멈춘다.

때로는 탈모 증상이 특별한 치료 없이 해소되기도 한다. 일부 약물이나 시술은 탈모를 늦추거나 심지어 원상회복시킬 수도 있다.

탈모 치료 및 시술

미녹시딜은 많은 형태의 탈모에 사용된다. 이 성분은 모발이 더 굵게 자라게 해주고, 성장이 중단된 모발보다 성장 중인 모발의 비율이 더 높게 해준다. 주로 농도가 2% 또는 5%인 제품이나 폼 형태의 제품을 두피에 1일 2회 사용하며, 복용하는 제품도 출시되어 있다.

피나스테리드 및 두타스테리드는 경구 탈모약으로 디하이드로테스토스테론 수치를 낮추는 효과가 있어 남성형 탈모에 좋은 치료제가 된다. 두피에 바르는 제품도 있다.

위 세 종류는 효과를 유지하려면 지속해서 사용해야 한다. 사용을 중단하면 보통 탈모의 진행이 치료 전의 상태로 되돌아간다.

트레티노인은 피부 질환에 흔히 사용되는 성분이지만 모발 성장을 자극하는 효과도 낼 수 있다.

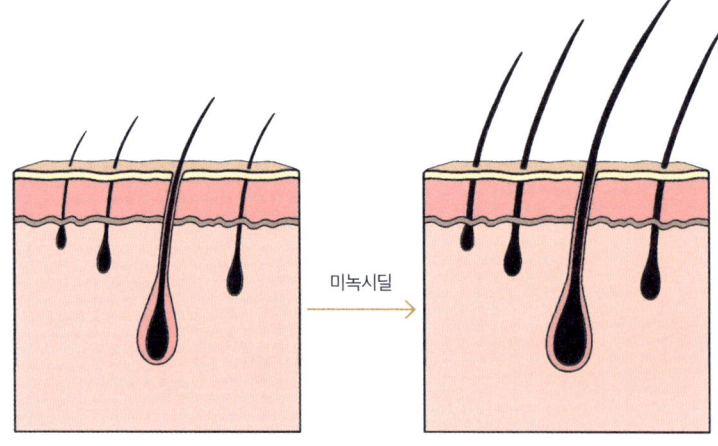

미녹시딜의 원리
미녹시딜은 탈모 치료에 가장 널리 사용되는 성분이다. 모발을 굵게 해주며 더 많은 모발이 성장기로 전환되게 하는 효과가 있다.

미녹시딜

프로스타글란딘 유사체(PGA) 가운데 비마토프로스트 같은 물질은 모발의 성장기를 연장해 속눈썹을 더 굵고 길게 자라게 해준다. 그러나 두피 전체에 사용하는 경우는 아직 제대로 검증되지 않았기 때문에 부작용 위험이 있다.
항안드로겐제는 여성형 탈모에 효과를 낼 수 있다.
모발 복원 수술은 심한 탈모에 매우 효과적인 선택이다. 다만 수술 결과는 집도의의 실력에 크게 좌우된다.
저출력 레이저 시술(LLLT)은 적색광으로 모낭을 자극하는 기법이다. 시술 효과에 대해 확실하게 입증되지는 않았지만 매우 안전한 시술이다.
마이크로니들링은 두피에 의도적으로 상처를 내서 피부 재생 반응을 촉발하는 동시에 모낭 내의 줄기세포를 활성화한다. 두피에 바르는 치료제 성분이 잘 흡수되게 할 수도 있다. 마이크로니들링은 전문가의 시술을 받는 것이 좋다. 품질이 떨어지거나 살균되지 않은 기구를 사용하면 흉터나 염증이 발생하고 탈모가 오히려 악화될 수 있기 때문이다.
혈소판 풍부 혈장(PRP)은 혈액에서 농축된 혈소판을 추출해 두피에 주입해서 모발 성장 및 재생을 촉진한다. 이 기법의 효능에 대해서는 논란의 여지가 있다.
스테로이드 및 국소 면역 요법은 자가 면역 질환과 관련된 탈모에 사용된다.
비듬 치료는 비듬에 따른 염증이 탈모의 원인인 경우 비듬을 해소하면 탈모도 완화된다.

탈모 부위를 가리는 법

헤어 컨실러(흑채) 특히 섬유질이 함유된 제품이 효과적이며 숱이 적은 부위를 가릴 수 있다.
두피 문신(SMP) 탈모 부위에 작은 점 형태로 문신을 해서 짧게 깎은 머리카락처럼 보이게 하는 방식이다.
기능성 화장품 머리카락의 올을 굵게 해서 볼륨감을 줄 수 있다. 카페인이나 나이아신아마이드 같은 일부 활성 성분은 모발에 흡수되어 각각의 올을 굵게 할 수 있다. 모발에 볼륨감을 주는 제품에는 폴리머와 실리콘이 함유되어 모발에 막을 입혀 가늘고 축 처진 모발을 좀 더 뻣뻣하게 해준다. 탈모가 있을 때는 모발을 축 처지게 하는 컨디셔너는 사용하지 않는 게 좋다.

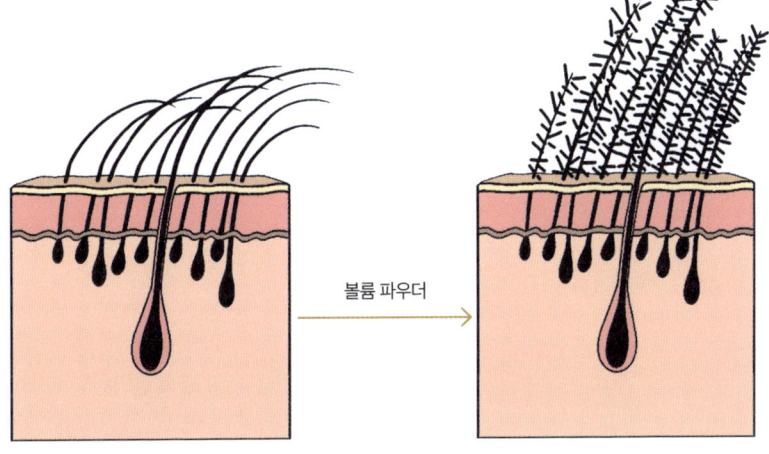

볼륨 파우더
볼륨 파우더는 모발에 접착성이 있는 막을 입혀 모발을 뻣뻣하게 만들어 각각의 머리카락이 서로 받쳐 주게 한다.

볼륨 파우더

Makeup

메이크업

안료란 무엇일까?

고대부터 인간은 색상이 있는 안료를 사용해 얼굴과 몸을 꾸며 왔다. 오늘날의 메이크업 제품에서도 당시의 안료와 유사한 성분을 찾아볼 수 있다.

안료가 색을 내는 이유는 빛에 포함된 색상을 안료 성분이 선별적으로 흡수하기 때문이다. 백색광에는 모든 종류의 색이 거의 동일한 양으로 포함되어 있는데, 이 빛이 안료에 도달하면 일부 색상은 흡수되고 나머지는 반사되어 우리가 눈으로 인지하는 최종 색상이 된다.

메이크업에 사용되는 안료

안료는 물에 녹지 않는 미세한 입자 형태로 메이크업 제품에 첨가된다. 여러 종류의 안료를 배합해 다양한 색감을 연출할 수 있다. 안료 입자는 대개 실리콘, 실레인, 레시틴과 같은 물질로 코팅되어 땀에 지워지거나 번지지 않게 한다. 또한 안료가 첨가되면 제품이 피부에 더 부드럽게 어우러지며 제품 제조 과정에서 제품의 색상 및 질감을 더욱 고르게 해준다. 안료는 크게 유기 안료와 무기 안료로 나뉜다.

유기 안료는 유기 자외선 차단 필터와 유사한 탄소 기반 구조다. 다만 안료의 입자가 더 크기 때문에 자외선 대신 가시광선을 흡수한다. 유기 안료의 대부분은 합성 물질이며 대체로 물에 용해되는 투명한 염료 형태로 시작하기 때문에 메이크업 제품에 사용되기에는 한계가 있다. 이 투명 염료를 알루미늄이나 바륨, 칼슘 화합물과 배합하면 불투명하게 바뀌어 물에 녹지 않는 '레이크(lake)' 안료가 완성된다.

무기 안료는 다양한 색광을 흡수하는 전이 원소를 함유한다. 많은 종류의 무기 안료는 자연에서 추출할 수 있지만 대개 메이크업에 사용되는 무기 안료는 순도를 높이고 더욱 균일한 색상을 내도록 인공적으로 제조한다.

특수 효과 안료

피부가 반짝이는 효과를 내는 제품에는 특수 효과 안료가 첨가된다. 어떤 크기의 입자가 얼마나 첨가되었는지에 따라 은은한 광택을 주거나 반짝거리는 글리터

유기 안료
일반적으로 무기 안료보다 더 선명한 색조를 띠지만 안정성이 떨어져 시간이 지나면 변색될 수 있다.

청색 1호 레이크

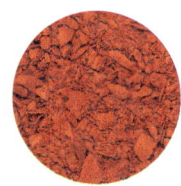

적색 6호 레이크

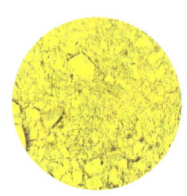

황색 5호 레이크

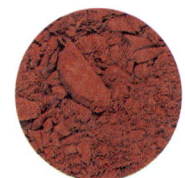

적색 7호 레이크

효과를 내는 등 다양한 마무리 효과를 연출할 수 있다.

피부가 반짝이는 효과를 내려면 무지개색을 내는 진주광택의 안료를 사용하는데, 안료가 빛을 흡수하기보다는 간섭 작용을 하는 원리다. 이러한 안료 입자는 여러 층으로 이루어진 구조로 다양한 각도의 반사면이 존재하기 때문에 빛이 여러 각도로 반사되는 것이다. 그래서 다양한 색상의 파장이 각각 강화되거나(보강 간섭) 상쇄된다(상쇄 간섭).

단일한 색의 글리터 제품은 인조 진주에서 추출한 안료를 사용한다. 이 안료는 투명한 막을 균일하게 입힌 매우 얇은 입자 형태로 최종 색상은 투명막의 두께에 따라 달라진다. 여기에는 주로 마이카(백운모), 플루오르플로고파이트(합성 마이카), 보로실리케이트 입자가 사용되며 투명막 성분은 이산화티타늄이나 산화철이다. 흡수성 안료가 이러한 입자에 부착되어 더욱 복합적인 효과를 연출한다.

미묘한 무지갯빛 광택을 내는 제품은 원래 물고기 비늘에서 추출한 구아닌이나 옥시염화 비스무트를 사용했지만 요즘은 인조 진주에서 추출한 펄 안료를 더 많이 사용한다.

금속성 글리터 제품은 알루미늄이나 청동, 구리 분말로 제조하는 금속 안료를 사용한다.

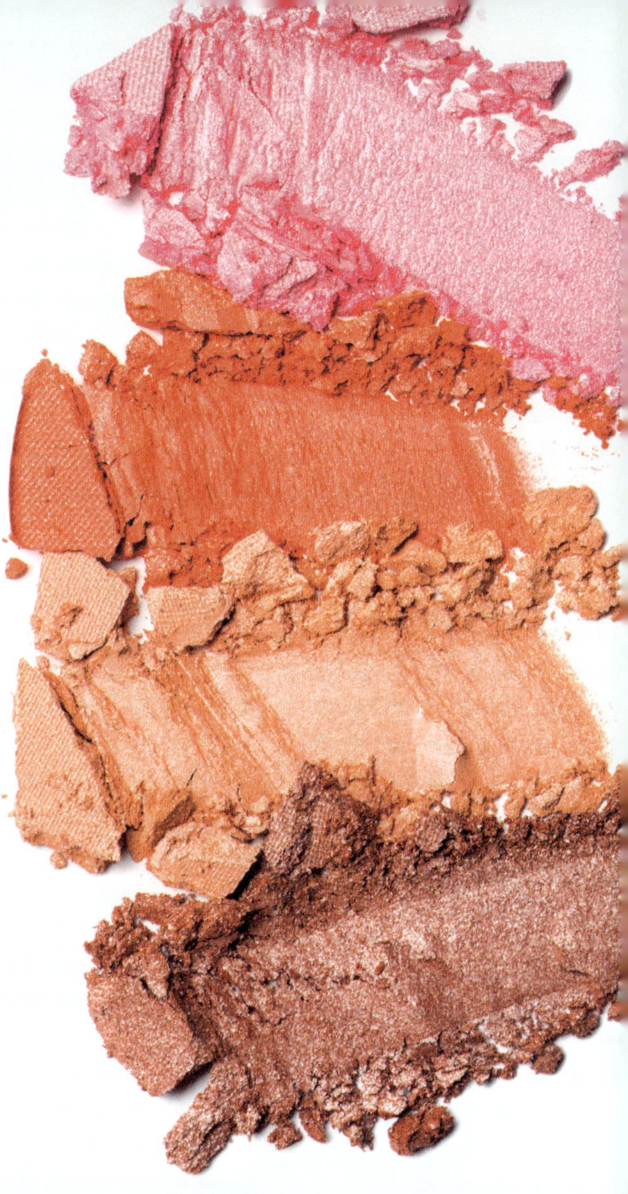

무기 안료

유기 안료보다 안정적인 형태지만 색조의 선명함이 덜하다. 미네랄 메이크업(천연 미네랄 성분을 주로 사용하는 파우더 형태 메이크업 제품-옮긴이) 제품은 무기 안료만 사용한다.

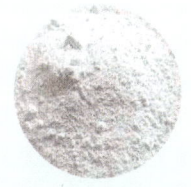
이산화티타늄
TiO_2

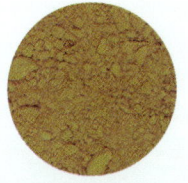
황색 산화철
$FeO(OH) \cdot H_2O$

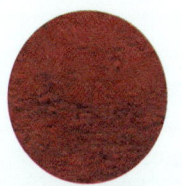
적색 산화철
Fe_2O_3

망간 바이올렛
$NH_4MnP_2O_7$

어떤 메이크업 제품으로 표현해 볼까?

메이크업 제품은 화장품 중에서도 가장 많은 종류의 제품이 나온다. 일반적으로 색소를 함유하고 있으며 베이스 성분에 여러 성분이 분산된 형태여서 피부에 고르게 발리고 움직임이나 땀에도 쉽게 번지거나 묻어나지 않게 해준다.

프라이머
메이크업 제품을 사용하기 전 피부를 정돈하는 데 사용된다. 피부를 촉촉하게 하거나 매끈하고 반들거리게 해주며, 다른 메이크업 제품이 피부에 더 잘 달라붙고 오래가게 한다.

브로 젤, 포마드
눈썹을 정돈해 고정시켜 준다. 색조 제품과 투명 제품이 있다.

파운데이션
피부 톤과 비슷한 색상이며 주로 볼이나 이마처럼 얼굴의 넓은 부위에 바른다. 가벼운 커버 기능이나 스킨케어 기능이 있는 파운데이션은 비비크림이나 씨씨크림, 틴트 모이스처라이저(색조 보습제)라는 이름으로 출시되기도 한다.

컨실러
파운데이션보다 불투명한 제형으로 잡티나 다크서클처럼 작은 부위를 가려 준다.

세팅 파우더
피부의 유분을 흡수해 액상 제품이나 크림 제품을 고정하는 역할을 한다. 파우더 제품 전에 사용해 블렌딩이 잘 되게 한다. 색조가 있는 세팅 파우더는 커버력도 어느 정도 제공한다. 투명한 세팅 파우더는 색조를 더하지 않지만 블러링 효과나 매트한 질감, 광택을 더할 수 있다.

립 라이너
립스틱이 입술 밖으로 번지지 않게 막아 주고 입술 윤곽을 수정할 때 사용한다. 입술 전체에 바르면 입술 색이 더 오래 유지된다.

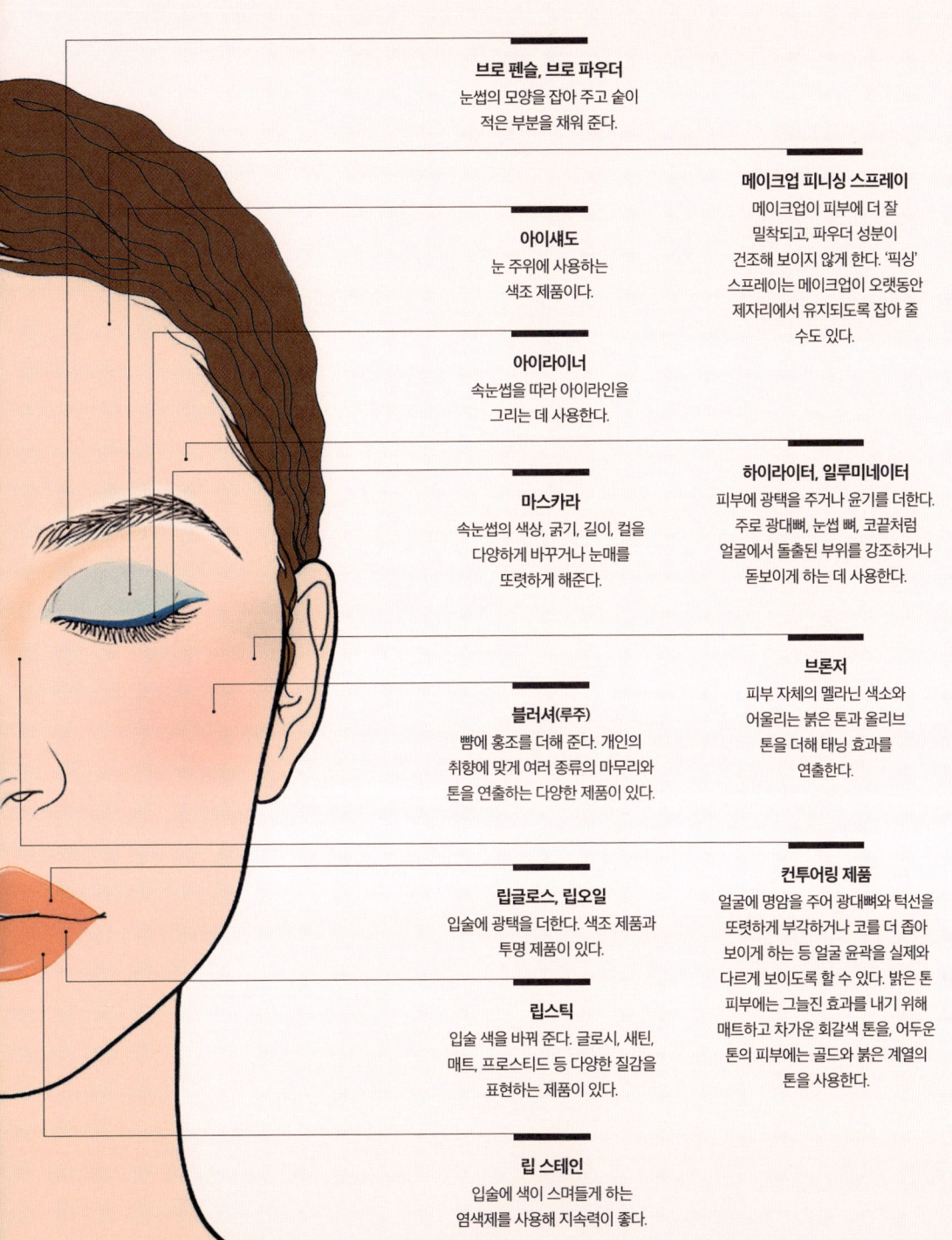

립스틱에는 무엇이 들어 있을까?

메이크업 제품을 제조할 때 성분 배합 과정은 균형을 잡는 작업이다. 가령 립스틱은 사용할 때 부러지지 않을 정도로 단단하면서도 입술에 얇은 막을 남길 정도로 부드러워야 한다.

입술에 바른 립스틱의 막은 질감과 색상이 균일하면서도 내구성을 유지해야 한다. 입술은 계속 움직이며 수시로 물에 노출되기 때문이다. 그에 더해 일과가 끝나고 메이크업을 지울 때는 쉽게 지워져야 한다.

기본 성분

립스틱의 베이스 성분에는 대개 방수 기능을 하는 유분이 들어간다. 유분의 비율은 제품에 적합한 경도와 질감을 내도록 조절되는데, 입술에 바른 상태에서 묻어나지 않고도 촉촉한 상태를 유지하는 등 필수 기능을 발휘할 수도 있어야 한다.

- 왁스: 상온에서 더욱 단단해지는 성질이 있어서 왁스를 베이스로 사용하면 립스틱을 더 단단하게 만들 수 있다. 칸데릴라 왁스, 오조케라이트, 미세결정 왁스가 가장 많이 사용된다.
- 오일: 액체 베이스로 립스틱을 부드럽게 하고 광택을 더하며, 색상이 고르게 유지되고, 사용할 때도 부드럽게 발린다. 입술은 자체적으로 피지를 생성하지 않기 때문에 오일 베이스를 사용하면 입술이 건조해지고 갈라지지 않게 보호할 수 있다. 폴리부텐, 아이소스테아릴아이소스테아레이트(ISIS), 피마자 오일을 사용한다.

립스틱 제조 과정
다음은 일반적인 립스틱을 제조하는 과정이다.

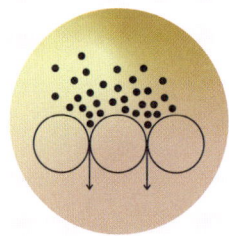

1단계
안료를 고운 입자로 분쇄해 베이스 성분인 오일이나 용제에 고루 혼합한다.

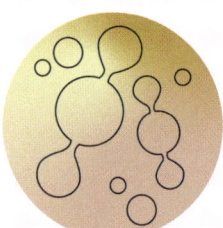

2단계
녹인 왁스 성분에 안료 혼합물을 추가한 뒤 고루 혼합한다.

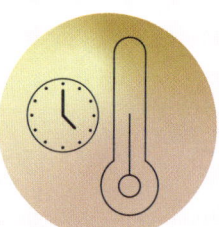

3단계
혼합물이 약간 식으면 특수 안료, 산화 방지제, 방부제처럼 열에 민감한 성분을 첨가한다.

- 막 형성제: 립스틱이 묻어나지 않도록 폴리머 같은 성분을 첨가한다.

내 립스틱에 문제가 있는 걸까?

유분 방울 맺힘(땀 맺힘 또는 이수 현상): 베이스 성분으로 사용된 오일이나 왁스가 시간이 지나면서 분리되는 현상이다.

옅은 흰색 얼룩: 곰팡이처럼 보일 수도 있지만 대개 왁스나 유화제 성분이 분리되어 결정이 생긴 것이다. 초콜릿 표면에 나타나는 흰색 얼룩과 유사하다.

안료

립스틱에는 일반적으로 불투명한 효과를 내는 불용성 안료와 입술에 발랐을 때 색상이 더 오래 유지되게 하는 발색용 안료가 들어간다. 펄 안료를 더하면 은은한 마무리 효과를 낼 수도 있다.

따뜻한 톤을 내는 빨간색 립스틱은 주로 적색 6호 레이크와 적색 21호, 차가운 톤의 빨간색 립스틱은 적색 7호 레이크와 적색 27호를 사용한다. 색상이 변하는 립스틱은 발랐을 때 보통 더 진하게 변하며 대체로 적색 27호나 21호를 사용한다. 다만 광고하는 대로 입술의 pH 정도에 따라 톤을 맞추는 효과를 내는 것은 아니고 단순히 안료가 수분과 반응해서 핑크 톤으로 바뀌는 것뿐이다.

블리딩 혹은 페더링이라 불리는 현상은 립스틱의 색상이 입술의 주름을 따라 입술 바깥으로 번지는 현상으로 안료가 립스틱의 오일 성분에 약간 섞이는 경우 발생한다. 페더링을 방지하려면 유분이 많은 액상 제품을 피하고, 입술 가장자리를 피해 입술에만 립글로스를 약간 발라 주면 된다. 지속력이 강한 립스틱은 페더링 현상이 덜 나타나는 편이다. 립 프라이머와 립 라이너는 립스틱을 바르기 전 입술 주름을 깔끔하게 정리하는 데 도움이 된다.

그 밖의 성분

립스틱의 베이스로 들어가는 오일 성분은 산패할 수 있기 때문에 산화 방지제를 첨가한다. 제품의 여러 성분이 내는 불쾌한 냄새나 맛을 가려야 하므로 특별한 맛이나 향이 첨가되기도 한다.

립스틱에 사용되는 스킨케어 성분으로는 자외선 차

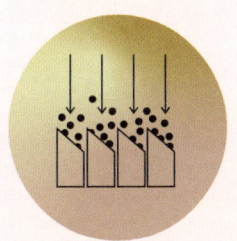

4단계
혼합물을 성형 틀(몰드)에 서서히 부어 안료가 침전되거나 기포가 생기지 않게 한다.

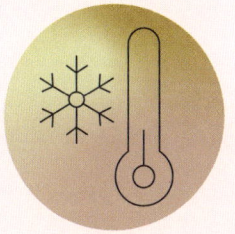

5단계
식혀서 굳힌다.

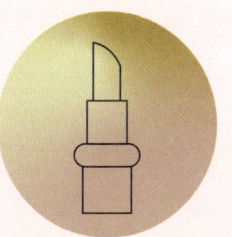

6단계
굳어진 립스틱 혼합물을 틀에서 빼내 용기에 담는다.

7단계
열을 가해 립스틱 표면을 살짝 녹이면 완성된 립스틱의 표면이 반짝이게 된다.

단 필터(입술은 피부암 위험이 큰 부위다), 펩타이드, 산화 방지제가 있다. 입술에 바르자마자 볼륨감을 주는 립스틱은 캡사이신이나 생강 추출물처럼 자극적인 성분을 첨가해 입술을 일시적으로 부풀리는 방식이어서 효과가 지속되게 하려면 덧발라 주어야 한다.

매트한 효과를 주는 립스틱은 실리카나 나일론 같은 파우더 성분으로 입술 표면을 거칠게 만들어 빛을 분산시키는 원리로 광택을 없앤다. 이러한 제품은 유분이 적은 편이어서 입술을 더 건조하게 할 수 있지만 지속력은 좋다.

립글로스는 그보다 훨씬 더 유분을 많이 첨가해 반짝이는 효과를 낸다. 액체 질감을 주기 때문에 대체로 튜브형 용기를 사용하며 지속력은 떨어진다.

지속력이 좋은 립스틱은 대개 실리콘 폴리머가 함유된 액체 성분이다. 입술에 바르고 나면 액체 성분은 증발하고 지속력이 좋은 색소 막만 남는다. 요즘 출시되는 제품은 스틱 형태로 나오며 용액이 증발하지 않도록 내용물을 밀착해서 감싸는 용기를 사용한다.

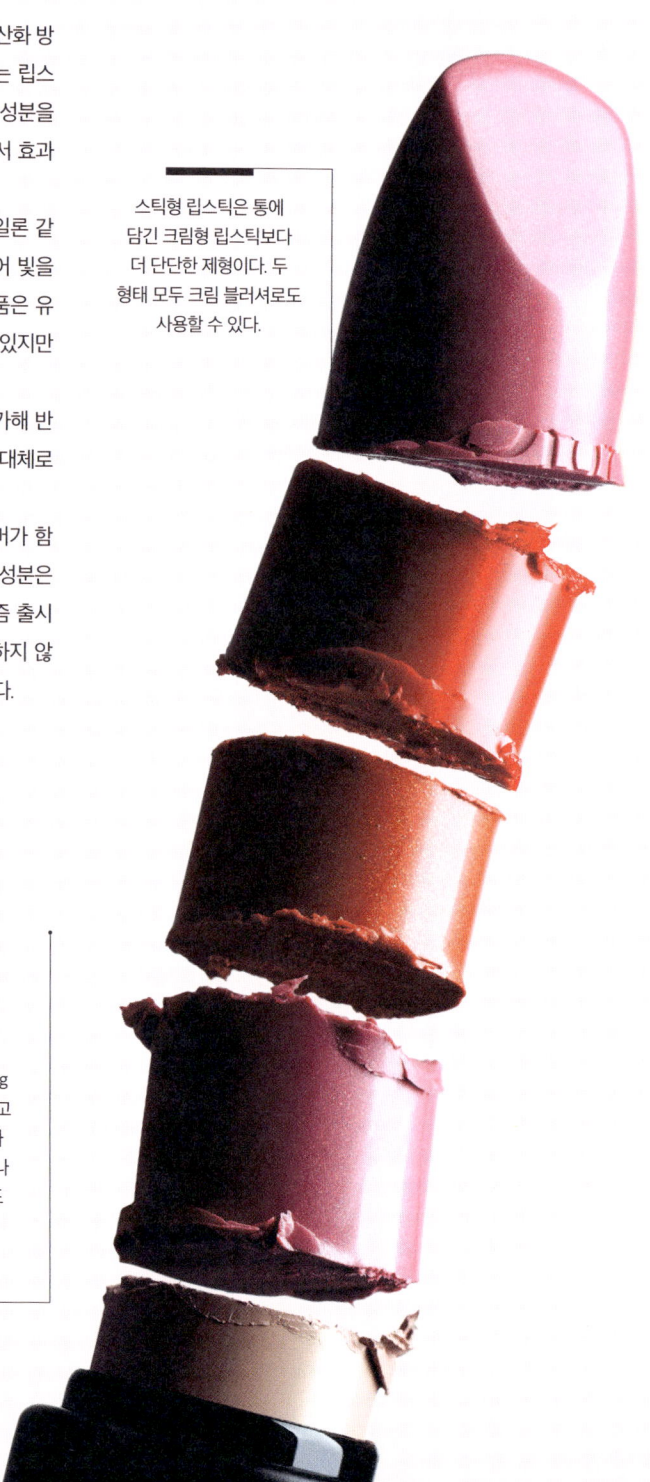

스틱형 립스틱은 통에 담긴 크림형 립스틱보다 더 단단한 제형이다. 두 형태 모두 크림 블러셔로도 사용할 수 있다.

이 정보, 진짜?

립스틱을 먹는다?

우리는 평생 3kg의 립스틱을 먹게 된다는 말이 있다. 3kg은 립스틱 800개와 맞먹는 양이라는 점을 생각하면 그러한 주장은 엄청나게 과장된 것이다! 하루에 바르는 립스틱의 양은 평균 24mg 정도다. 그러면 70년 동안 매일 립스틱을 바른다고 해도 총사용량은 600g 정도에 불과하다. 게다가 입속으로 들어가는 양은 그보다 훨씬 적다. 티슈나 컵에 묻어 나가는 양도 많고, 일과가 끝났을 때도 여전히 입술에 남아 있기 때문이다.

파운데이션이란 무엇일까?

파운데이션은 액상(리퀴드), 크림, 무스, 스틱형, 파우더 등 다양한 형태로 출시된다.

입자의 표면 처리
성분의 입자를 표면 처리하면 메이크업 제형을 더욱 균일하게 만들 수 있다. 제조 과정에서 성분들이 부드럽게 혼합되도록 하고 사용감도 개선된다.

액상 파운데이션
실리콘 오일을 베이스로 물이 섞인 워터인 실리콘(W/S) 에멀전은 탁월한 성능 덕분에 거의 모든 액상 파운데이션에 사용된다. 에멀전이 얇은 막을 형성하는 폴리머와 결합하면 타의 추종을 불허하는 강력한 효과를 낸다. 즉 지속력이 강하고 사용감이 부드러우며 색감이 고르게 발라진다. 바를 때 특별한 기술이 필요 없으며, 묻어나지 않으면서도 피부에 잘 밀착되도록 적당히 빨리 마른다.

에멀전은 서로 혼합되지 않는 두 성분으로 구성된다(30쪽 참조). 워터인 실리콘 제형의 경우 실리콘이 주성분, 피부에 파운데이션 막을 형성하는 성분이 첨가성분이다.

- 안료는 발색 및 커버력을 담당한다. 펄 안료를 추가하면 더욱 선명한 마무리 효과를 낸다. 안료 입자는 대개 표면 처리를 해서 첨가된다.
- 실리콘이나 오일 베이스는 다른 성분들이 잘 배합되도록 하는 용제 역할을 한다. 용제 중 일부는 휘발성이 있어서 사용 후 휘발되고 피부에는 다른 성분들만 남는다. 일부 용제는 피부에 그대로 남아 보습 효과를 주기도 한다.
- 막 형성제는 지속력이 있으면서도 사용감이 좋도록 피부에 파운데이션 막을 형성한다. 지속력이 뛰어난 롱웨어 파운데이션의 경우 대개 실리콘을 베이스로 한 폴리머가 이 역할을 한다.

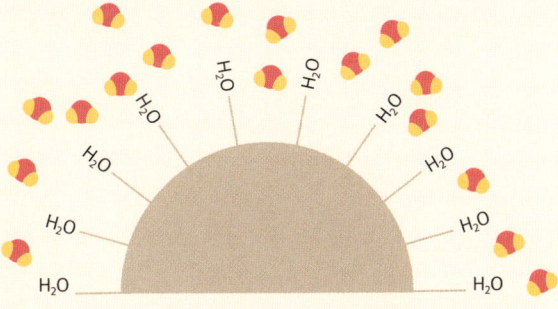

안료 및 파우더 입자의 표면은 대체로 물을 잘 흡수하는 성질이 있다.

↓ 실레인과 반응

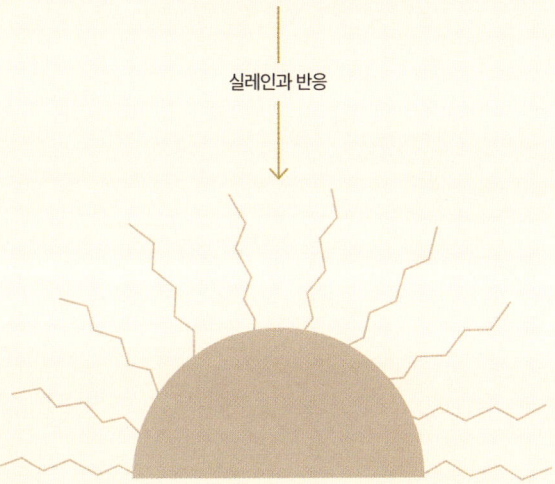

오일 성분을 입자 표면에 부착시켜 오일이나 실리콘 베이스와 잘 결합하게 한다.

파운데이션의 다양한 종류

백색 이산화티타늄
제품의 커버력을 높여 준다. 다만 어두운 피부 톤에 사용하면 창백해 보일 수 있다. 산화아연으로 대체되기도 한다.

색조가 들어간 보습제(틴트 모이스처라이저) 및 비비크림
안료가 적게 들어가며 스킨케어 성분을 함유한다.

컨실러
일반 파운데이션보다 점성이 높은 편이며 안료가 더 많이 첨가된다. 일반 파운데이션은 안료 성분이 대체로 10% 이하지만 컨실러는 최대 40%에 이른다.

오일 베이스 크림 파운데이션
컴팩트 용기나 크림 통에 담긴 형태로 스틱 파운데이션과 유사한 제형이다.

투웨이 파우더 케익
높은 커버력을 제공하며 촉촉하게 발린다.

파우더 파운데이션
원하는 만큼 커버력을 조절할 수 있으며 세팅 파우더를 사용한 후 덧바르면 커버력이 향상된다.

파운데이션이란 무엇일까?

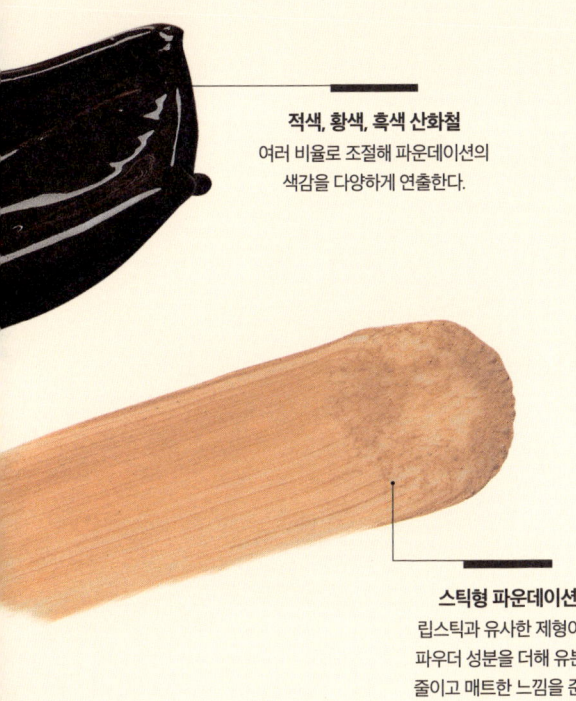

적색, 황색, 흑색 산화철
여러 비율로 조절해 파운데이션의 색감을 다양하게 연출한다.

스틱형 파운데이션
립스틱과 유사한 제형이며 파우더 성분을 더해 유분을 줄이고 매트한 느낌을 준다.

광택 있는 파운데이션 효과를 연출하려면
리퀴드 일루미네이터를 몇 방울 섞어서 쓰면 된다.

피부 톤 보정
피부 톤을 보정해 주는 제품은 보색 효과를 활용해 피부 톤을 중화한다. 일반 파운데이션이나 컨실러만으로 커버력이 충분하지 않다면 그 전에 보정 제품을 한 겹 발라 주면 된다. 홍조를 가릴 때는 녹색, 보랏빛이 나는 눈 밑 다크서클에는 노란색, 면도로 푸르스름해진 부위나 색소 침착을 가릴 때는 주황색 제품을 쓰면 된다.

- 점도 조절제는 안료 성분이 침전되거나 뭉치는 것을 방지하며 제품의 점도를 높일 때 첨가된다.
- 실리카, 마이카, 카올린(고령토) 같은 파우더 성분은 매끄러운 질감을 내고 유분을 흡수하며 바를 때 색감이 고르게 해준다. 또한 빛을 분산시켜 고해상도 카메라나 밝은 조명에서 피부가 자연스럽고 부드러운 느낌을 내게 한다(소프트 포커스 효과).
- 자외선 차단제나 비타민처럼 지용성 스킨케어 성분이 첨가될 수도 있다.

에멀션의 첨가성분은 주성분인 실리콘 속을 떠다니는 작은 물방울 형태로 유화제가 첨가되어 이러한 형태를 잡아 준다. 이들 첨가성분은 가벼운 사용감을 주며 주로 유화 안정제, 방부제처럼 수용성 스킨케어 성분을 포함한다.

내 피부 톤에 꼭 맞는 파운데이션 찾기

얼굴에 파운데이션을 직접 발라 보고 자연광에서 어떻게 보이는지 확인하는 것이 최선이다. 화장품 매장의 조명은 색감을 왜곡할 수 있으므로 샘플을 바른 후 밖으로 나가서 원하는 색상이 나오는지 확인해 보는 것이 좋다. 일부 제품은 마르고 나면 색상이 달라지기도 한다. 이를 '산화 현상'이라고도 하는데, 사실 산화가 아니라 용제가 증발할 때 또는 파운데이션에 땀과 피지가 흡수될 때 발생한다. 젖은 천이 마르고 나면 색상이 달라지는 현상과 비슷하다.

사람들은 대체로 몸과 얼굴의 피부색이 다르다. 햇볕 노출 정도, 피부의 두께, 민감성 정도가 신체 부위마다 다르기 때문이다. 메이크업 전문가들의 노하우를 공개하자면, 파운데이션의 색상을 가슴이나 목의 피부색에 맞추면 더욱 자연스러운 효과를 연출할 수 있다.

파우더 메이크업 제품에는 무엇이 들어갈까?

순수 안료는 분말 형태이므로 메이크업 제품에 그대로 사용해서는 좋은 효과를 낼 수 없다. 선사시대나 고대의 인류는 동물의 비계, 기름이나 침 따위를 활용해 안료가 피부에 접착되게 했다.

현대의 파우더 제품의 경우 파우더 형태의 베이스 성분이 안료를 적절한 점도로 희석하고, 사용하기에 적절하도록 매끄러운 질감을 내고, 오일을 흡수하는 역할을 한다. 파우더 성분은 발랐을 때 칙칙해 보이지 않을 만큼 투명해야 마무리 효과가 제대로 날 것이다. 옵티컬 블러링 파우더를 첨가하면 사용감이 개선되고 피부가 더욱 매끄러워 보이게 할 수 있다. 표면 처리제와 결합제는 제품이 고르게 발라지며 피부에 더욱 밀착되게 한다.

압축 파우더 (파우더 팩트)

분말 형태나 압축된 분말 형태의 제형이 용기 안에 담겨 있는 제품이다. 압축 파우더는 분말 입자를 단단하게 만들어야 하므로 더 많은 결합제가 첨가된다. 너무 과하게 압축되면 제형이 너무 단단해져 사용이 불편하고 브러시로 피부에 발랐을 때 군데군데 반짝이는 부분이 생긴다. 또 압축이 너무 약하게 되면 사용할 때 약간의 충격에도 깨질 수 있다.

파우더 제품 사용 팁

파우더는 주로 다른 파우더 다음에 사용할 때 블렌딩이 가장 잘 된다. 끈적한 질감의 크림이나 액상 제품 다음에 세팅 파우더를 먼저 발라 주면 피부 표면이 매끄러워져 파우더를 바를 때 뭉치지 않고 자연스러운 느낌을 연출할 수 있다.

플래시를 사용해 사진 촬영을 할 경우 실리카 성분이 함유된 파우더는 빛을 분산시키므로 소량만 사용하는 것이 좋다. 그렇지 않으면 사진에 흰색 반점이 선명하게 나타날 것이다.

아이섀도를 사용하다 보면 가루가 볼과 눈 밑에 떨어져 묻곤 한다. 대개 입자가 큰 편인 펄 아이섀도를 사용할 때나 제품에 결합제가 적절히 들어가지 않은 경우, 또는 브러시에 너무 많이 묻었을 때 이런 문제가 생긴다. 아이섀도 가루가 떨어져 메이크업이 지저분해지는 것을 피하려면 파운데이션을 바르기 전에 아이섀도부터 사용해도 좋다. 아이섀도를 사용하기 전에 눈 아래에 보습제를 두툼하게 발라 주면 색소 가루가 떨어져도 피부에 착색되기 전에 닦아 내기가 쉽다. 그리고 아이섀도를 브러시에 묻힌 후 손등에 살짝 두드려 털어 내면 가루가 브러시에 고루 분산되고 과도한 양은 제거할 수 있다.

아이 프라이머를 사용하면 아이섀도 가루가 떨어지거나 주름 사이에 끼는 것을 줄이면서도 사용감이 부드럽고 또렷한 색상을 낼 수 있다. 많은 종류의 프라이머에는 막 형성 폴리머 성분이 들어 있어서 아이섀도 입자가 피부에 잘 들러붙게 해준다.

파우더 메이크업 제품에는 무엇이 들어갈까?

베이스 파우더
색을 내지 않는 '충전재(필러)' 성분은 제품이 기능을 발휘하는 데 결정적인 역할을 한다. 탤크(활석), 녹말, 카올린(고령토), 탄산칼슘(석회 분말), 옥시염화비스무트 등이 사용된다.

옵티컬 블러링 파우더
실리카, 마이카, 폴리머, 질화붕소 같은 거친 표면의 입자를 함유해 빛을 여러 각도로 분산시켜 피붓결이 부드러워 보이는 효과를 낸다.

결합제
스테아르산아연, 다이메티콘, 펜타에리스리틸테트라이소스테아레이트처럼 유분이 있는 성분들은 파우더가 피부에 밀착되도록 한다.

파우더 메이크업

방부제
공기 중의 수분을 흡수해 미생물이 증식할 위험이 있는 파우더 제품에는 방부제를 첨가한다.

안료
피부에 색조를 더하고 불투명하게 만든다. 마이카 입자는 베이스의 역할도 하는데 이들 입자에 안료를 접착해서 첨가하면 반짝이는 효과를 연출할 수도 있다.

마스카라는 어떤 효과를 연출할까?

마스카라는 메이크업 제품 중에서도 가장 인기가 많은 종류로 속눈썹에 얇은 막을 입혀 속눈썹의 색상, 굵기, 길이를 바꾸거나 컬을 주기도 하고 또렷하게 보이는 효과를 낸다.

구성 성분

마스카라는 속눈썹 전체에 너무 두툼하지 않은 막을 입힐 정도의 점성이 있어야 하며, 사용감이 좋아지려면 적당히 묽기도 해야 한다. 최종 형성된 막은 번지지 않아야 함과 동시에 유연성이 있어야 속눈썹에서 떨어져 나가지 않는다.

가장 인기 있는 검은색 마스카라는 흑색 산화철이나 미세한 탄소 분말(카본 블랙)을 안료로 사용한다. 왁스(밀랍, 카르나우바 왁스)와 파우더(실리카, 점토) 성분이 첨가되면 마스카라가 더 두껍게 발리면서 속눈썹이 풍성해지는 효과를 준다. 막 형성 폴리머나 수지는 유연성을 더해 속눈썹에 마스카라가 잘 붙어 있으면서 번지지 않게 한다. 튜빙 마스카라는 고용량 아크릴레이트 폴리머를 사용해 물에 젖지 않고 가루가 떨어지지 않는 단단한 막을 형성하면서도 제거할 때는 따뜻한 물로 닦아 내면 각각의 속눈썹을 감싸는 '튜브' 형태가 그대로 쉽게 빠진다.

내수성이 있는 마스카라와 튜빙 마스카라는 일반적으로 수중유형(물속에 유분이 분산된 형태) 에멀션이다. 에멀션의 주성분인 물은 속눈썹을 풍성하게 하고 컬을 주며, 유화제를 첨가해 유분 방울에 함유된 막 형성 성분이 잘 섞여 들게 한다.

워터프루프 마스카라는 주로 유중수형(유분 속에 수분이 분산된 형태) 에멀션이어서 유분 함량이 더 높다. 용제는 주로 아이소도데케인이며 사용 후 빠르게 증발해 마스카라가 번지지 않게 한다.

마스카라는 눈 가까운 부위에 사용하기 때문에 부패한 제품을 사용하면 감염될 위험이 매우 크다. 그래서 일반 마스카라는 물론이고 무수분 마스카라에도 방부제가 들어간다.

특수 기능 마스카라

속눈썹 연장 기능(롱 래시) 마스카라 미세한 나일론이나 레이온 섬유가 첨가되어 속눈썹 끝에 달라붙는다.

튜빙 마스카라 물에 젖지 않고 번지거나 떨어져 나가지 않으면서도 쉽게 제거할 수 있다. 각각의 속눈썹을 분리해 더 길어지게 하는 효과가 있다. 다만 일반 마스카라보다 두껍게 발리고 컬이 약하다.

2단 마스카라 서로 다른 효과를 내는 두 종류의 마스카라로 구성된다. 예를 들어 1단계는 속눈썹을 풍성하게 하고 2단계는 속눈썹이 길어 보이게 연출한다. 1단계 마스카라가 다 마른 후에 2단계를 사용해도 효과는 비슷하다.

마스카라 사용 팁

마스카라에 딸린 브러시를 사용했을 때 원하는 형태가 잘 나오지 않는다면 면봉 같은 도구를 사용해도 된다. 바르기 전에 마스카라가 과하게 묻은 브러시를 티슈로 살짝 닦아 내면 발랐을 때 뭉치는 현상을 방지할 수 있다. 뭉친 부분이 있으면 속눈썹용 빗을 사용해 정리하면 된다.

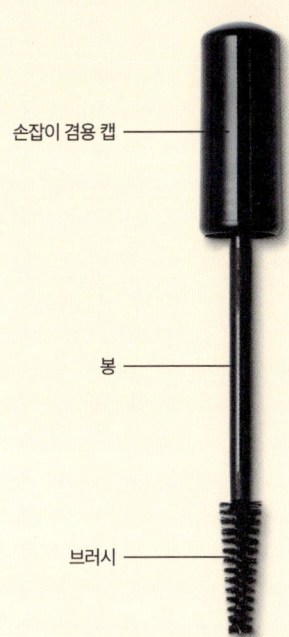

- 손잡이 겸용 캡
- 봉
- 브러시

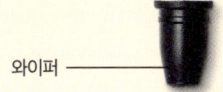

- 와이퍼

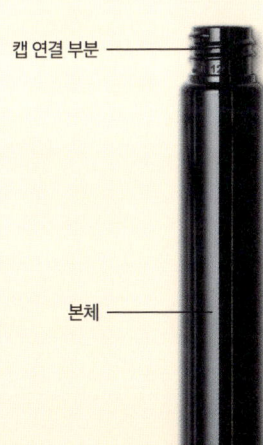

- 캡 연결 부분
- 본체

마스카라의 브러시 형태가 중요할까?

물론이다! 브러시의 형태는 마스카라로 내는 연출 효과에 큰 영향을 미친다. 브러시의 종류에 따라 속눈썹의 두께, 유연성, 각각의 속눈썹이 분리되는 정도가 달라진다.

1. 직선형 마스카라 브러시가 가장 일반적인 형태다.

2, 3. 곡선형 및 오목형은 한 번에 더 많은 속눈썹을 커버할 수 있어서 속눈썹 전체에 고르게 바를 때 유용하다.

4. 가느다란 브러시는 속눈썹 안쪽이나 아래쪽에 바를 때 적합하다. 속눈썹의 숱이 적을 때 더욱 자연스러운 효과를 볼 수 있다.

5, 6. 양 끝이나 한쪽 끝이 가늘어지는 형태의 브러시로는 볼륨감을 빠르게 연출할 수 있고, 특히 좁은 끝부분을 이용해 꼼꼼하게 마무리할 수도 있다.

7. 끝이 동그란 형태의 브러시로는 속눈썹 아래나 가장자리 부분을 꼼꼼하게 정리할 수 있다.

8. 빗 모양 브러시는 속눈썹을 각각 분리해서 또렷한 모양을 잡아 준다.

9. 고무 브러시는 다양한 형태가 있는데 일반적으로 속눈썹을 각각 분리해서 또렷한 모양을 잡을 때 좋다.

10. 빳빳하게 꼬인 와이어 형태의 브러시는 불규칙하게 배열되어 더욱 볼륨감 있는 연출을 할 때 사용한다.

마스카라의 구조

실린더 용기에 담긴 마스카라 형태의 시초는 1957년에 출시된 헬레나 루빈스타인 제품이었다. 실린더 용기 안쪽에 와이퍼가 장착되어 브러시에 묻어 나오는 마스카라의 양을 조절하는 기능이 이 구조의 핵심이다.

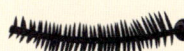

1. 직선형(클래식) 브러시

2. 곡선형(커브) 브러시

3. 오목형(땅콩) 브러시

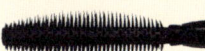

4. 가느다란(스키니) 브러시

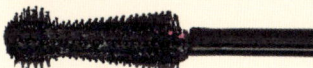

5. 나선형 브러시

6. 볼록형 브러시

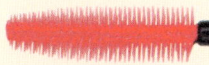

7. 볼팁 브러시

8. 빗 브러시

9. 고무 브러시

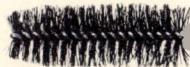

10. 트위스트 브러시

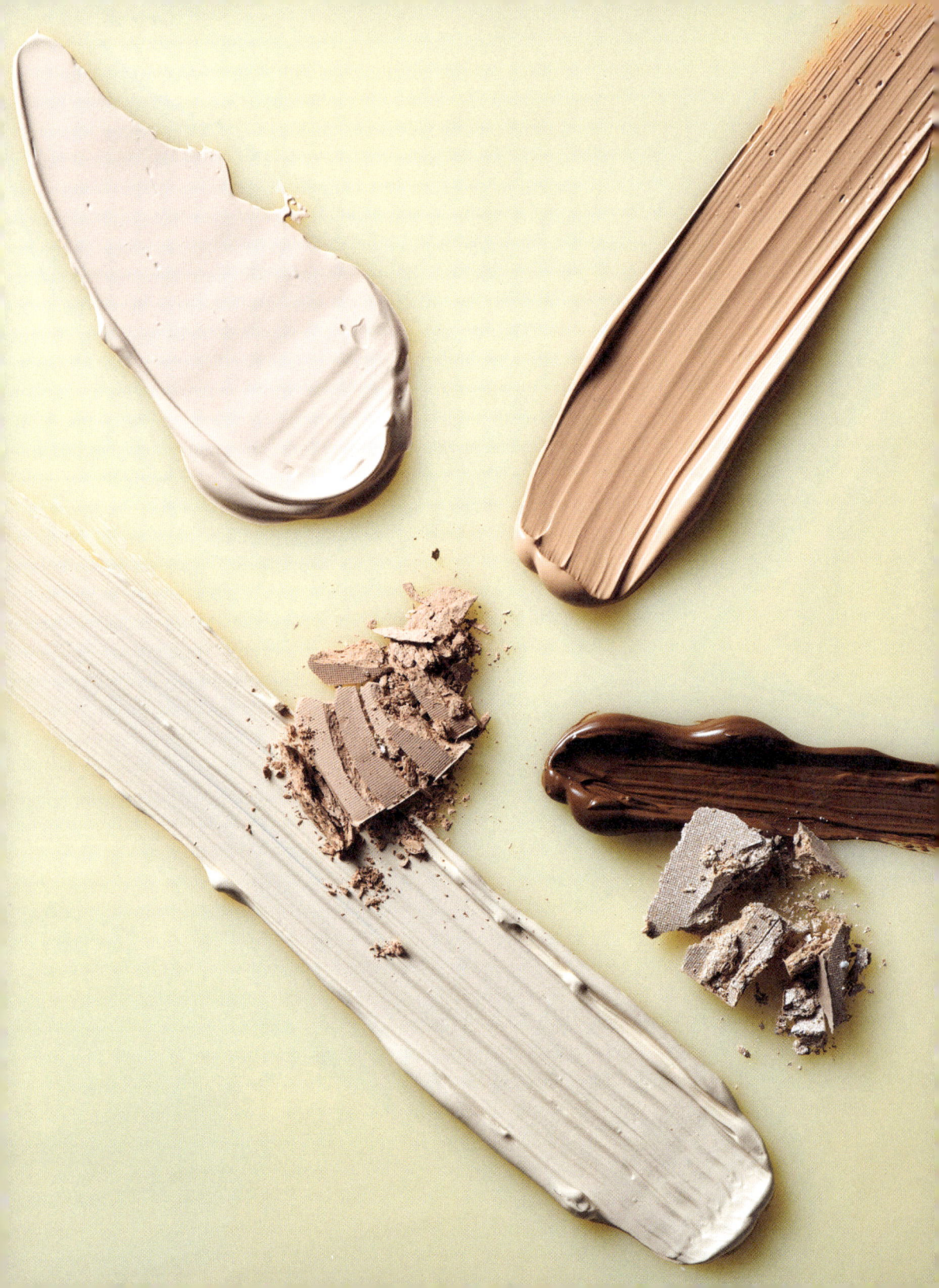

"

속눈썹을 연장하는
롱 래시 마스카라는 미세한
나일론이나 레이온 섬유가
첨가되어 속눈썹 끝에
달라붙는다.

"

그 밖에 어떤 아이 메이크업 제품이 있을까?

아이 메이크업 제품은 굉장히 다양한 종류로 출시되고 있으며, 성분 배합 및 구성 방식도 그만큼 다양하다.

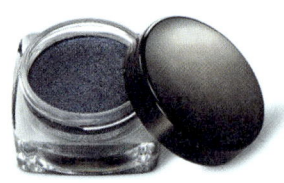
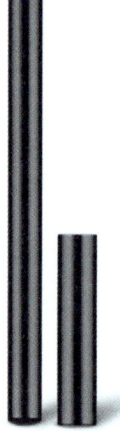

	크림형 및 액상형 아이섀도	아이펜슬 및 샤프형 펜슬
성분 구성 원리	주로 유분 베이스에 안료와 파우더가 섞인 형태다. 에멀션 베이스인 일부 제품은 더 가벼운 느낌을 준다. 크림형은 액상형보다 왁스나 클레이가 더 많이 함유되어 점성이 높다.	대개 크림 제형에 왁스를 첨가해 더 단단하게 만든 형태다. 눈 주위에 사용하므로 피부 자극이 덜하도록 사용감이 부드럽게 배합한다. 배합 성분이 액체 상태일 때 나무나 플라스틱 틀에 주입해 연필이나 샤프 형태로 만드는 방식으로 제조한다. 품질이 낮은 제품은 이 과정에서 일부가 나무틀에 스며들어 남은 내용물이 수축해 심이 빠질 수 있다. 샤프형 제품의 실린더 용기는 압출 성형으로 제작된다.
제품 사용 팁	더 지속력 있고 뭉치지 않는 제품은 휘발성 용제를 사용한다. 성분 목록 상위에 아이소도데케인이나 사이클로펜타실록산, 트리실록산이 있는 제품을 찾으면 된다. 이러한 제품은 사용 후 마르기 전에 손가락이나 브러시로 잘 펴발라 주어야 한다. 반투명 파우더를 가볍게 덧발라 고정하면 좋다. 그러면 마스카라가 눈꺼풀에 묻어나는 것도 방지할 수 있다.	사용 전에 아이펜슬을 손에 쥐고 있거나 헤어드라이어로 살짝 덥혀 주면(뚜껑을 닫은 채로 해야 마르지 않는다) 더 부드럽게 그려지고 아이라인도 또렷해진다. 아이펜슬을 깎을 때는 미리 냉장고에 두었다가 깎으면 심이 덜 부스러진다. 샤프형 제품을 사용할 때는 아주 조금씩만 돌려 빼야 심이 부러지지 않는다. 너무 힘주어 사용하지 않는 것이 좋다.

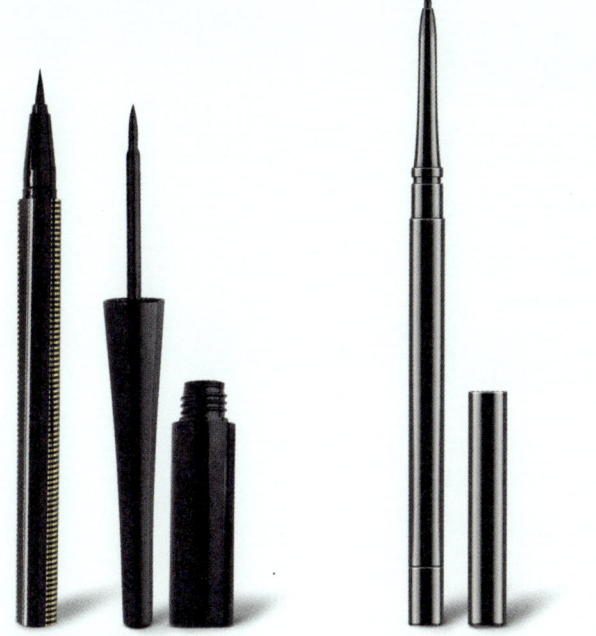

속눈썹 미용 기법

다음은 멋진 속눈썹을 연출하는 몇 가지 기법이다.

인조 속눈썹

실제 속눈썹 바로 위 눈꺼풀에 접착한다. 마그네틱 속눈썹의 경우 철 성분이 함유된 아이라이너에 달라붙게 하는 방식과 한 쌍의 속눈썹을 서로 부착시키는 방식이 있다.

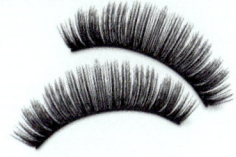

속눈썹 연장술

섬유 재질의 성분을 각각의 속눈썹 가닥에 접착시킨다.

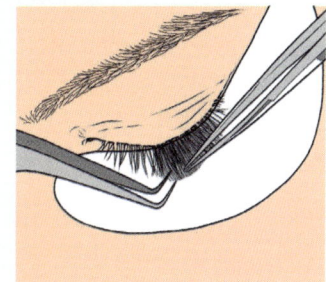

속눈썹 염색 및 속눈썹 파마

속눈썹 염색에는 산화 염료를 사용하며, 속눈썹 파마는 모발 파마에 사용되는 제품으로 속눈썹을 올려 준다. 두 기법에 사용되는 알칼리성 물질은 부식성이 있어 눈에 해로울 수 있다.

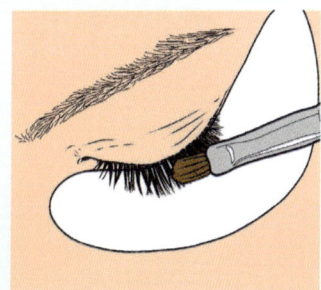

액상(리퀴드) 아이라이너

마스카라(192~193쪽 참조)처럼 휘발성 베이스에 안료가 섞인 형태지만 왁스 및 파우더 성분이 적어 마스카라보다 얇게 발린다. 폴리머를 첨가해 밀착력을 더한다.

대개 실린더 용기에 붓펜이 달린 캡이 있는 형태지만 요즘 출시되는 제품은 펠트 팁이나 붓펜으로 내용물이 저절로 나오게 되어 있다.

사용 중 해당 부위에 있던 다른 제품의 가루가 붓펜에 묻어나면서 아이라인이 지저분해질 때가 있다. 그럴 때는 티슈로 붓펜에 묻은 찌꺼기를 닦아 가면서 그리면 된다.

펠트 팁 아이라이너는 사용하기에 편리하지만 제형이 비교적 묽다 보니 아이라인이 옅게 그려진다.

젤 아이라이너

휘발성 용제가 함유된 무수분 베이스에 안료와 폴리머가 섞인 형태로 사용 후 용제가 휘발되므로 지속력이 우수하다.

원래 용기에 담긴 형태로 나와 별도의 브러시를 사용했는데 점차 특수 펜슬형이나 샤프형으로 출시되는 추세다. 용제가 휘발되지 않도록 고안된 형태다.

젤 아이라이너는 일반적인 아이펜슬처럼 블렌딩할 수 있지만 아이라인이 자리 잡고 나면 펜슬보다 훨씬 덜 번진다.

사용 후 제품 뚜껑을 꼭 닫아야 용제가 휘발되지 않는다.

사용한 브러시는 2단 메이크업 리무버로 씻으면 된다.

메이크업 지우기

메이크업을 가볍게 했다면 일반 클렌저만으로도 충분하다. 그러나 짙은 메이크업이나 물로 잘 지워지지 않는 메이크업을 한 경우에는 메이크업 전용 리무버를 사용해야 한다.

클렌저는 눈을 따갑게 할 때가 많아서 눈에는 대개 아이 메이크업 전용 리무버를 선호하는 편이다. 전용 리무버는 눈의 pH에 맞게 약알칼리성 성분으로 자극이 덜하다. 잘 지워지지 않는 메이크업의 경우 화장 패드를 리무버에 적셔 눈 위에 몇 초간 얹어 두면 메이크업 성분이 녹아서 지우기 편하다.

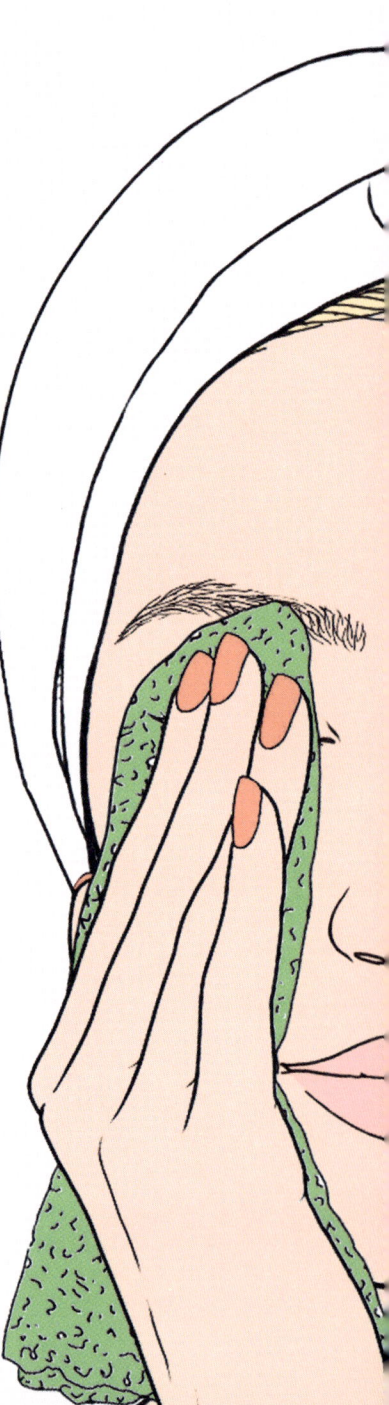

클렌징 오일 및 클렌징 밤
오일 성분이 있어서 물에 녹지 않는 메이크업을 녹여 낼 수 있고, 노폐물을 제거하는 계면활성제도 포함된다. 물 없이 피부에 직접 발라 마사지한 다음 물로 씻어 낸다.

메이크업 제거용 물티슈
물티슈 자체에 메이크업을 녹여 내는 용액이 첨가되어 있어 닦아 내기 좋다. 사용이 편리하지만 너무 세게 닦아 내면 피부에 자극을 줄 수 있고, 일부 제품은 그다지 효과적이지도 않다. 대다수 물티슈 제품은 플라스틱 섬유로 제조되며 생분해성 제품이라도 변기에 그냥 버리면 하수도관이 막힐 수 있으니 주의해야 한다.

순식물성 오일
물에 녹지 않는 메이크업 성분을 녹일 때 사용한다. 다만 사용 후 클렌저로 씻어 내지 않으면 피부에 그대로 축적된다.

메이크업 지우기

미셀라 워터
씻어 내지 않아도 되는 클렌저로 화장솜에 묻혀 닦아 내면 된다. 주로 순한 계면활성제 성분을 함유하기 때문에 잔여물이 피부에 남아도 안전하다. 다만 일부 제품의 경우 피부에 남으면 자극을 줄 수 있으므로 민감성 피부라면 씻어 내는 것이 좋다. 특히 화장솜 대신 재사용 가능한 패드를 사용한다면 환경오염을 감안해 물티슈의 대안이 될 수 있다.

클렌징 크림 및 로션(콜드크림)
수분 크림이나 로션에는 수분과 유분이 모두 함유되어 물에 녹는 성분의 노폐물과 땀을 제거하는 동시에 물에 녹지 않는 메이크업 성분도 녹여 낼 수 있다. 피부에 마사지한 후 물로 세안하거나 패드로 닦아 내면 된다.

2단 아이 메이크업 리무버
휘발성 유분층과 수분층으로 구성된다. 사용 전에 잘 흔들어 섞은 후 패드에 묻혀 눈 주위의 메이크업을 닦아 낸다. 메이크업 성분을 녹여 낸다는 점에서 클렌징 크림과 유사하다.

갈라진 형태의 극세사 섬유

극세사 타월
종종 '화학물질 없는' 리무버라고 광고하기도 하는 극세사 타월은 많은 미세 섬유가 꼬인 가닥 형태를 이루어 표면적이 넓다. 물에 적셔 닦으면 마찰을 적게 가하면서 메이크업을 제거할 수 있다.

자체 자외선 차단 기능이 있는 메이크업 제품이라도 자외선 차단제가 필요할까?

SPF 지수가 표기된 메이크업 제품을 사용하면 메이크업과 자외선 차단을 한 번에 해결할 수 있을 것이라 여기기 쉽다.

안타깝게도 자외선 차단 효과를 충분히 낼 만큼 메이크업 제품을 넉넉히 사용하기는 힘들 듯하다. 대개 제품에 표기된 SPF 지수만큼의 효과를 얻으려면 피부 면적 $1cm^2$당 제품을 2mg 사용해야 한다. 다시 말해 해당 메이크업 제품을 한 번에 1/4티스푼(1.25g)가량 사용해야 한다는 뜻이다.

자외선 차단 기능이 있는 파운데이션을 매우 두껍게 바른다면 차단 효과가 괜찮을 수도 있다. 그러나 자외선 차단 기능성 제품이라고 해도 주 용도는 메이크업이기 때문에 그렇게 많은 양을 사용하지 않는다. 메이크업만으로 자외선을 적절하게 차단하려면 얼굴이 메이크업으로 범벅이 될 수밖에 없다. 당일 자외선 지수가 3 이상이라면 적어도 SPF 30이 필요하다. 그래서 기능성 메이크업 제품을 사용하면 자외선을 어느 정도는 차단할 수 있을지라도 온전히 자외선 차단제를

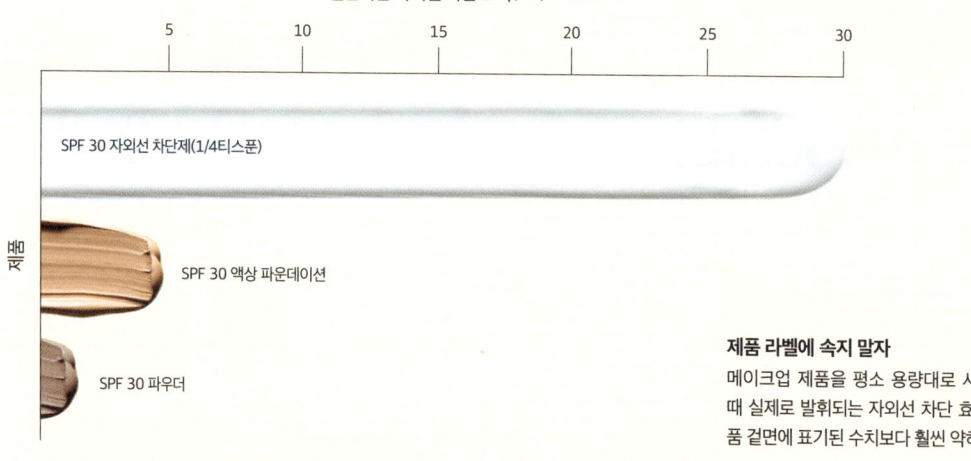

제품 라벨에 속지 말자
메이크업 제품을 평소 용량대로 사용했을 때 실제로 발휘되는 자외선 차단 효과는 제품 겉면에 표기된 수치보다 훨씬 약하다.

메이크업을 지우지 않고 자도 괜찮을까?

메이크업을 지우지 않고 그대로 두면 소위 피부가 뒤집힐 가능성이 많아지기는 하지만 꼭 그런 것은 아니다.

과거에는 메이크업 제품에 함유된 여드름 유발 성분들이 '화장품성 여드름'을 유발한다고 보았다. 하지만 메이크업을 밤새 지우지 않고 방치하더라도 사람에 따라 제품에 따라 결과가 달라진다는 사실이 밝혀졌다.

일부 메이크업 제품에는 스킨케어 제품에는 없는 자극적인 성분(예: 옥시염화 비스무트)이 함유되어 있다. 메이크업을 한 상태에서 노폐물이 축적되고 유분이 산화되면 모공이 막히고 피부가 자극을 받을 수 있다. 메이크업 상태가 오랜 시간 지속된다면 더욱 심해진다. 눈 화장은 특히 해로울 수 있다(210~211쪽 참조). 따라서 너무 피곤해 씻을 기운조차 없더라도 메이크업만은 지울 수 있도록 메이크업 제거용 물티슈나 미셀라 워터를 침대 머리맡에 두면 좋을 것이다.

오일프리 제품은 어떨까?

'오일프리' 메이크업 제품에는 미네랄 오일이나 식물성 오일이 들어가지 않는데, 이들 성분은 예전에 여드름 유발 성분이라 오해받았던 물질이다. 하지만 메이크업 때문에 모공이 막히는 현상은 제품에 함유된 특정 성분보다는 메이크업 당시의 피부 상태와 제품의 전반적인 제형에 더 많이 좌우된다.

대체할 수는 없다.

그럼에도 굳이 한 가지 제품만 사용하고 싶을 때는 색조가 들어간 틴트 자외선 차단제를 사용하면 파운데이션을 대체하면서도 차단 효과를 볼 수도 있을 것이다. 그러나 시중의 틴트 제품은 색상이 제한적이어서 자신의 피부에 알맞은 제품을 찾기 어려울 수도 있다. 대다수에게 적합한 가장 실용적인 방법은 자외선 차단제나 자외선 차단 기능성 보습제를 넉넉히 바른 다음 메이크업을 가볍게 하는 것이다.

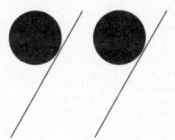

일반적인 파운데이션 사용량으로 SPF 15 제품을 사용했을 때 실제 효과는 SPF 1도 채 되지 않는다. 사실상 아무런 효과가 없다고 보면 된다.

브러시는 얼마나 자주 세척해야 할까?

메이크업 브러시나 도구에는 사용한 제품의 잔여물이나 각질, 피지가 쌓일 수 있기 때문에 미생물이 쉽게 증식한 결과 다음번에 사용할 때 피부에 옮기게 된다.

메이크업 브러시는 매주 세척하는 것이 좋다. 피부를 자극하고 뾰루지가 생기거나 심한 경우 염증이 생길 수도 있기 때문이다. 메이크업 도구를 다른 사람이 사용하게 되는 경우라면 사용 전에 소독을 철저히 해야 유해 물질을 전파하지 않을 것이다.

　브러시를 급히 세척해야 할 때는 알코올 성분의 브러시 클리너를 뿌린 후 페이퍼 타월로 닦아 내면 된다.

　스펀지는 따뜻한 비눗물에 담가 주물러 세척할 수 있다. 클렌저를 사용해 흐르는 물에 주물러 씻어도 된다. 메이크업 도구를 세척할 시간이 없을 때 손가락이나 일회용 도구를 사용해도 되는 제품도 많다.

브러시 세척법
브러시 전용 클렌저 외에 샴푸나 비누로도 세척할 수 있다.

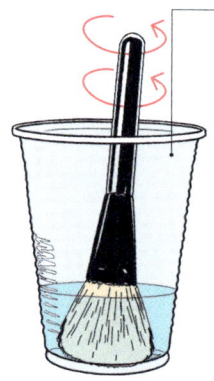

1단계
따뜻한 물을 컵에 조금 따르고 클렌저를 약간 섞는다.

2단계
브러시를 컵에 넣고 헹군 후 메이크업 잔여물이 제거되도록 주물러 준다. 손잡이의 금속 부분은 물에 담그지 않아야 한다.

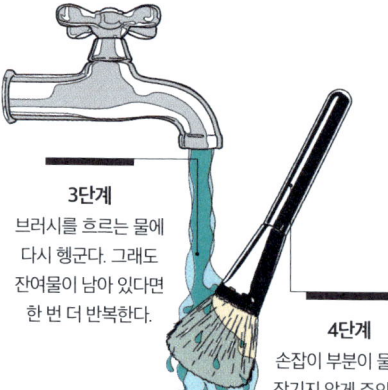

3단계
브러시를 흐르는 물에 다시 헹군다. 그래도 잔여물이 남아 있다면 한 번 더 반복한다.

4단계
손잡이 부분이 물속에 잠기지 않게 주의하자. 물에 젖으면 연결 부분의 접착제가 느슨해져 나무 재질이라면 형태가 뒤틀리거나 곰팡이가 생길 수 있다. 손잡이는 소독용 알코올 패드로 닦아 내면 된다.

5단계
타월로 브러시를 닦은 후 다시 모양을 잡아 준다.

6단계
브러시를 걸어 두거나 평평하게 놓은 상태로 건조시킨다.

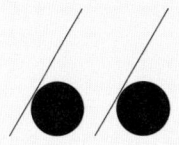

메이크업 브러시는 매주 세척하는 것이 좋다. 피부를 자극하고 뾰루지가 생기거나 심한 경우 염증이 생길 수도 있기 때문이다.

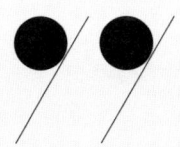

트렌디한 미용 문신에 도전해 볼까?

미용 문신은 미세한 바늘로 안료를 진피 상층에 주입하는 방식이다. 문신은 마치 메이크업을 한 것처럼 보이게 할 때도 활용된다.

영구적인 일반 문신과 달리 오늘날의 대다수 미용 문신은 반영구적이다. 그래서 몇 년이 지나면 색이 옅어지기 때문에 새로운 메이크업 트렌드에 맞게 다시 할 수도 있다. 지성 피부일 때 문신이 더 빨리 옅어지는 편이며, 각질 제거제처럼 피부 재생을 촉진하는 스킨케어 제품을 사용해도 그렇다. 또한 햇볕에 노출되면 색이 바래거나 변할 수도 있다. 그러나 주입된 안료 일부는 피부에 영구적으로 고착될 수 있어서, 그 경우 문신이 훨씬 오래 남기도 한다. 시술할 때 안료를 너무 깊게 주입하게 되면 색소가 주변으로 퍼지거나 흐릿해질 수 있다.

눈썹 마이크로블레이딩은 반영구 화장의 한 형태로, 여러 개의 바늘로 된 '블레이드'를 사용해 체모처럼 보이는 선을 그리는 시술 기법이다. 그 밖에 아이라이너 문신, 속눈썹 강화술(속눈썹 가닥 사이사이에 점을 찍어 속눈썹이 더욱 풍성해 보이게 하는 효과), 눈썹, 입술, 두피 문신(SMP)이 있다.

대부분 시술 중에 마취 크림을 사용해 통증을 최소화한다.

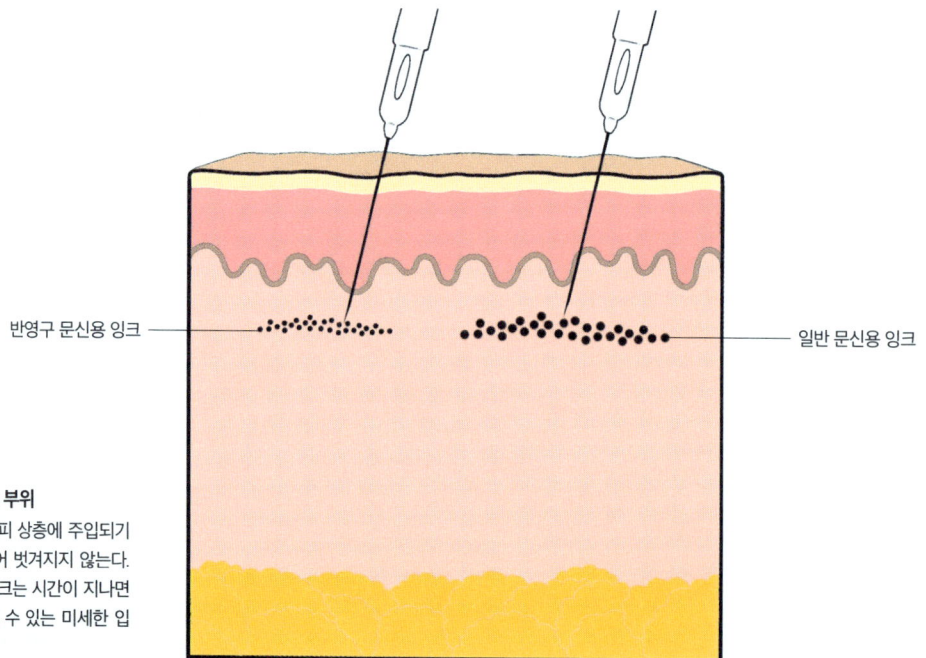

반영구 문신용 잉크 — 일반 문신용 잉크

안료가 주입되는 부위
문신용 잉크는 진피 상층에 주입되기 때문에 각질화되어 벗겨지지 않는다. 반영구 문신용 잉크는 시간이 지나면서 서서히 사라질 수 있는 미세한 입자를 사용한다.

미용 문신의 위험

미용 문신의 위험성 또한 일반적인 문신과 비슷하다.

- 안료가 알레르기 반응이나 염증을 일으키면 흉터가 생길 수 있고, 시술 후 몇 년 동안 흉터가 없어지지 않을 수 있다.
- 안료 일부가 의도한 부위보다 더 깊숙이 주입되면 색소가 영구적으로 자리 잡을 수 있고, 변색되거나 흐릿하게 남을 수도 있다. 일단 주입된 안료를 완전히 제거하기는 굉장히 까다롭다.

최선의 결과를 내려면 적절한 사후 관리가 중요하다. 문신한 부위는 일주일 정도 물에 닿지 않아야 회복 과정이 원활해지고 감염 위험도 최소화된다. 딱지가 아물기 전에 떼어 내면 색소도 함께 떨어져 문신에 얼룩이 생길 수 있다.

타투이스트 선택하기

미용 문신 전문 타투이스트는 신중하게 잘 선택해야 한다. 감염 위험이 큰 시술이거니와 한순간의 실수가 몸에 영구적으로 남을 수 있기 때문이다. 타투이스트를 선택할 때는 다음 사항을 고려하자.

- 해당 타투이스트가 한 지난 작업들의 결과가 어떠했는지 살펴보자. 문신 후 회복 과정은 어떤지, 얼마나 오래 걸리는지도 확인해야 한다. 시술 후 색상이 자연스럽고 균일한지, 원하는 스타일이 가능한지도 알아보자.
- 전반적인 시술 경험이 많은지, 내가 원하는 스타일로 시술해 본 경험이 있는지도 알아보자.

시술에 앞서 상담을 요청해 업소의 분위기를 살펴보고, 사용 물질에 알레르기 반응이 있는지도 알아보면 좋다. 시술 부위에 염증이 생기면 건강에도 좋지 않지만 시술 결과를 망칠 수 있다.

눈썹 문신의 회복 과정

시술 후 피부가 회복되고 잉크가 자리를 잡기까지 4~6주가 소요된다.

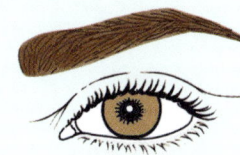

1~2일 차
시술 부위의 피부색이 짙어지고 약간 부을 수도 있다.

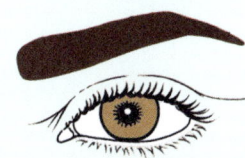

3~5일 차
매우 짙은 색으로 변하며 딱지가 생길 수 있다.

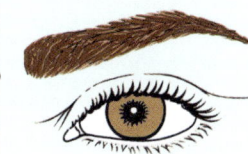

6~9일 차
딱지가 떨어지고 나면 피부가 얼룩져 보인다.

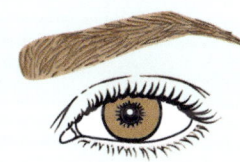

10~14일 차
피부색이 밝아진다.

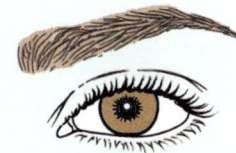

14일 차
시술 후 2주가 지나면 최종 색상이 서서히 드러난다.

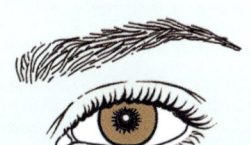

42일 차
6주 후면 문신이 최종적으로 완성된다.

올바른 메이크업 순서

아마도 메이크업 순서에 대해 다양한 조언을 많이 들어 보았을 것이다. 그러나 사실 엄격하게 정해진 순서 따위는 없다!

스킨케어는 일반적으로 메이크업 전에 한다. 평소대로 피부를 깨끗하게 정돈하는 것으로 시작하되 필요하다면 각질을 제거하자(70쪽 참조). 스킨케어 제품은 최소한으로 사용하는 것이 좋다. 스킨케어 제품을 과하게 사용하면 메이크업이 들뜨거나 더 빨리 갈라질 수 있기 때문이다. 자외선 차단제를 바르는 것도 잊지 않는다(84~85쪽 참조).

메이크업 순서

자외선 차단제 피붓결을 부드럽고 환하게 해주는 제품이라면 프라이머를 대신할 수도 있다.

모공 프라이머 프라이머의 실리콘 입자가 모공과 주름을 채워 피부를 매끈하게 해준다.

아이섀도 파운데이션을 바르기 전에 사용하면 가루가 떨어져 묻어도 제거하기 쉽다.

파운데이션 파운데이션 자체에 커버력이 어느 정도 있기 때문에 주로 컨실러 전에 사용한다. 컨실러 다음에 파운데이션을 사용하면 컨실러가 밀릴 수 있다. 파운데이션을 사용하기 전에 파우더를 가볍게 발라 주면 과도한 피지를 흡수하는 데 도움이 될 수 있다.

스킨케어 순서

메이크업을 시작하기 전 피부를 정돈하자.
다음 단계를 모두 따를 필요는 없다.

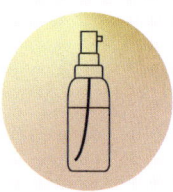

1. 클렌저
피부의 노폐물과 피지를 제거한다.

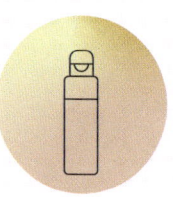

2. 토너 또는 수분 스프레이
피부 톤을 정돈하고 수분을 보충해 주어 가볍게 쓸 수 있는 제품들이다.

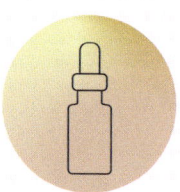

3. 세럼 및 스팟 트리트먼트
집중적인 스킨케어 성분이 함유된 제품이다.

4. 보습제
피부에 수분을 보충한다. 다른 제품의 보습 성분으로 충분하다면 생략해도 된다.

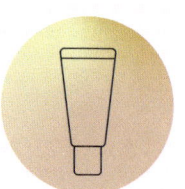

5. 자외선 차단제
일상에서 자외선 노출에 따른 손상을 막아 준다.

반투명 파우더 색조 파우더 전에 사용하면 크림 제품을 고정해 색조가 고르지 않게 들러붙는 것을 방지할 수 있다.

마스카라 아이섀도를 바른 후에 사용해야 한다. 마스카라를 사용한 후에 집게형 속눈썹 뷰러를 쓰면 마스카라가 떨어질 수 있고 종종 속눈썹까지 함께 빠지기도 한다. 빗이 달린 속눈썹 고데기는 마스카라를 한 상태에서도 조심스럽게 사용할 수 있다. 마스카라를 사용한 뒤 선풍기로 말려 주면 속눈썹이 다시 처지기 전에 빠르게 고정할 수 있다.

브로 젤, 브로 포마드 속눈썹 파우더가 접착되게 함으로써 더 풍성한 속눈썹을 연출할 수 있다.

투명 립 라이너, 프라이머 입술에 색을 더하지 않으면서 입술 주름을 메우고 번짐을 막아 준다.

메이크업 스프레이 메이크업을 마무리하고 잘 고정되게 해준다.

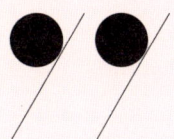

> 모공 프라이머는 실리콘 입자가 모공과 주름을 채워 피부를 매끈하게 해준다.

메이크업 순서

네 가지 주요 메이크업 순서만 지키되 각각의 세부 단계는 어떤 순서든 상관없다. 어떤 사람들은 눈 화장 전에 피부 톤을 정리하는 것을 선호하는가 하면, 그 반대인 경우도 있다. 세팅 파우더는 크림이나 액상 제품을 사용한 후에 쓰는 것이 좋다.

 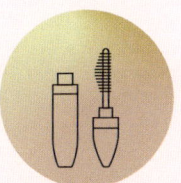 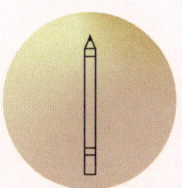 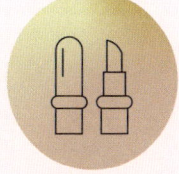

피부 톤 정리
1. 프라이머
2. 파운데이션
3. 컨실러
4. 컨투어(윤곽)
5. 브론저
6. 블러셔
7. 하이라이터

눈 주위
1. 프라이머
2. 크림이나 액상 아이섀도
3. 파우더 아이섀도
4. 아이라이너
5. 마스카라

눈썹
1. 파우더
2. 펜슬
3. 마커
4. 젤이나 포마드

입술
1. 라이너 또는 프라이머
2. 립스틱
3. 립글로스

메이크업을 더 오래 유지하려면?

화장품의 지속력을 높이는 제조 기술이 발달하면서 이제는 매우 저렴한 메이크업 제품이라도 메이크업 상태를 오래 유지하는 것이 그 어느 때보다 쉬워졌다. 이러한 메이크업 제품의 속성을 최대한 활용해 지속력을 높이는 방법을 알아보자.

메이크업 준비 단계

피지와 땀이 분비되고 얼굴을 움직이다 보면 결국 어느 순간 메이크업이 뭉치고 지워져 있을 것이다. 메이크업을 하루 종일 온전히 유지하려면 준비 단계가 가장 중요하다.

- **클렌징** 클렌저로 세안해 노폐물이나 피지를 말끔히 씻어 내야 한다. 미셀라 워터나 토너로 얼굴을 닦아 내도 된다.
- **각질 제거** 건조한 각질은 피부에 틈을 만들어 시간이 지나면서 메이크업이 그 사이에 쌓이게 된다. 젖은 타월이나 필링 젤처럼 순한 성분의 물리적 각질 제거제로 각질을 제거하자.
- **보습** 피부에 수분이 보충되면 피부가 더욱 부드러워진다. 다만 보습제나 프라이머는 조금만 사용해야 한다. 스킨케어 제품을 과도하게 사용하면 메이크업이 피부에 밀착된 막을 형성하지 못해 고정력이 떨어진다. 메이크업 제품은 대개 자체 보습 성분을 함유하므로 유분이 많은 부위에는 보습제를 별도로 사용할 필요가 없다. 매트한 타입의 프라이머는 유분을 흡수해 파운데이션에 유분이 닿지 않게 해준다. 그러나 실리콘 성분이 많은 프라이머를 사용하면 몇 시간 후에 피부가 번들거릴 수도 있다. 건성 피부는 보습을 꼼꼼하게 하지 않으면 잔주름 사이에 메이크업이 낄 수 있고 얼굴이 칙칙하고 굳어 보인다. 게다가 메이크업의 수분이 피부로 빠져나가 메이크업이 갈라질 수도 있다.

제품 조합하기

스킨케어와 메이크업 제품 중 일부가 서로 잘 맞지 않는 경우 함께 사용했을 때 곧바로 뭉치게 될 수 있다. 따라서 새로운 제품을 추가할 때는 미리 테스트해 보는 것이 좋다.

틴트 자외선 차단제 및 보습제를 사용하면 메이크업 제품 수를 다소 줄일 수 있다. 특히 가벼운 메이크업만 할 때 유용하다. 자외선 차단제도 많은 제품에 프라이머 및 보습 기능이 있으므로 이들 제품을 활용해 일부 단계를 생략할 수도 있다.

메이크업 수정하기

하루 종일 메이크업을 완벽하게 유지해야 하는 경우에는 중간에 메이크업을 수정할 필요가 있을 것이다. 건성 피부의 경우 보습 기능이 있는 미스트를 수시로 뿌려 주면 도움이 된다. 지성 피부의 경우 파우더 제품을 덧바르기 전에 기름종이로 유분을 제거하면 메이크업이 덜 뭉치게 할 수 있다. 단 커버력이 너무 좋은 파우더는 피하는 것이 좋다.

제품 고르기

지속력이 좋은 제품들은 대체로 아이소도데케인 같은 휘발성 용제와 막 형성 폴리머를 함유한다. 지속력 좋은 롱웨어 파운데이션, 워터프루프 아이라이너 및 마스카라, 액상 아이섀도, 지속력 좋은 립스틱과 립 스테인 제품을 사용하면 좋다. 자신의 피부 타입에 맞는 성분으로 구성된 제품을 고르는 것도 좋은 방법이다. 건성 피부용 파운데이션에는 유분이 더 많아서 지성 피부에 사용하면 메이크업이 너무 빨리 흐트러진다. 반대로 지성 피부용 파운데이션을 건성 피부에 사용하면 메이크업이 너무 빨리 말라버릴 것이다.

아이섀도 프라이머
이 제품은 파우더 타입 아이섀도가 피부에 잘 밀착되게 한다. 크림 및 액상 아이섀도도 같은 효과를 낸다. 다만 입자가 큰 펄 제품은 그러한 효과가 크지 않다.

새틴 메이크업
매트한 타입의 메이크업 제품은 발랐을 때는 유분이 적지만 시간이 지나면서 피부가 유분으로 번들거리게 되면 유분이 없는 부위와 큰 차이가 생기기 때문에 지속력이 좋다고 볼 수 없다.

가벼운 메이크업
메이크업을 가볍게 하면 시간이 지나도 메이크업이 흐트러진 티가 별로 나지 않으며 수정하기도 더 쉽다. 메이크업 층을 얇게 하면 그만큼 덜 번지게 되고 밀착력도 더 좋다.

메이크업 픽싱 스프레이
헤어스프레이에 함유되는 아크릴레이트나 PVP 성분과 유사한 폴리머를 함유한다. 메이크업을 한 상태로 뿌려 주면 유연한 막을 형성해 메이크업을 고정하고 방수 기능을 한다. 얼굴에서 20cm가량 떨어진 위치에서 가볍게 뿌려야 메이크업이 번지지 않는다. 그러나 스프레이를 사용하면 나중에 메이크업을 수정할 때 블렌딩이 잘 안 될 수 있다.

립 라이너 및 립 스테인
립스틱을 바르기 전에 사용하며 입술에 색을 입혀 더 오래 지속되는 색감을 낸다.

반투명 파우더
메이크업의 액체 성분을 흡수하고 메이크업이 밀리지 않게 해주며, 특히 크림이나 액상 타입 메이크업 제품을 고정하는 데 효과적이다. 피지도 흡수할 수 있다. 그러나 파우더를 너무 많이 사용한 후 크림이나 액상 타입 제품을 덧바르면 메이크업이 두꺼워 보이고 뭉칠 수 있다.

아이 메이크업은 안전할까?

눈은 매우 민감한 신체 기관으로 손상과 감염에 취약하다. 따라서 눈 주위에 사용하는 제품에 대해서는 안전성 기준이 강화된다.

예컨대 몇몇 특정 성분(일부 안료 포함)은 눈 주위에 사용하는 제품에는 첨가할 수 없게 규정되어 있다. 향료도 대체로 사용할 수 없다. 미생물학에 따른 기준도 눈 화장 용도일 때는 더욱 엄격하게 규정된다.

그러나 여러 연구에서 여전히 일부 성분들이 잠재적으로 위험할 수 있다는 사실이 밝혀지고 있다. 메이크업 성분은 눈에 들어갈 수 있고 각막에 흠집을 낼 수도 있으며 안구의 윤활 기능을 저해할 수도 있다. 눈 화장을 자주 하는 사람들은 안구 건조증 발생 확률이 높고 눈에 자극도 더 심한 편이다. 드문 경우 마스카라나 아이라이너의 색소 입자가 각막이나 속눈썹에 들러붙기도 하며 콘택트렌즈를 착용한다면 더욱 위험하다.

그중에서도 가장 큰 위험 요인은 아무래도 감염일 것이다. 특히 마스카라가 그렇다. 미생물학 관련 연구에 따르면 마스카라 제품은 개봉한 후 3개월이 지나면 미생물이 증식할 수 있다는 사실이 밝혀졌다. 따라서 마스카라를 개봉한 날짜를 기록해 두고 3개월 후에는 폐기하는 것이 좋다. 절대 마스카라에 점안액이나 물을 섞어 사용하면 안 된다. 제품의 방부 체계가 손상될 수 있기 때문이다.

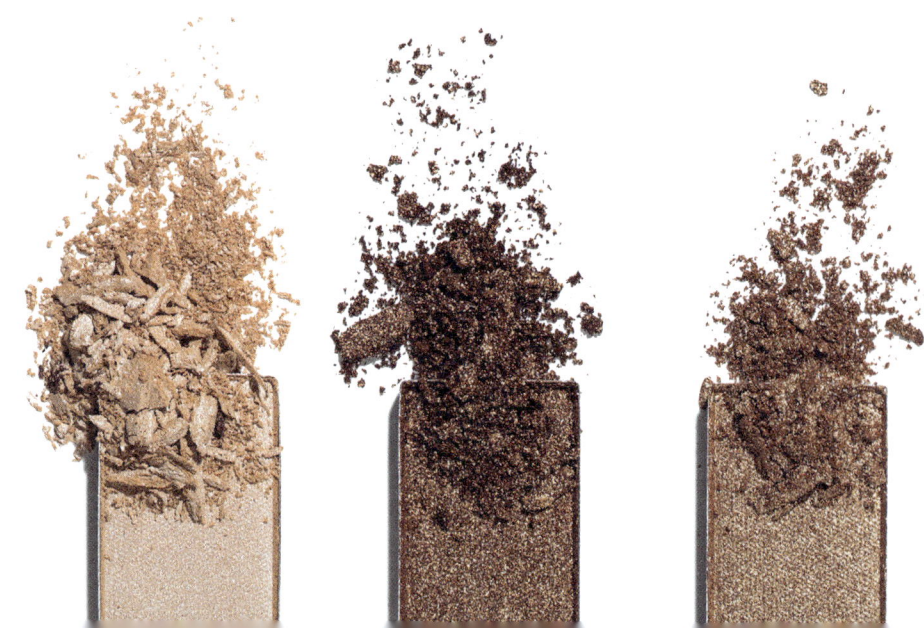

아이 메이크업은 안전할까?

> 마스카라를 개봉한 날짜를 기록해 두고 3개월 후에는 폐기하는 것이 좋다.

안전한 아이 메이크업 방식
안구 보호를 위해 다음의 주의 사항을 따르길 바란다.

- 눈 주위 용도로 제조된 제품만 사용할 것

- 글리터 마스카라 중 글리터 입자가 큰 제품은 피할 것. 각막에 흠집을 낼 수 있다.

- 아이 메이크업 제품을 타인과 함께 쓰지 말 것

- 라벨을 확인하고 제품 폐기 일자를 기억해 둘 것(39쪽 참조)

- 인조 속눈썹을 제거할 때는 눈꺼풀에 자극을 주거나 상처가 나지 않도록 매우 조심할 것

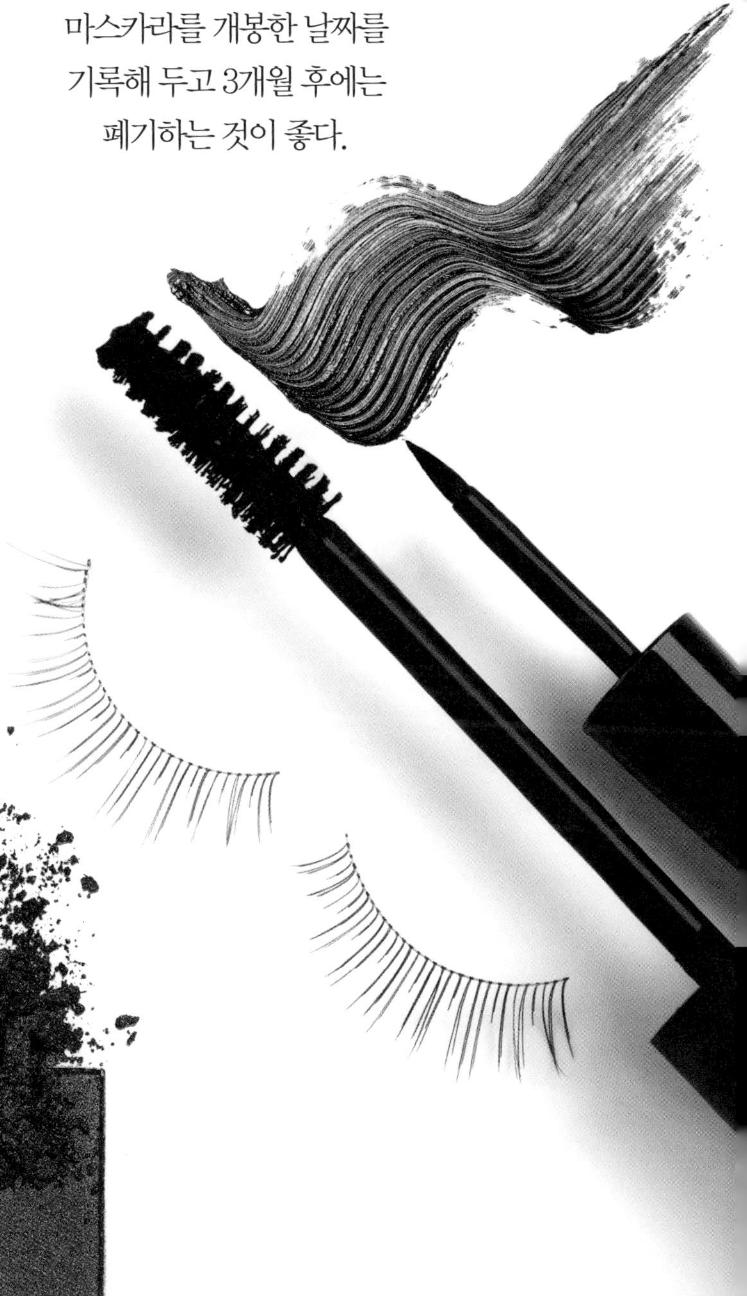

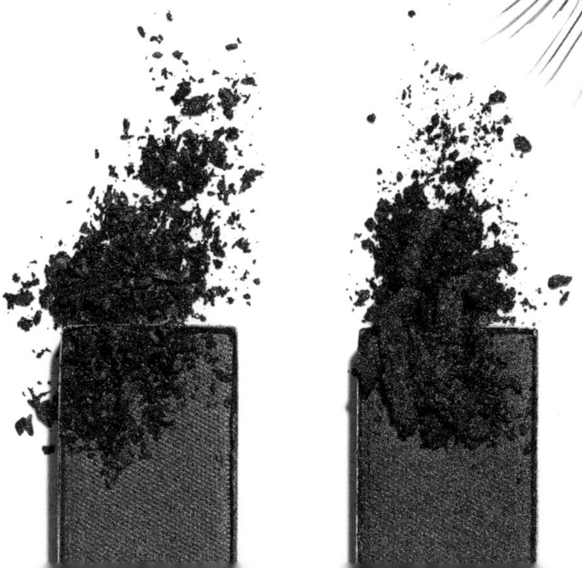

메이크업 제품에 사용된 성분은 안전할까?

다른 화장품들과 마찬가지로 메이크업 제품들은 출시 전 안전성 평가를 거치며 안전하다고 판단되는 수준에 맞는 성분들로 구성된다.

안료

안료는 모든 색조 메이크업 제품에 사용된다. 인류는 고대부터 다양한 중금속 화합물을 안료로 사용해 왔다.

- 고대 이집트인들이 아이라이너로 사용한 콜(휘안석 가루-옮긴이)에는 납과 구리 성분이 함유되었다.
- 고대 로마와 영국 엘리자베스 시대에 사용했던 붉은색 진사 성분의 블러셔에는 수은이 함유되었다.

대다수 국가에서는 안료 허용 부위를 특정하거나 (예: 입술 사용 금지) 유해 물질 허용 기준을 마련하는 등 안료의 경우 특별 규제 대상이다. 이러한 규제는 독성학에 따른 안전성 평가를 토대로 한다(12~15쪽 참조).

안료에 관한 대표적인 우려 사항

- '콜타르 색소'는 합성 유기 안료(180~181쪽 참조)의 예전 이름으로 원래 석탄에서 추출한 물질이어서 붙여진 이름이다. 이 물질은 고도로 정제된 형태이며 화장품에 사용될 때 어떠한 유해성 문제도 일으키지 않는다.
- 카본 블랙은 탄소의 검은색을 뜻하며 근본은 탄소 검댕(그을음)을 정제한 물질이다. 완전히 정제되지 않은 상태에서는 오염 물질이 함유되었을 수 있지만 화장품에는 사용되지 않는다.
- 이산화티타늄 나노 입자는 흡입했을 때 암을 유발할 가능성이 있다. 그러나 이 물질은 흰색을 선명하게 내지 않아 안료가 아니라 주로 자외선 차단 필터로 사용된다.
- 납은 독성이 있는 중금속으로 자연에서 흔히 발견된다. 자연 발생 물질이며 납 성분이 함유된 휘발유를 통해 널리 전파되었다. 메이크업 제품에서 납 성분이 검출된 사례가 있었고, 특히 립 제품의 경우 입속으로 들어갈 수 있기에 우려의 대상이다. 립 제품의 납 함유량은 대다수 국가에서 0.001% 미만으로 제한하며, 현재 출시된 거의 모든 립스틱에서 검출되는 양은 이 제한 기준보다 훨씬 낮은 수준이다.
- 전통적인 눈 화장품에는 콜이나 카잘 성분이 들어가는데 대개 '납 성분 무첨가' 라벨이 붙은 제품이라도 납 함유량이 높은 편이다. 납은 신경 관련 문제를 일으킬 수 있으며, 특히 아동에게 사용하면 위험하다. 독성이 있는 다른 중금속(비소, 카드뮴)도 검출된 사례가 있다. 이러한 제품은 많은 국가에서 유통을 금지하지만 온라인상에서 쉽게 구할 수 있으므로 조심해야 한다.

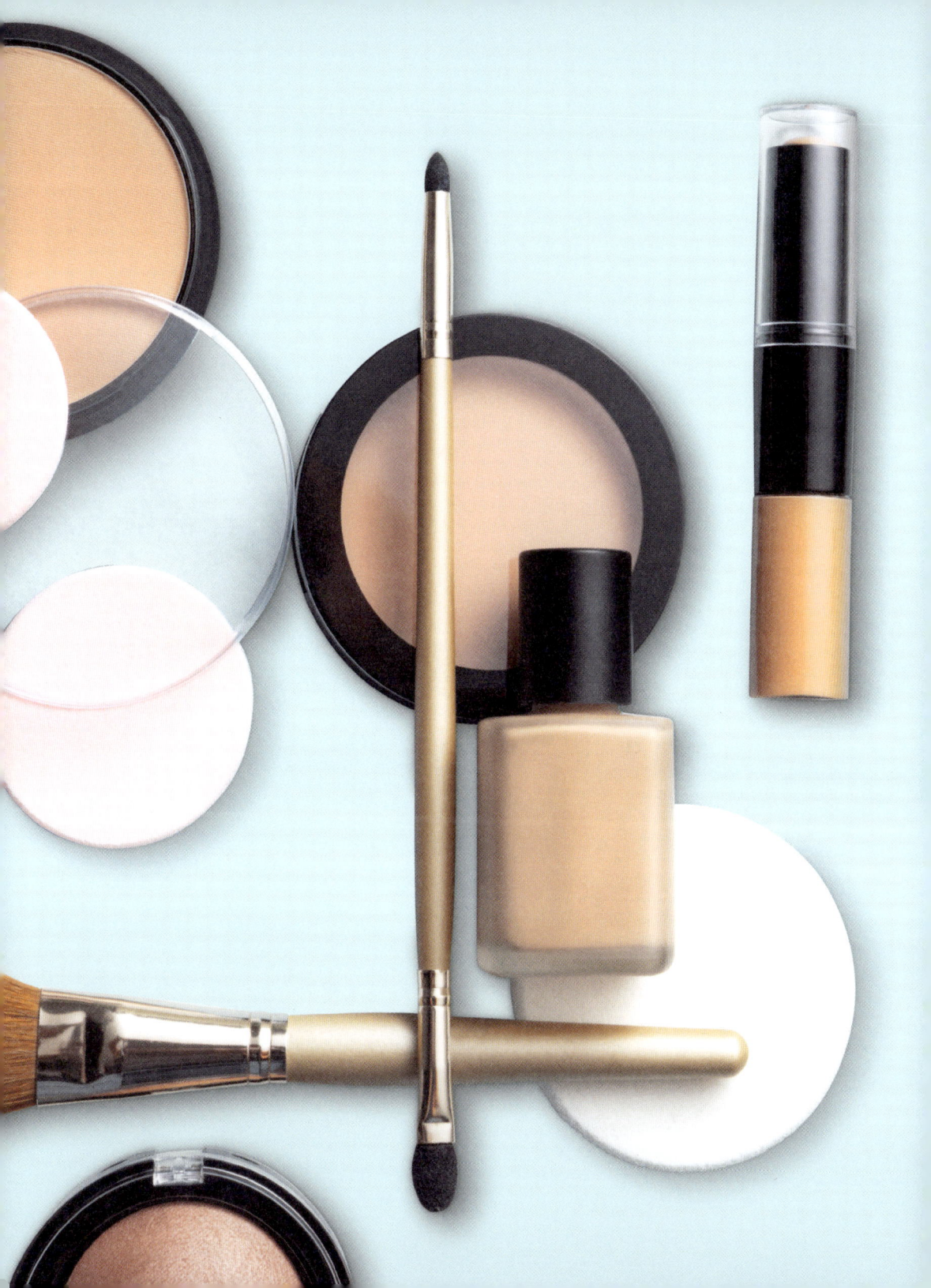

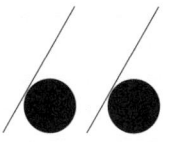

립 제품의 납 함유량은 대다수 국가에서 0.001% 미만으로 제한하며, 현재 출시된 거의 모든 립스틱에서 검출되는 양은 이 제한 기준보다 훨씬 낮은 수준이다.

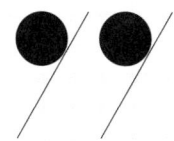

실리콘

실리콘 성분이 함유되면 제품을 더 부드럽게 펴 바를 수 있고 지속력이 좋은 막을 형성하기 때문에 많은 메이크업 제품에 사용된다. 실리콘이 피부 표면에 막을 형성해 모공을 막을 수 있다는 주장은 근거 없는 오해다. 실리콘 계열인 사이클로테트라실록산 및 사이클로펜타실록산의 환경에 대한 유해성 문제가 제기되어 일부 제품에 사용 기준을 더 강화하게 되었지만 실제 유해성에 대해서는 전문가들 사이에 이견이 있다.

과불화화합물(PFAS)

PFAS는 불소 함유량이 높은 물질로 대개 방수포, 눌어붙지 않게 코팅된 조리 기구, 소화기에 사용된다. 하지만 자연적으로 쉽게 분해되지 않아 환경 오염 유발 물질로 항상 지목되었다. 또한 PFAS 중 일부 성분은 인체의 콜레스테롤 수치를 높이고 면역 반응이 저하되게 하며 암을 유발할 수 있다.

화장품의 경우 워터프루프 메이크업 제품에 일부 PFAS 성분이 들어 있으며, 이 경우 함유량은 매우 낮거나(주로 0.1%에 훨씬 못 미친다) 불순물 형태로 존재한다. 그러나 이 성분을 사용하는 제품은 별로 없으며 (2020년 기준으로 1.5% 미만의 화장품 업체가 이 물질을 의도적으로 사용했다) 유해성 문제가 알려지면서 이제는 화장품에 거의 사용하지 않는 실정이다. 이 물질은 일반적으로 피부를 통해서는 쉽게 흡수되지 않기 때문에 아마도 우려할 만한 경우라면 입으로 들어갈 위험이 있는 립 제품일 것이다. 그마저도 음식물을 통해 노출되는 경우와 비교하면 화장품을 통해 노출되는 수준은 굉장히 낮을 것이다.

탤크와 석면

탤크(활석)는 자연적으로 발생하는 미네랄 물질로 많은 메이크업 제품에 첨가되며 파우더 형태(탤컴파우더)로도 사용된다. 탤크의 매장지 주위에 석면이 발견되는 경우가 종종 있어서 탤크 원료에서 석면이 검출되기도 한다. 석면은 섬유질의 광물로 1980년대 이전에 지어진 건물에 널리 사용되었는데 흡입한다면 암(중피종)을 유발할 수 있는 독성 물질이다. 그래서 화장품에 사용되는 탤크는 석면 검출 검사를 반드시 거쳐야 하지만 몇몇 아이섀도와 베이비파우더 제품에서 석면이 검출된 사례가 있었다.

그러나 이 경우는 개별적인 오염 사례로 보인다. 미국 식품의약국(FDA)은 2019년부터 2022년까지 90개 브랜드에서 출시한 탤크 함유 제품 152종을 검사했는데, 석면이 검출된 제품은 3개 브랜드에 불과했다. 화장품이나 베이비파우더를 많이 사용하는 인구 집단에서 중피종 발생률이 높게 나타난 사례는 없다.

메이크업 제품에는 탤크가 소량 첨가되기 때문에 메이크업을 통해 탤크에 노출되는 수준은 미약하다. 1960년대부터 탤컴파우더를 음부에 사용했을 경우 자궁암 발병과의 관련성을 조사해 왔다. 2020년에 그동안 25만 명의 여성을 대상으로 취합한 데이터를 분석한 결과 위험성이 약간 증가한 부분은 있었지만 명확한 연관 관계는 발견되지 않았다.

생기 있고 또렷한 인상 만들기

우리는 메이크업으로 외모를 다르게 보이도록 바꿀 수 있다. 특히 피곤한 기색을 숨기고 싶을 때 효과가 있다.

메이크업을 하면 특정 부위를 강조하는 동시에 다른 부위를 눈에 덜 띄게 만들 수 있다. 하이라이팅 제품은 특정 부위를 강조할 때 사용하며, 컨투어링 제품은 명암을 이용해 특정 부위의 윤곽을 살리는 방식이다.

눈을 더 커 보이게 하려면

눈이 커 보이면 더욱 또렷한 인상을 줄 수 있다. 연구에 따르면 사람들은 아이라이너와 마스카라를 사용했을 때 눈이 더 커 보인다고 인식했다. 이는 델뵈프 착시와 유사한 효과로 사물의 경계가 사물에 더 가까이 있을 때 그 사물이 더 크게 보이는 현상이다. 아이라이너를 다양한 두께와 기법으로 시도해 보고 자신의 눈 모양에 가장 잘 어울리는 스타일을 찾아보길 바란다. 회색이나 짙은 남색 아이라이너는 눈의 흰자위를 더욱 밝게 만들고 눈을 더욱 은은하게 강조할 수 있다. 마스카라를 사용하기 전에 속눈썹에 컬을 주면 더욱 극적인 효과를 연출할 수 있다.

눈을 더 커 보이게 하고 붉은 기를 감추고 싶다면 눈 아래 워터라인(눈꺼풀 안쪽의 점막 부분)에 흰색이나 베이지 색상의 아이펜슬로 그려 주면 된다. 눈 안쪽과 바깥쪽 가장자리에 밝은 색상의 아이섀도나 하이라이터를 살짝 더하면 눈이 더 또렷해 보인다.

인조 속눈썹을 속눈썹 중앙의 가장 긴 부분에 붙이면 눈이 더욱 또렷하게 강조된다.

아이라인과 눈 크기 관계 실험

실험 결과 아이라이너 사용 기법에 따라 눈의 크기가 달라져 보였다(면적 대비 %). 눈 주위 전체에 아이라인을 그리지 않아야 색이 자연스럽게 어우러지며, 눈 주위 피부의 밝은 부분이 눈 크기에 더해지는 착시 효과를 준다.

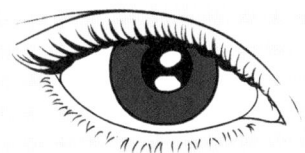

아이라인을 그리지 않았을 때
눈 메이크업을 하지 않은 상태를
100%로 설정했다.

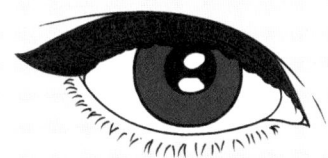

아이라인을 눈 위에만 그렸을 때
눈의 크기가 109%로 인식되었다.

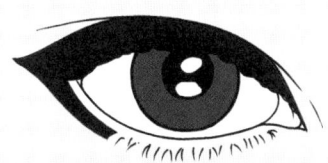

아이라인을 눈 위와 아래에 그렸을 때
아이라이너를 눈 아래의 1/3만 그린 경우 눈의
크기는 111%로 인식되었고, 눈 아래 전체에
아이라인을 그리면 107%로 감소했다.

생기 있고 또렷한 인상 만들기

눈썹
눈이 덜 부어 보이게 하려면 눈썹을 두껍게 그리고 눈썹 뼈 아래에는 밝은 색조를 피하는 것이 좋다.

눈꺼풀
짙은 매트 컬러로 눈꺼풀 바깥쪽 1/3 부위에 아이섀도를 사용하거나 속눈썹 밑에 아이라인을 그리면 부은 눈을 가릴 수 있다.

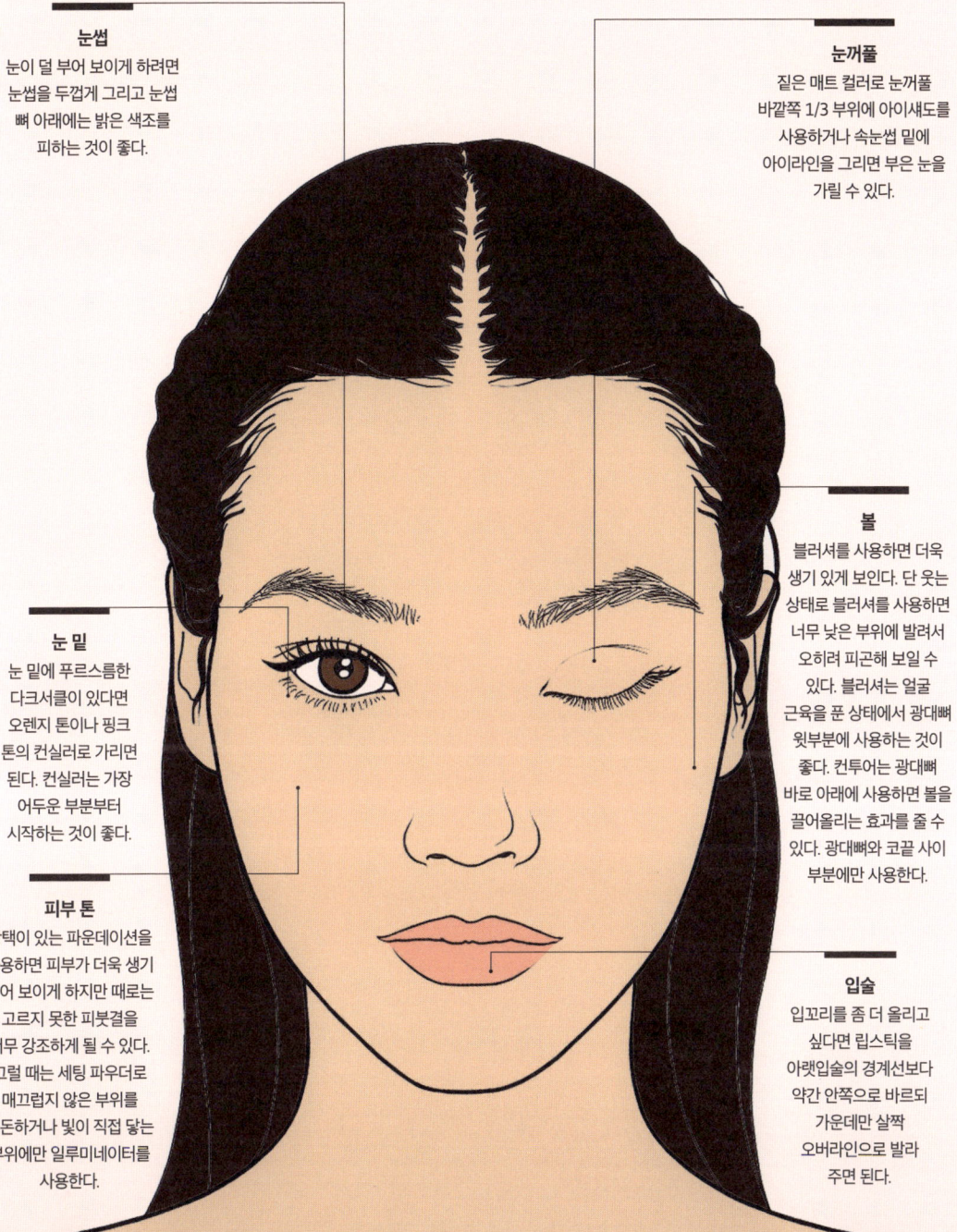

눈 밑
눈 밑에 푸르스름한 다크서클이 있다면 오렌지 톤이나 핑크 톤의 컨실러로 가리면 된다. 컨실러는 가장 어두운 부분부터 시작하는 것이 좋다.

볼
블러셔를 사용하면 더욱 생기 있게 보인다. 단 웃는 상태로 블러셔를 사용하면 너무 낮은 부위에 발려서 오히려 피곤해 보일 수 있다. 블러셔는 얼굴 근육을 푼 상태에서 광대뼈 윗부분에 사용하는 것이 좋다. 컨투어는 광대뼈 바로 아래에 사용하면 볼을 끌어올리는 효과를 줄 수 있다. 광대뼈와 코끝 사이 부분에만 사용한다.

피부 톤
광택이 있는 파운데이션을 사용하면 피부가 더욱 생기 있어 보이게 하지만 때로는 고르지 못한 피붓결을 너무 강조하게 될 수 있다. 그럴 때는 세팅 파우더로 매끄럽지 않은 부위를 정돈하거나 빛이 직접 닿는 부위에만 일루미네이터를 사용한다.

입술
입꼬리를 좀 더 올리고 싶다면 립스틱을 아랫입술의 경계선보다 약간 안쪽으로 바르되 가운데만 살짝 오버라인으로 발라 주면 된다.

Nails

손톱

손톱의 구조

인간의 손톱은 손가락을 보호하고, 촉각을 향상시키며, 작은 물체를 집어 올릴 수 있게 해준다. 모발과 마찬가지로 손톱에도 풍부한 케라틴 단백질이 손톱 특유의 단단한 성질을 비롯해 다양한 특성을 결정짓는다.

손톱 바탕질 (네일 매트릭스)

손톱 바탕질은 손가락의 첫 번째 관절 부근의 피부 아래에 있다. 여기에서 바탕질 세포가 분열하며 손톱 세포를 생성한다. 손톱 세포가 납작해진 후 죽은 세포가 되어 딱딱하게 굳으면 손톱이 된다. 바탕질의 일부는 피부 밖으로 노출되기도 하는데, 손톱 아래쪽에 드러나는 반달 모양의 흰 부분으로 속손톱 또는 루눌라라고 불린다.

손톱판

손톱은 한 달에 약 3mm가량 자란다. 손톱판은 손톱 바닥을 따라 자라다가 손톱 끝에서 손톱 바닥과 분리되어 하얀색의 손톱 끝(자유연 또는 프리에지)을 형성한다. 손톱 세포는 납작하고 타일 같은 구조이며 강력한 케라틴 단백질로 구성된다. 모발과 마찬가지로 이웃한 단백질 가닥들이 서로 교차 결합해 손톱을 더욱 단단하게 만들어 준다.

손톱의 표층은 곡면으로 단백질이 교차 결합하며 단단한 성질을 지닌다. 표층 아래에는 강력한 케라틴 섬유질로 이루어진 두꺼운 중간층이 손톱의 가로 방향으로 결을 이루며 형성되어 있다. 바로 이 때문에 손톱이 부러질 때 세로 방향으로 부러지지 않고 대개 가로로 부러지는 것이다. 손톱을 세로 방향으로 자르려면 힘이 두 배로 든다. 손톱의 가장 아래층은 복부층으로 손톱 바닥에 맞닿아 붙어 있다.

손톱의 단면

손톱의 각 부위를 확대해 살펴보자. 각 부위의 역할에 따라 손톱의 강도 및 탄성이 결정된다.

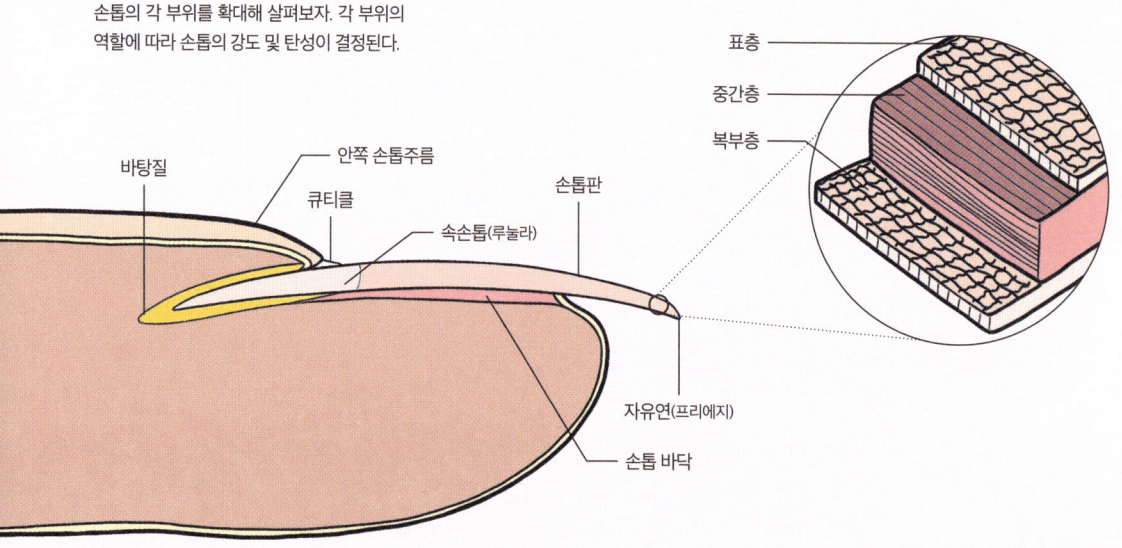

손톱 바닥 및 피부

손톱 바닥은 다른 피부 부위와 마찬가지로 표피층 및 진피층으로 구성된다. 손톱 성장 방향을 따라 볼록하게 형성되며 손톱 아래쪽도 같은 모양이다. 진피층의 혈관은 손톱을 통해 분홍빛으로 보인다. 손톱판은 수분이 상당량 투과할 수 있지만 다른 물질은 거의 차단한다. 손톱 바닥의 수분은 손톱을 통해 증발한다.

손톱주름은 손톱판의 세 가장자리를 피부에 단단히 고정하는 조직으로 내부의 피부 조직이 감염되지 않게 보호해 준다. 안쪽 손톱주름은 바탕질 위에 형성되는데, 종종 큐티클로 오인하기도 한다. 실제로는 손톱이 자라면서 표면을 따라 이동하는 죽은 세포로 이루어진 얇은 막이다. 손톱 끝부분 아래에 있는 손톱 피부띠는 손톱과 피부의 경계를 따라 형성된다.

손톱이 부러지는 이유

머리카락과 마찬가지로 손톱의 성질은 수분 함량에 따라 달라진다. 물은 단백질 간의 수소 결합을 끊어 내므로 수분이 너무 많이 침투하면 손톱이 약해지고 지나치게 물러진다. 반대로 수분이 너무 적으면 손톱이 부러지기 쉬워지고, 충격을 가하면 휘어지지 않고 갈라진다. 손톱의 이상적인 수분 함량은 18%다.

손톱의 구조도 손톱의 강도에 영향을 준다. 손톱은 가로 방향과 세로 방향으로 곡면을 이루어 충격이 가해졌을 때 힘을 고르게 분산시킨다. 그래서 손톱이 납작한 형태라면 더 쉽게 휘어지거나 부러진다.

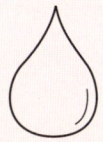

손톱 전용 오일
손톱 자체에 있는 미량의 유분은 손톱에 유연성을 더한다. 손톱 전용 오일을 사용해 부족한 유분을 보충할 수 있다.

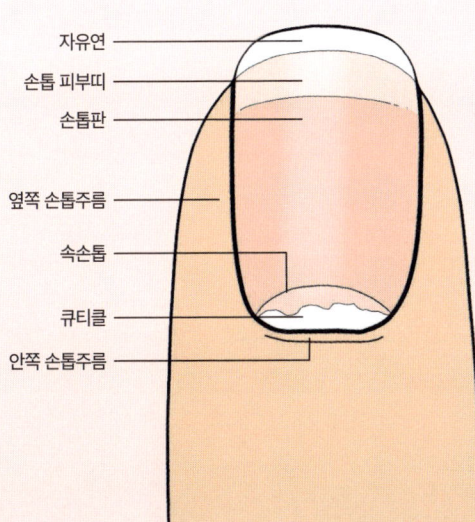

손톱의 부위별 명칭
손톱 주변과 아래의 피부는 손톱 자체만큼이나 손톱 건강에 중요한 역할을 한다.

건강과 미용 모두 챙기는 손톱 관리

네일 아트에는 관심이 없더라도 통증이나 감염을 예방하려면 손톱을 잘 관리해 주는 것이 좋다.

손톱 손질하기

손톱은 샤워 후 수분을 머금고 있을 때 깎는 것이 가장 좋다. 손톱이 평소보다 유연한 상태이고 깨지더라도 길게 이어지지 않기 때문이다. 그러나 네일 파일로 손톱을 다듬을 때는 건조한 상태여야 한다. 그릿 수가 중간 이상인 부드러운 파일을 사용해 다듬으면 손톱이 갈라지거나 떨어져 나가지 않게 해준다. 거스러미도 옷깃에 걸려 불편할 수 있으니 파일로 매끈하게 다듬어 주면 좋다.

손톱의 내구성은 손톱의 형태에 따라 달라지기도 한다. 손가락 끝의 모양과 같은 형태의 짧고 타원형인 손톱이 특히 내구성이 좋아서 잘 부러지지 않는다. 손가락에서 분리된 손톱 끝은 지지 기반이 약해 더 쉽게 부러진다. 이 부위는 손톱 아래의 피부로부터 수분 공급이 되지 않기 때문에 더 취약하다.

네일 버퍼 사용하기

대다수 사람의 손톱 표면에는 세로 방향으로 미세한 굴곡이 있다. 네일 버퍼를 아주 조심해서 사용하면 표면을 매끄럽게 갈아 낼 수 있다. 다만 버퍼를 사용하면 손톱이 얇아지고 그만큼 약해지기 때문에 손톱 상태가 좋지 않다면 쓰지 않는 것이 좋다.

큐티클 제거하기

손톱주름은 손톱과 피부 사이의 틈을 막아 세균이 피

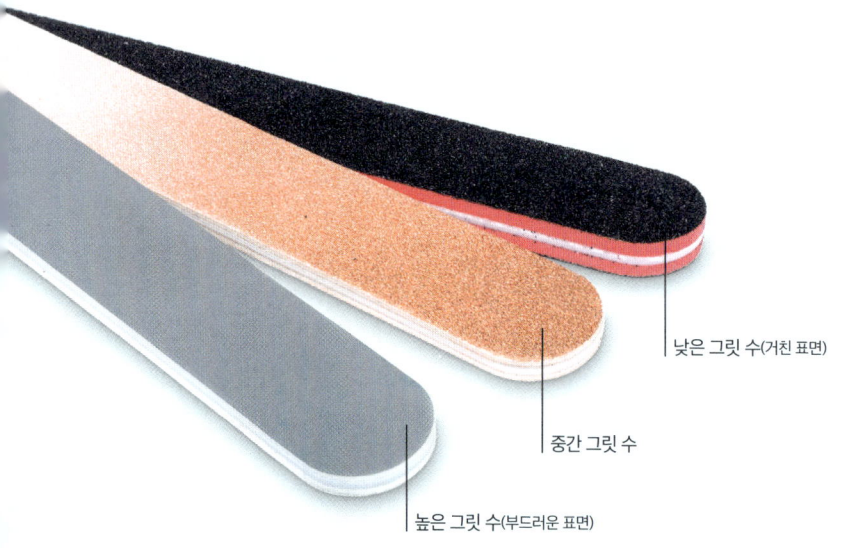

낮은 그릿 수(거친 표면)

중간 그릿 수

높은 그릿 수(부드러운 표면)

네일 파일 고르기

네일 파일은 다양한 텍스처로 나온다. '그릿'은 제곱인치당 표면 입자의 수를 의미하며, 그릿 수가 높을수록 더 부드러워서 손톱을 덜 손상한다.

부 속으로 침투하지 못하게 보호한다. 손톱 손질을 할 때 안쪽 손톱주름을 큐티클로 오인해(221쪽 참조) 무자비하게 긁어 내거나 잘라 내면 감염될 위험이 있다. 심한 경우 손톱 바탕질이 손상되면 손톱이 영구적으로 잘 자라지 못할 수도 있다.

액상 큐티클 리무버를 사용하면 좀 더 안전하다. 수산화나트륨 또는 수산화칼륨이 함유된(5% 미만) 리무버는 웃자란 큐티클과 과도한 각질을 분해한다. 산성 각질 제거제로도 각질을 벗겨 낼 수 있다. 정기적으로 큐티클을 제거하면 손톱 주위의 피부를 깔끔하게 유지할 수 있고 거스러미가 잘 일어나지 않는다. 다만 큐티클 리무버는 부식성이 있어서 설명서에 따라 주의해서 사용해야 한다. 안쪽 손톱주름의 가장자리는 반드시 피부가 젖어서 물러진 상태일 때만 밀어 내도록 하자.

손톱의 형태

다음은 네일 아트에서 인기 있는 손톱 모양이다. 네일 폴리시를 제거하기 전에 파일로 손톱 끝을 정리해 주면 손톱 모양이 더 잘 드러나서 대칭 형태를 유지하기 쉽다.

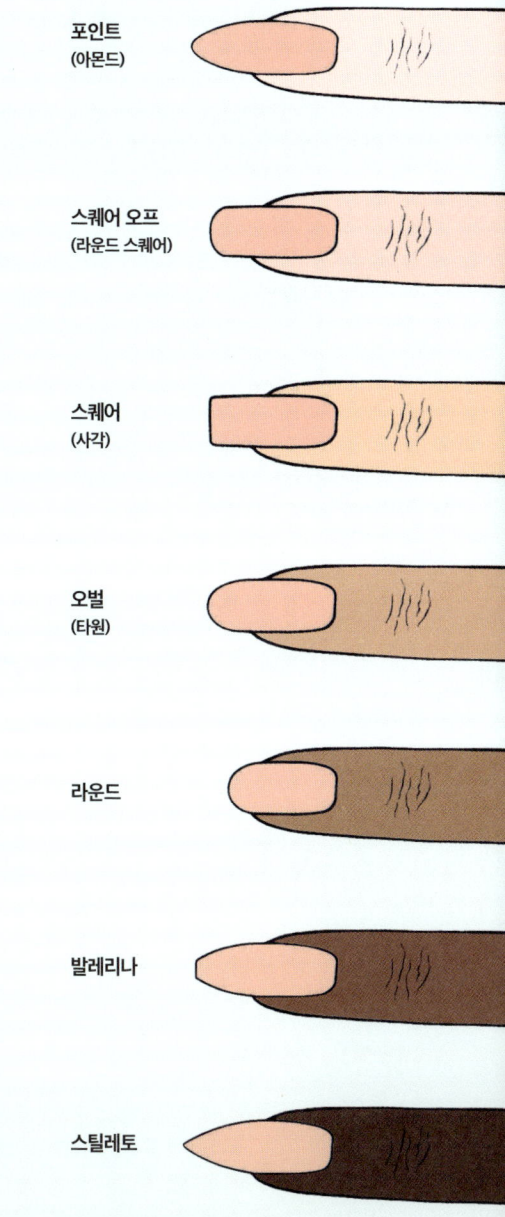

- 포인트 (아몬드)
- 스퀘어 오프 (라운드 스퀘어)
- 스퀘어 (사각)
- 오벌 (타원)
- 라운드
- 발레리나
- 스틸레토

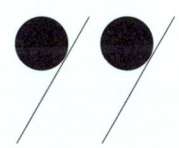

버퍼를 사용하면 손톱이 얇아지고 그만큼 약해지기 때문에 손톱 상태가 좋지 않다면 쓰지 않는 것이 좋다.

네일 폴리시에는 어떤 성분이 들어 있을까?

오늘날 사용되는 니트로셀룰로오스 기반의 네일 폴리시 제품은 1920년대에 시판되던 새로운 차량 도색용 페인트에 착안해 개발되었다.

네일 폴리시를 바르면 액체 용제는 휘발되고 방수가 되는 얇은 막만 손톱에 단단히 고정되는 원리다. 폴리시 막은 최대 일주일간 지속된다.

주요 성분

착색제 네일 폴리시에 첨가되는 착색제는 주로 밝은 색의 유기 레이크 안료(180~181쪽 참조)를 사용한다. 진주광택이나 금속광택 안료를 더하면 반짝이거나 은은한 광택의 마감 효과를 낸다.

폴리머 길이가 긴 구조의 고분자로 네일 폴리시 막의 대부분을 구성한다. 여러 종류의 폴리머로 접착력, 강도, 광택을 조정한다.

가소제 네일 폴리시 막을 유연하게 하는 성분으로 손톱이 휘어질 때 깨지지 않게 해준다. 가소제는 폴리머 사슬 사이에 들어가서 폴리머 분자들이 너무 견고하게 결합되지 않도록 한다.

용제 함유 성분들을 녹여 폴리시의 질감 및 건조 시간을 조절한다. 용제가 빠르게 휘발되어야 네일 폴리시가 번지거나 흠집이 나지 않는다. 하지만 너무 빨리 휘발되면 오히려 폴리시 막이 깨지고 기포가 생길 수 있다. 네일 폴리시에는 에틸아세테이트, 부틸아세테이트, 이소프로필알코올 같은 유기용제를 사용하는데 이들 성분은 미생물의 증식을 강력하게 막아 주므로 추가적인 방부제 성분이 필요하지 않다.

점도 조절제 안료를 고착시키며 질감을 조정한다.

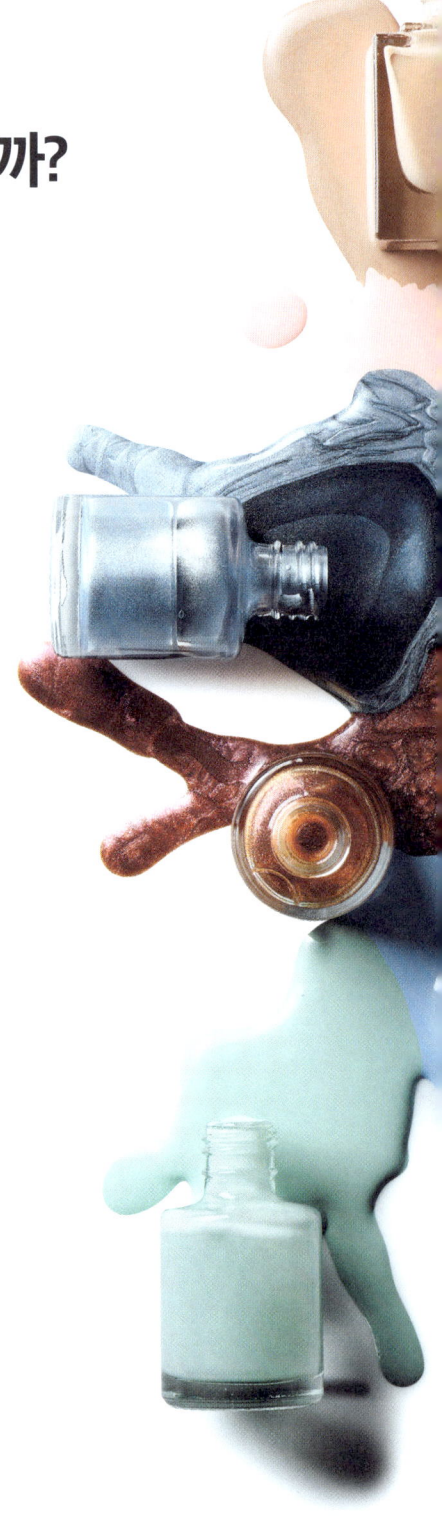

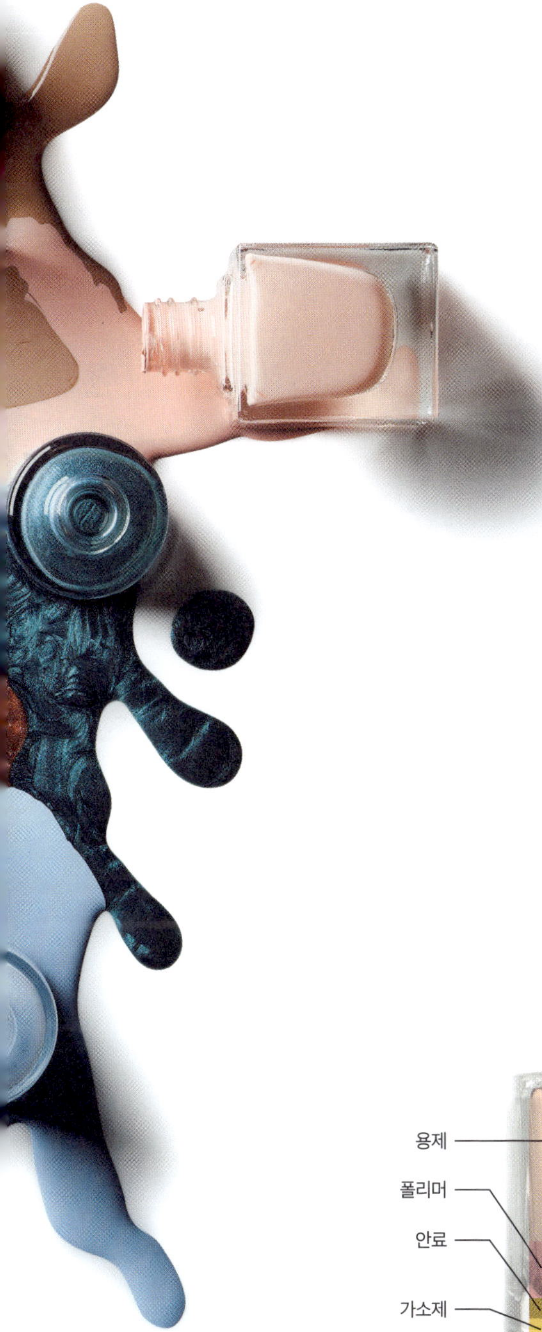

자외선 필터 네일 폴리시가 자외선에 노출되었을 때 변색되지 않도록 보호한다.

특수 효과를 내는 제품

홀로그램 폴리시 반사 입자가 함유되어 손톱에 발랐을 때 많은 평행한 홈을 형성해 빛을 쬐면 여러 간섭 패턴이 발생해 무지갯빛이 나는 효과를 연출한다.

마그네틱 폴리시 흑색 산화철 성분이 함유되어 바른 후 마르지 않은 상태에서 자석을 이용하면 산화철 성분이 움직이며 패턴을 자아낸다.

야광 폴리시 구리가 첨가된 황화아연 성분의 야광 안료가 들어 있다. 일반 안료는 흡수한 빛에너지를 곧바로 방출하며 색을 내는 데 반해 야광 안료는 서서히 방출되어 마치 빛이 아른거리는 듯한 효과를 낸다.

멀티크롬 폴리시 보는 각도에 따라 색상이 달라진다. 첨가된 특수 간섭 안료의 반투명 반사층이 빛을 더 오랫동안 반사해 더욱 극적인 색상 변화를 연출한다.

열 감지 폴리시 온도에 따라 색상이 변한다. 액정을 사용해 온도에 따라 구조가 재배열되어 색상이 다양하게 나타나는 방식이 있고, 체온에 가까운 온도에 반응하면 용제가 녹는 미세구체를 이용해 손톱에 바르면 용제가 녹아 색상이 변하는 방식이 있다.

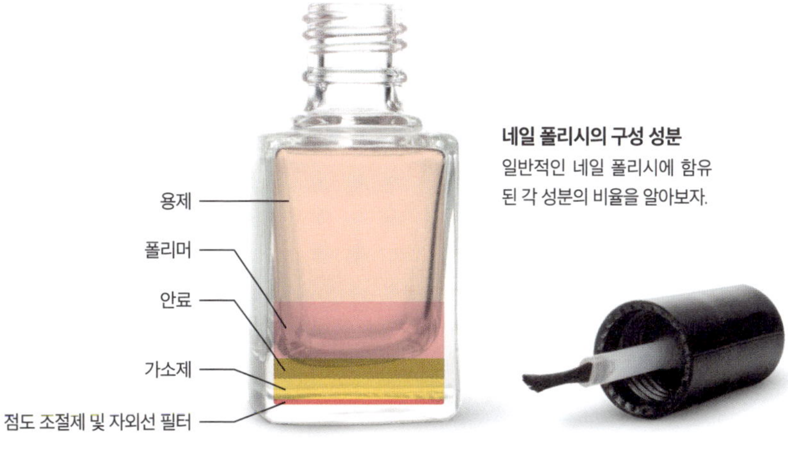

용제
폴리머
안료
가소제
점도 조절제 및 자외선 필터

네일 폴리시의 구성 성분
일반적인 네일 폴리시에 함유된 각 성분의 비율을 알아보자.

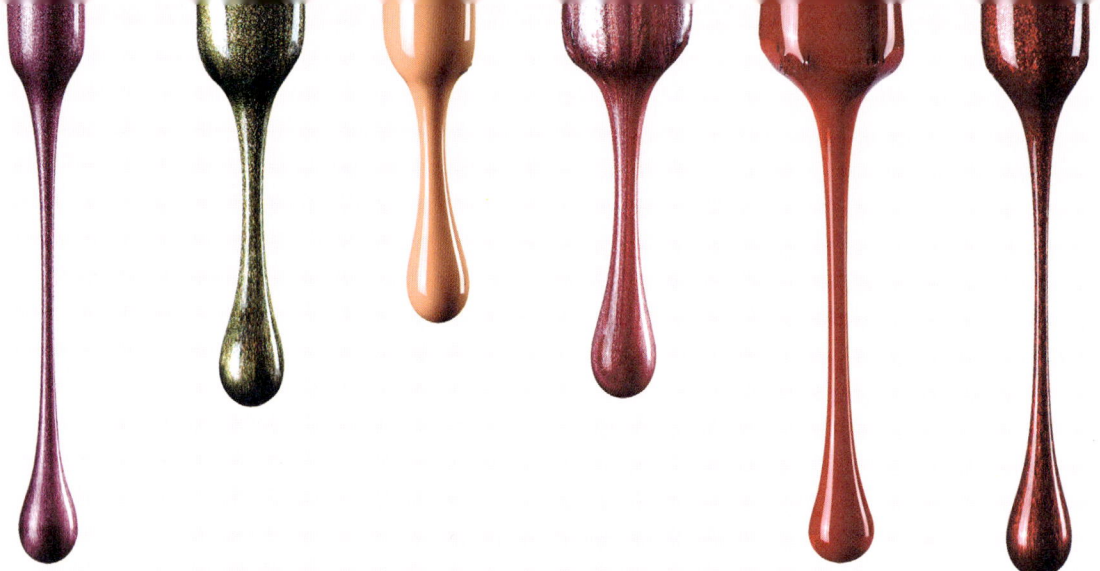

꼭 '10-프리' 네일 폴리시를 골라야 할까?

네일 폴리시 광고를 보면 '10-프리' 또는 '10종 무첨가'라는 마케팅 문구가 종종 등장한다. '무첨가' 성분 리스트는 계속 늘어나 이제는 브랜드 간의 마케팅 경쟁에서 중요한 위치를 차지하게 되었다.

'10-프리' 네일 폴리시는 잠재적으로 유해하다고 평가된 열 가지 성분을 배제한 제품이다. 하지만 대부분의 물질은 손톱을 투과할 수 없으므로 네일 폴리시는 환기가 잘 되는 장소에서 사용하고 피부에 닿지 않게 주의한다면 어떠한 유해 물질에도 거의 영향을 받지 않는다.

3-프리

'프리', 즉 '무첨가' 표시의 시초는 '3-프리'였다. 지난 십수 년간 출시된 대다수 네일 폴리시 제품은 3-프리 제품으로 다음 3종의 유해 성분이 배제되었다.

디부틸프탈레이트(DBP) 가소제의 일종으로 내분비계에 영향을 미친다고 알려진 물질이다. 네일 폴리시에 첨가된 양은 인체에 어떠한 영향도 미치지 않는 것으로 나타났고, 음식물에 함유된 양과 비교해도 극히 낮은 수치였다. 하지만 2007년에 유럽에서 예방 차원으로 화장품에 해당 성분의 사용을 금지한 이래로 점차 대다수 브랜드에서 사용하지 않게 되었다.

톨루엔 페인트나 접착제에 사용되는 유기용제로 장기간 흡입할 경우 구토 증상, 기형아 출산, 신체 기관 손상을 유발한다. 다만 네일 폴리시에 함유된 양은 극히 적어 이와 같은 유해 효과를 내지 않는다.

포름알데히드 손톱을 단단하게 하는 경화제에는 메틸렌글리콜이나 포르말린이 함유되는데, 이들 물질은 손톱 단백질을 교차 결합시키는 과정에서 소량의 포름알데히드를 방출한다. 포름알데히드를 대량 흡입하면 비강암을 유발할 수 있지만 네일 제품에서 방출하는 양은 그리 많지 않아 네일숍에서 측정된 수치가 가정에서 측정된 수치와 비슷하다. 다만 피부에 닿았을 때 알

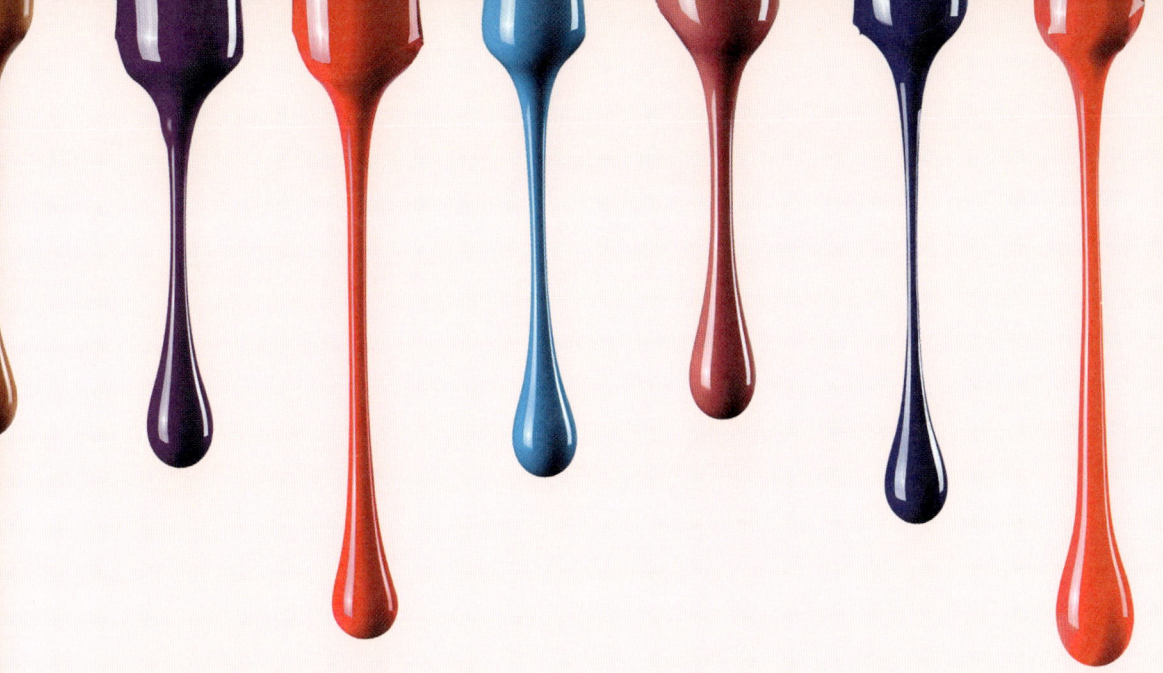

레르기나 피부 자극을 일으킬 수 있고 과도하게 사용하면 손톱이 오히려 잘 부러질 수 있다.

4-프리
이후 앞서 말한 3종에 다음 성분이 추가되었다.
토실아마이드/포름알데히드 수지 이 성분은 폴리시 액이 손톱에 잘 접착되도록 한다. 제품에 따라 매우 낮은(0.5%) 농도의 포름알데히드가 불순물의 형태로 함유되기도 해서 알레르기가 있는 사람에게는 문제가 될 수 있다.

5-프리
'5-프리' 제품에는 다음 성분이 추가된다.
캠퍼 자연적으로 발생하는 가소제로 피부에 자극적일 수 있지만 네일 폴리시에 함유된 적은 양으로는 문제가 되지 않는다. 오히려 로즈메리 같은 허브에 훨씬 더 많은 양이 들어 있다.

'무첨가' 리스트에 해당하는 그 밖의 성분들

에틸토실아마이드
가소제의 일종이다. 부작용이 심한 설파계 항생제와 구조적으로 유사하다는 이유만으로 일부 국가에서 지나치게 포괄적인 규제 기준을 적용해 금지한 것으로 보인다. 피부 자극을 일으킬 수 있지만 네일 폴리시에 사용되는 양으로는 그럴 가능성이 희박하다.

트리페닐포스페이트(TPHP)
가소제의 일종으로 다른 분야에서는 제품이 불에 잘 타지 않게 하는 난연제로 활용된다. 한 실험에서 이 성분이 함유된 네일 폴리시를 사용한 경우 소변에서 해당 성분의 수치가 높아진 것으로 나타났지만 그 수치는 유해한 수준보다 훨씬 낮았다.

글루텐, 향, 아세톤
이들 성분에 알레르기가 있는 경우에만 피하면 된다.

파라벤, 자일렌, 황산염, 납, 메틸아이소티아졸리논, 비스페놀 A, 노니페놀에톡시레이트, 스티렌, 4-메톡시페놀(MEHQ), 과산화 터트-부틸
적어도 지난 몇십 년간 네일 제품에는 전혀 사용된 적이 없거나 극히 드물게 사용된 성분들이다.

네일 폴리시를 오래 유지하는 방법

네일 폴리시를 더욱 매끈하게 바르고 보다 오래 유지되게 하는 몇 가지 팁을 소개한다.

준비 단계

네일 폴리시는 물기 없이 건조한 손톱에 발라야 한다. 손톱에 물기가 있으면 건조해지면서 형태가 바뀌어 네일 폴리시가 들뜰 수 있기 때문이다. 그리고 네일 버퍼로 손톱 표면을 지나치게 갈면 손톱이 얇아지고 너무 유연해져서 접착력이 떨어진다.

우선 손톱의 죽은 큐티클을 제거하자(222~223쪽 참조). 큐티클이 남아 있으면 폴리시가 손톱에 밀착되지 못해 나중에 들뜨기 쉽다.

사용 전에 네일 폴리시의 내용물을 잘 섞어 준다. 흔들어 섞으면 기포가 생길 수 있으므로 병을 굴려 주면 된다. 제품을 개봉한 상태로 시간이 지나면 용제가 휘발될 수 있으니 사용 전에 내용물의 상태를 확인해 보는 것이 좋다. 점성이 높은 경우 기포가 더 많이 생길 수 있어 브러시에 묻은 폴리시가 고루 펴지지 않을 수 있다. 그럴 때는 네일 폴리시 희석액을 섞어 적절한 점도로 만들면 된다. 네일 폴리시 리무버에는 아세톤이나 물이 함유되어 폴리시의 상태를 급격히 변형시킬 수 있으므로 희석 용도로 쓰면 안 된다.

네일 폴리시 바르기

바르기 직전에 네일 폴리시 리무버로 손톱 표면을 닦아 낸다. 손톱에 남아 있는 유분과 이전에 발랐던 폴리시 잔여물을 말끔히 제거하는 과정이다. 그래야 새로 바르는 폴리시가 더욱 효과적으로 접착된다.

그다음으로 베이스코트부터 발라 준다. 베이스코트의 폴리머 성분이 접착력을 높여 주고 폴리시가 깨지거나 닳는 것을 방지한다. 또한 손톱 표면에 색소 얼룩이 생기지 않게 막아 주는 장벽 역할도 한다. 손톱을 더 단단하게 하거나 파인 홈을 메우는 특수 베이스코트도 있다. 베이스코트와 네일 폴리시, 탑코트를 바를 때는 손톱 끝부분까지 감싸게 발라야 나중에 닳지 않는다.

더욱 균일한 색상을 표현하려면 네일 폴리시를 얇게 두세 차례 덧바르는 것이 좋다. 한 번에 두껍게 바르면 건조되는 과정에서 수축해 표면이 쭈글쭈글해질 수 있고 깨지기도 쉽다. 바른 표면을 입으로 불지 말고 서서히 마르게 해야 수축이 덜하고 더욱 매끈하며 광택이 난다. 두 번째 바를 때는 처음 바른 표면이 살짝 마르게 두었다가 바르는 것도 도움이 된다.

네일 폴리시가 더 오래 유지되게 하려면 탑코트를 사용하자. 탑코트에는 더욱 단단하고 광택을 내는 폴리머 성분을 비롯해 자외선 차단 필터가 첨가되어 폴리시의 색상을 보호해 주기도 한다. 탑코트의 폴리머로는 셀룰로오스아세테이트부티레이트가 주로 사용되는데, 이 성분은 빛에 노출되어도 네일 폴리시에 사용되는 니트로셀룰로오스처럼 급격히 변색하지 않는다.

네일 폴리시가 완전히 마른 후에 자외선 경화 젤 타입의 탑코트를 사용하면 내구성이 더욱 강화된다 (230~231쪽 참조).

네일 유지 및 관리

과도한 햇볕 노출을 피하는 것이 좋다. 자외선에 과도하게 노출되면 네일 폴리시가 변색할 수 있고 잘 부러지게 된다.

물에 닿는 것도 최소화하는 것이 좋다. 손톱이 유연해져서 네일 폴리시가 떨어져 나갈 수 있기 때문이다. 설거지나 청소를 할 때 장갑을 사용하면 손톱이 세제 성분에 노출되어 네일 폴리시가 손상되는 것도 방지할 수 있다.

아울러 손톱이 긁히거나 마찰해 닳지 않게 주의하자.

네일 폴리시는 어떻게 지울까?

네일 폴리시 리무버에 사용되는 용제는 폴리머 분자 간의 일시적인 결합을 끊어 폴리시 막을 녹인다.

아세톤은 네일 폴리시를 지우는 데 가장 효과적인 성분 가운데 하나로 인체에 전혀 유해하지 않다. 아세톤의 대체 성분인 에틸아세테이트나 메틸다이에스터는 대체로 그만큼 효과적이지 않으며 그렇다고 더 안전한 것도 아니다. 리무버의 성분은 손톱과 손톱 주변 피부에서 수분과 유분을 제거하기도 한다. 따라서 리무버 제품에 건조함을 중화해 주는 글리세린이나 오일이 함유되었는지 살펴보자. 그리고 리무버를 사용한 후에는 손과 손톱에 보습제를 바르는 것도 잊지 말자.

리무버 사용법

화장솜이나 티슈를 리무버에 적셔 손톱을 하나씩 닦아 낸다. 글리터처럼 잘 지워지지 않는 타입은 리무버를 적신 화장 패드를 손톱 위에 올린 후 알루미늄 포일로 감싸 준다. 5~10분 정도 지나면 쉽게 벗겨질 것이다. 리무버를 사용하기 전에 가장 위층을 버퍼로 갈아 내면 리무버가 더 쉽게 스며들 수 있다. 리무버는 냄새가 강하기 때문에 환기가 잘 되는 장소에서 사용하지 않으면 두통을 일으킬 수 있다. 네일 폴리시를 절대 억지로 벗겨 내어서는 안 된다. 자칫 잘못하면 손톱 표면이 함께 떨어져 나갈 수 있다.

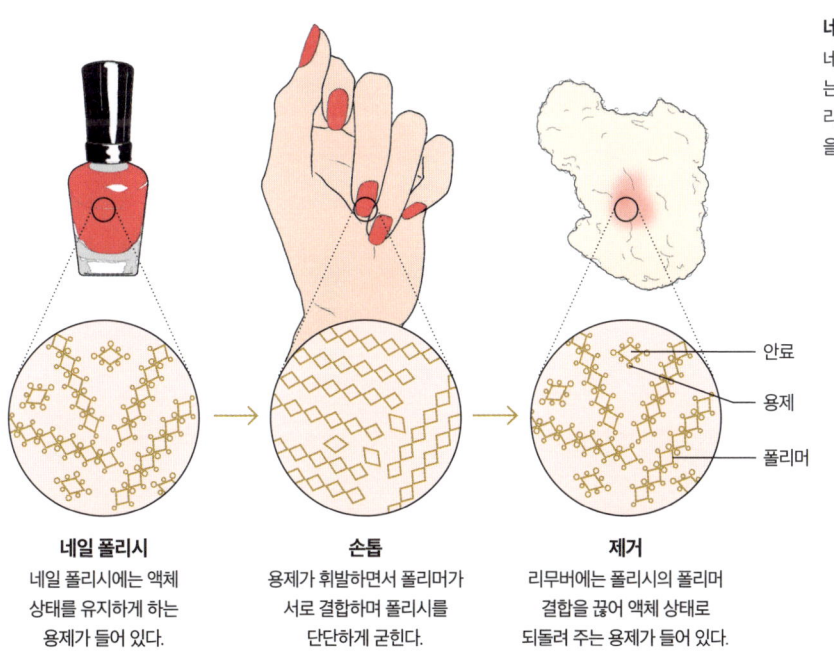

네일 폴리시 리무버의 원리
네일 폴리시 리무버에 사용되는 용제는 근본적으로 네일 폴리시를 바른 후 건조하는 과정을 거꾸로 되돌린다.

— 안료
— 용제
— 폴리머

네일 폴리시
네일 폴리시에는 액체 상태를 유지하게 하는 용제가 들어 있다.

손톱
용제가 휘발하면서 폴리머가 서로 결합하며 폴리시를 단단하게 굳힌다.

제거
리무버에는 폴리시의 폴리머 결합을 끊어 액체 상태로 되돌려 주는 용제가 들어 있다.

아크릴 네일, 젤 네일, 딥 파우더는 어떻게 작용할까?

일반 네일 폴리시는 대체로 일주일 정도만 지나도 벗겨지기 시작한다. 더 단단하고 지속력 있는 네일 폴리시 종류는 완전히 다른 화학적 과정을 거친다.

네일 제품의 핵심 요소는 무엇보다 폴리머다. 폴리머는 여러 개의 모노머(단위체) 분자가 결합해 이루어지는 긴 사슬 형태의 고분자다. 일반적인 네일 폴리시는 이미 완성된 최종 형태의 폴리머를 사용하지만 아크릴 네일, 젤 네일, 딥 파우더처럼 지속이 강한 제품은 우선 제품을 손톱에 바른 후 모노머가 결합하는 '큐어링(경화)' 과정을 거치게 된다.

일부 제품에는 교차 결합한 상태의 모노머가 함유되기도 하는데, 이들 모노머가 폴리머 사슬 간의 결합을 강화해 준다. 교차 결합이 더 많이 일어날수록 네일 폴리시의 지속력이 더욱 우수해지며 견고하게 형성되므로 장식 네일 연장 시술에 사용될 수 있다.

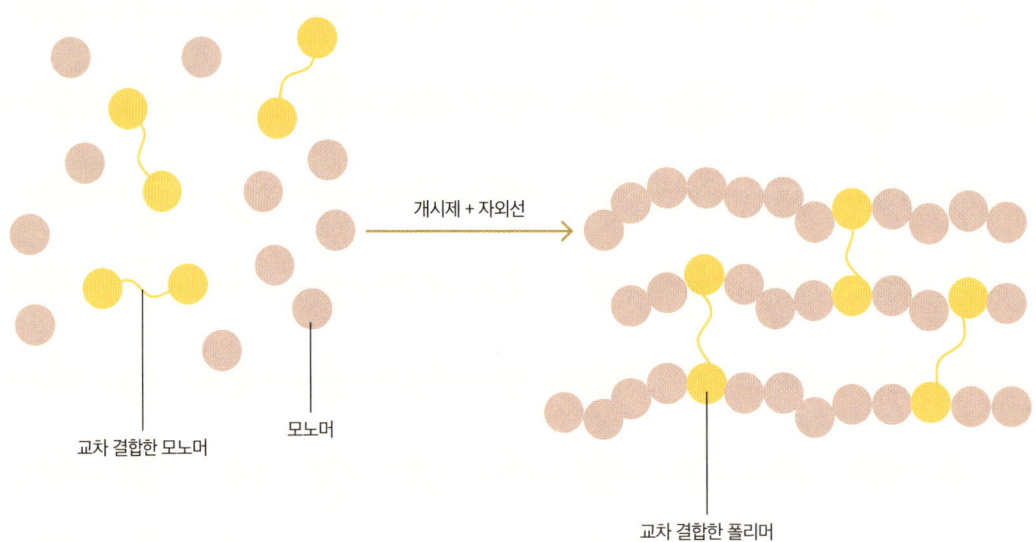

젤 네일이 '큐어링'되는 원리
젤 네일처럼 지속력이 우수한 네일 제품에는 모노머가 함유되어 손톱에 바른 후 모노머가 결합하면서 단단한 폴리머 연결 구조를 형성한다. 교차 결합한 폴리머는 더욱 단단해진다.

아크릴 네일

아크릴 네일은 치과용 수지(레진)의 성질에 착안해 만들어졌다. 파우더와 용액으로 구성되어 있고 사용 직전에 두 물질을 혼합하는 방식이다. 파우더는 폴리머 입자와 개시제로 구성되며 개시제는 용액과 섞이면 모노머를 폴리머로 중합시키는 반응을 일으키게 된다. 용액은 모노머와 촉매로 구성되며 촉매는 개시제를 활성화하는 역할을 한다.

아크릴 네일은 용액과 파우더를 혼합한 후에 손톱에 바른다. 혼합물 속에서 촉매와 개시제가 연쇄 반응을 일으키기 시작하면 파우더 입자를 둘러싼 폴리머 연결 구조에 모노머가 연결되는 원리다. 아크릴 네일은 바른 후 몇 분 만에 단단하게 굳으며 중합 반응이 완전히 완료되려면 며칠이 더 걸린다.

	네일 폴리시	아크릴 네일	젤 네일	딥 파우더
모노머의 종류	없음	메타크릴산에틸	메타크릴레이트 (예: HEMA)	시아노아크릴레이트
미리 결합한 폴리머	니트로셀룰로오스 및 여러 폴리머	고체 폴리메타크릴레이트 입자	액체 올리고머 (소형 폴리머)	고체 폴리메타크릴레이트 입자
중합 반응 개시제	없음	개시제: 과산화벤조일 촉매: 디메틸톨릴아민	개시제: 페닐포스피네이트 등 촉매: 자외선	물
그 밖의 특징		모노머가 너무 빠르게 큐어링되지 않도록 억제제(하이드로퀴논)를 첨가한다.	중합 반응이 발생하지 않도록 빛을 차단하는 포장재를 사용한다.	가속제에 중합 반응을 촉진하는 알칼리성 촉매인 디메틸톨릴아민이 함유된다.
사용 방식	오버레이	오버레이 네일 팁 장식 네일 연장	오버레이 네일 팁 장식 네일 연장 (하드 젤 또는 빌더 젤)	오버레이 네일 팁
지속 기간	최대 일주일	2~3주	2~3주	2~3주

젤 네일

젤 네일은 자외선이 촉매 역할을 해서 개시제를 활성화하고 모노머를 결합하는 방식이어서 모든 성분이 함께 포함되어 나온다. 아크릴 네일처럼 젤 네일도 액체 상태의 모노머를 사용하지만 자외선을 차단하지 않도록 고체 폴리머 입자 대신 더 작은 크기의 액체 폴리머(올리고머)를 사용한다.

일반적인 젤 네일 제품은 점성이 높아서 바르기 쉽지 않다. 하지만 요즘에 나오는 젤 폴리시와 '빌더 인 어 보틀' 타입은 일반 네일 폴리시처럼 쉽게 바를 수 있어 훨씬 더 인기가 많다.

지속력이 강한 특수 네일 폴리시는 젤 네일과 유사한 방식이면서도 자외선램프를 사용할 필요 없이 자연광에만 노출되어도 중합 반응이 일어나며 최대 2주가량 지속된다.

딥 파우더

액상 모노머를 손톱에 바른 다음 폴리머가 함유된 색조 파우더를 바르는 방식이다. 특별한 개시제 없이 물에 닿으면 모노머의 중합 반응이 일어난다. 액상층과 파우더층을 번갈아 여러 번 덧발라서 네일을 단단하게 마무리할 수 있다.

유사점과 차이점

이들 네일 제품은 비슷한 면이 많지만 몇 가지 차이가 있으므로 이를 감안해 자신에게 적합한 종류를 고르면 된다.

아크릴 제품은 내구성이 더 좋은 반면, 젤 네일은 세정제 같은 화학물질에 크게 영향을 받지 않는다. 딥 파우더는 바르기가 간편하고 냄새가 덜하다. 세 타입 모두 모노머를 사용하는데 알레르기를 유발할 수 있으므로 주의해야 한다. 이런 문제는 네일 아티스트의 숙련도에 좌우된다.

- 모노머가 피부에 닿으면 알레르기 위험이 커진다.
- 아크릴 제품은 사용하기에 앞서 혼합을 해야 하는데 모노머와 개시제의 비율이 잘못되면 네일이 약하게 형성되어 갈라지거나 들뜰 수 있고 반응을 일으키지 못한 모노머가 남아 알레르기를 유발할 수 있다.
- 젤 네일은 비율이 미리 정해져 있지만 큐어링 과정이 잘못되면 비슷한 상황이 발생할 수 있다. 자외선 램프의 설정을 잘못해 자외선의 강도를 제대로 맞추지 못할 수도 있다. 자외선이 너무 강하면 중합 반응이 일어날 때 열이 급격히 생성되어 화상을 입게 된다. 반대로 자외선이 너무 약하면 모노머 일부가 반응하지 못하고 남아 알레르기를 일으킨다. 자외선램프가 제대로 작동하지 않거나 청결하지 않은 경우 또는 제품을 너무 두껍게 바른 경우에는 자외선이 손톱에 바른 용액 전체에 닿지 못한다.
- 딥 파우더에 사용하는 용액은 환기가 제대로 되지 않은 경우 호흡기 알레르기를 유발해 독감과 유사한 증상을 겪을 수 있다.

세 가지 타입 모두 제거할 때는 아세톤 용액으로 적셔 폴리머 연결 구조를 느슨하게 해준 다음 조심스레 네일을 떼어 내면 된다. 하드 젤은 버퍼로 갈아 내야 한다.

네일숍에서는 어떤 서비스를 받을 수 있을까?

네일숍에서는 네일 폴리시 외에도 손톱을 관리하고 상태를 개선하는 다른 서비스도 받을 수 있다.

네일 아트 외에 손톱 주위 피부를 정돈하거나 손 마사지를 해주는 업소도 있을 것이다. 내구성이 우수한 아크릴 네일, 젤 네일, 딥 파우더 같은 네일 타입도 선택할 수 있어 더욱 지속력 있는 효과를 볼 수 있다.

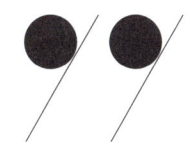

> 아크릴 네일, 젤 네일, 딥 파우더 네일은 2~3주가량 지속된다.

오버레이 및 네일 연장술

아크릴 네일, 젤 네일, 딥 파우더 네일은 2~3주가량 지속된다. 이들 제품을 사용하는 기법 몇 가지를 소개한다.

오버레이
오버레이는 인조 손톱을 사용하지 않고 일반적인 네일 폴리시를 발랐을 때 생기는 얇은 막을 뜻한다.

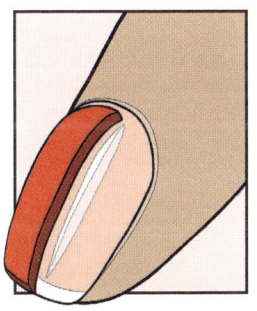

장식 네일 연장
네일 팁보다 내구성이 좋다. 종이로 된 페이퍼 네일폼을 손톱 끝(프리에지) 아래에 부착한 다음 손톱 전체에 베이스 젤을 발라 큐어링한다.

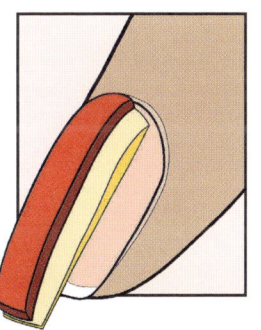

네일 팁
플라스틱으로 된 인조 손톱인 네일 팁을 손톱 끝에 접착시켜 손톱을 연장할 수 있다. 원하는 손톱 모양으로 만들 수 있으며, 손톱과 잘 연결되도록 네일 폴리시를 발라 준다.

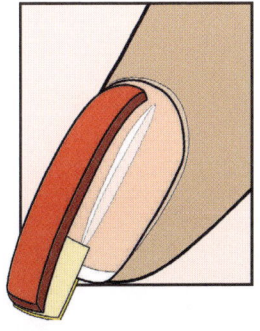

인필
네일 관리를 받은 후 손톱이 자라면서 새로 난 부분에 추가로 동일한 제품을 발라 주거나(인필), 인조 손톱이 얇아진 경우 제품을 덧발라 모양을 다시 잡아 줄 수도 있다(리밸런스).

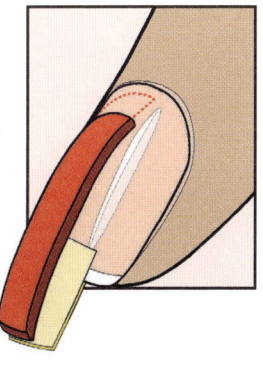

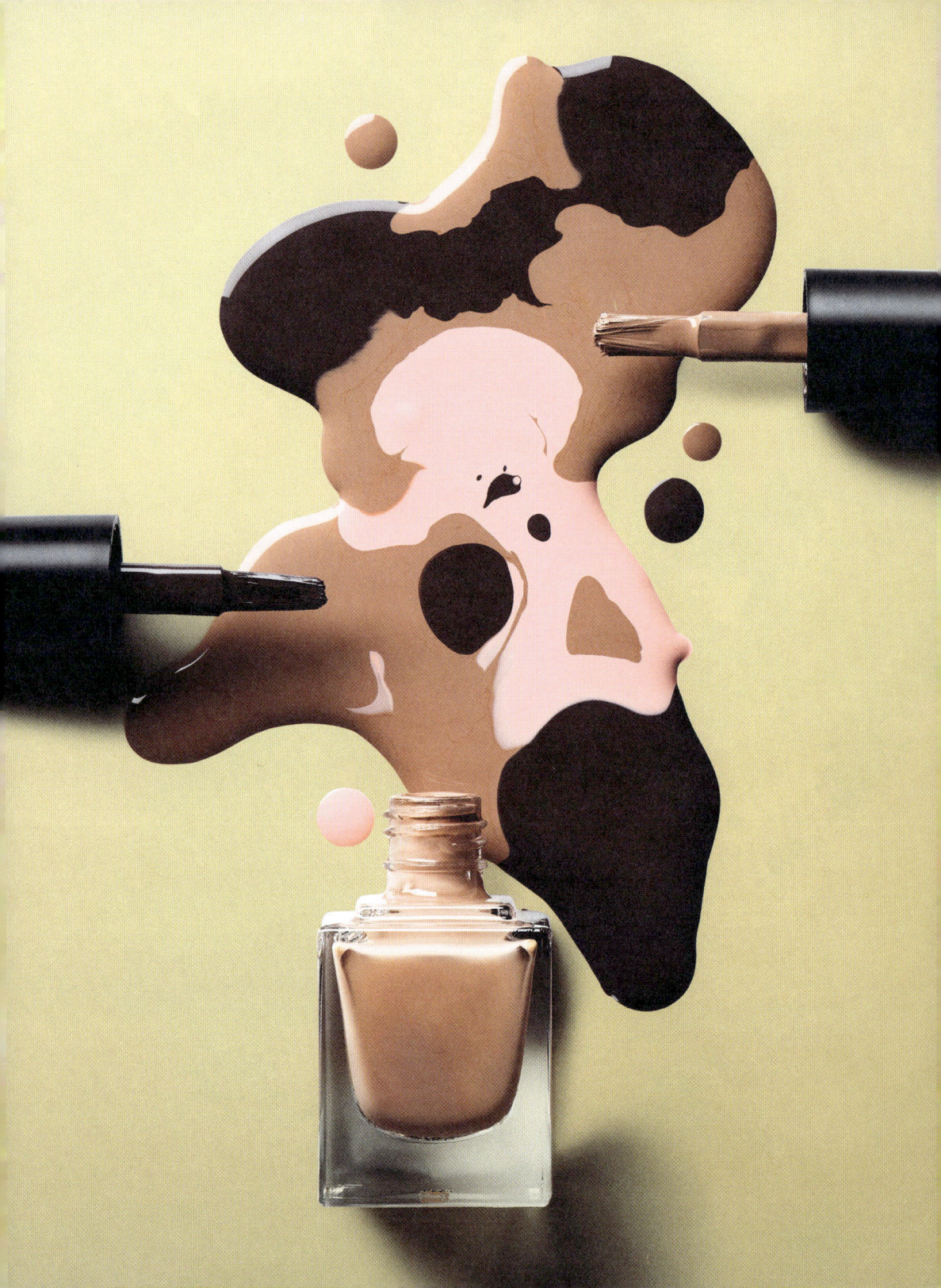

> 대부분의 물질은 손톱을 투과할 수 없으므로 네일 폴리시는 환기가 잘 되는 장소에서 사용하고 피부에 닿지 않게 주의한다면 어떠한 유해 물질에도 거의 영향을 받지 않는다.

네일 아트는 손톱 건강에 해로울까?

네일숍에서 받는 시술에 위험한 요소가 있기는 하다. 하지만 숙련된 기술을 갖춘 전문가라면 위험 부담을 줄일 수 있다.

손톱 손상

네일 폴리시, 오버레이, 네일 연장을 하게 되면 손톱 상태가 더 개선될 수도 있지만 악화할 수도 있다. 손톱이 얇게 자라는 경우라면 이러한 시술을 통해 손톱을 더 단단하게 하고 보호할 수도 있다. 또한 손톱의 수분이 더 일정하게 유지되도록 장벽의 역할을 할 수도 있다. 그러나 네일 폴리시 리무버를 사용하면 손톱의 유분과 수분이 모조리 제거될 수 있고, 부적절한 제품을 사용하거나 제거하는 과정에서 손톱을 손상시킬 수도 있다.

그 밖에 네일 아트 제품을 사용하고 제거할 때 몇 가지 고려해야 할 점을 살펴보자.

사용할 때

손톱 박리
손톱을 길게 연장한 경우, 특히 손톱을 도구로 쓰게 되면 단단하고 긴 손톱이 지렛대 역할을 해서 손톱이 피부에서 떨어져 나갈 수 있다.

강한 열기
자외선램프로 젤 네일을 큐어링하는 과정에는 열이 발생한다. 램프의 빛이 너무 강한 경우 모노머의 중합 반응이 급격히 일어나 손톱에 열이 치솟고 통증이 발생하게 된다. 극단적인 경우 손톱이 박리될 수 있다.

과도한 파일링
중합 반응을 하는 제품은 사용 전에 손톱 표면을 매끈하게 갈아 주면 손톱에 잘 부착된다. 그러나 과도하게 갈아 내면 손톱 자체가 얇아져 약해지고 알레르기나 열기에 더욱 민감해진다.

메타크릴산메틸(MMA)
MMA가 첨가된 아크릴 제품을 사용하면 손톱이 더 단단해져 손톱 박리를 일으킬 수 있다. 대다수 국가에서 MMA의 사용이 점차 줄어들고 있거나 완전히 금지되었지만 지금도 암암리에 거래되고 있다.

허술한 솜씨
제품을 제대로 사용하지 않아도 손톱이 떨어져 나갈 수 있다. 가령 젤 네일을 너무 두껍게 바르면 큐어링 후에 수축해서 손톱이 떨어져 나가기도 한다.

제거할 때

리무버로 불린 후 떼어 내기
젤 네일 같은 폴리시 막이 잘 떨어질 만큼 충분히 헐거워질 때까지 리무버로 불려 준다. 리무버로 불린 후에는 손톱이 특히 약해진 상태이므로 성급히 떼어 내다가는 손톱에 흠집이 크게 날 수 있으니 주의해야 한다.

조심스럽게 파일링하기
네일 아트를 제거할 때 네일 표면을 갈아 내는 경우도 있다. 이때 조심해서 갈지 않으면 손톱이 손상될 수 있다.

손톱 영양 보충
글리세린과 같은 흡습제가 함유된 리무버를 사용하고, 네일 아트 제거 후에는 손톱에 오일과 보습제를 발라 주어야 한다.

약해진 손톱
손톱을 손상하지 않고 잘 제거했더라도 제거한 후 하루 정도는 손톱이 수분을 머금고 있어서 약해졌다는 느낌이 들 것이다. 손톱이 다시 단단해질 때까지는 조심하는 것이 좋다.

안전한 네일숍 선택하기

새로운 네일숍에서 서비스를 받기 전 다음 사항을 염두에 두길 바란다.

- **위생 상태 및 청결도**
네일숍을 직접 방문해 위생 상태를 미리 알아보면 좋다.
　작업 공간이 청결한가? 여기저기 용액이 묻어 있지는 않은가? 작업대는 작업이 끝날 때마다 잘 정리하는가? 작업대에서 음식물 섭취를 허용하는가? 시술 중에는 장갑을 착용하고 주기적으로 교체하는가? 도구들은 작업 후에 소독하는가? 제품 용기는 사용 후 잘 밀봉하는가? 다른 고객에게 사용했던 도구를 재사용하지는 않는가?

- **직원 안전**
작업 공간은 환기가 잘 되는가? 독한 제품 냄새가 퍼져 있지는 않은가?
　환기가 잘 되지 않는 경우 고객에게는 크게 위험하지 않지만 하루 종일 상주하는 직원에게는 유해한 환경이다. 직원 처우에 소홀한 곳이라면 다른 부분에 대해서도 소홀할 가능성이 크다. 그에 더해 시술 담당 직원이 자격증을 소지했는지도 확인해 보면 좋다.

감염

네일숍이 적절한 위생 절차를 따르지 않았다면(앞 페이지 참조) 세균 감염의 위험이 커진다. 풋스파 같은 기기 및 도구를 제대로 세척하지 않으면 세균이 전파될 수 있다.

손톱 관리 작업은 세심하게 진행해야 한다. 손톱 아래에 미생물이 축적되기 때문에 파일링과 세정을 거칠게 하면 피부에 상처가 나서 세균이 피부 조직 속으로 침투할 수 있다. 손톱주름 역시 세밀하게 다루지 않으면 세균 감염의 원인이 된다.

지속력이 강한 네일 제품을 사용하기 전에는 우선 손톱을 소독해야 한다. 손톱과 네일 제품 사이에 세균이 들어가면 감염될 수 있기 때문이다. 네일 아트에 균열이 생기면 곧바로 수정하거나 제거해야 세균이 침투하지 않는다.

알레르기

최근에는 가정용 젤 네일 키트가 인기를 끌면서 네일 제품에 함유된 모노머에 대한 알레르기 증상을 보이는 사례가 늘어나고 있다. 알레르기 반응이 일어나면 가렵고 피부가 붉어지며, 손톱이 뒤틀리거나 심한 경우 손톱이 박리될 수 있다. 모노머의 크기가 작으면 알레르기 반응을 일으킬 가능성이 커지기 때문에 대체 물질을 사용하는 제품이 늘어나는 추세다. 자외선 필터나 개시제 등의 성분도 알레르기를 일으킬 수 있다. 항원 물질에 노출이 많이 될수록 알레르기의 위험이 커지므로 다음 주의 사항을 참고하자.

- 네일 용액은 적당히 발라서 용액이 피부에 닿지 않게 할 것
- 완전히 마르지 않은 표면을 손으로 건드리지 말 것
- 파일링 과정에서 발생하는 가루를 흡입하거나 만지지 않도록 주의할 것
- 큐어링이 불완전하면 모노머가 손톱 속으로 흡수될 수 있다(232쪽 참조).
- 손상되었거나 지나치게 얇은 손톱에는 제품을 사용하지 말 것

화학물질에 노출

네일숍에서 사용하는 여러 화학물질은 환기가 제대로 되지 않으면 위험한 수준으로 실내에 축적될 수 있다. 일주일에 기껏해야 한두 시간 머무는 고객에게는 그리 큰 문제가 아니지만 유해한 환경에 지속해서 노출되는 직원이라면 위험할 수 있다. 사용하기에는 안전한 물질이어도 독한 냄새는 두통이나 메스꺼움을 유발할 수 있으며 미세한 가루를 흡입해 알레르기 반응이 일어날 수도 있다.

이 정보, 진짜?

손톱도 '숨 쉴' 틈이 필요하다?

손톱이 네일 제품으로 뒤덮이지 않은 '숨 쉴' 틈이 필요하다거나 네일 제품을 연속해서 사용하면 손톱이 쉴 틈이 없다는 주장은 어불성설이다. 손톱 표면은 죽은 세포로 손톱 바닥은 손톱 표면이 아니라 혈관으로부터 영양분을 공급받는다. 따라서 네일 제품으로 손톱을 밀폐하는 것 자체는 문제가 되지 않으며 오히려 너무 자주 제거하는 과정에서 손톱판이 손상될 가능성이 더 크다.

네일 램프는 위험할까?

젤 타입 제품을 큐어링할 때 사용하는 자외선램프는 주로 자외선A 중 350nm 이상의 장파장 대역을 사용한다. 이 대역의 자외선을 쬐면 피부암의 위험이 증가하고 피부의 조기 노화를 촉진할 수 있다.

네일 램프는 자외선A와 자외선B의 여러 파장을 생성하며 강도를 조절할 수 있다. 자외선A의 특정 파장 대역에 반복적으로 노출되었을 때 신체가 어떠한 영향을 받는지는 완전히 밝혀지지 않았다. 게다가 가정용 네일 램프는 잘 규제되지도 않는 편이다.

젤 타입의 네일 폴리시를 오랫동안 정기적으로 사용했을 때 손에 피부암이 발생한 사례가 간혹 있긴 하다. 그러나 그러한 경우에도 대개 해당 환자가 태닝 베드를 사용했거나 광과민성 약물을 복용한 전력이 있는 등 다른 피부암 발병 요인을 함께 가지고 있었으므로 네일 램프가 피부암의 주원인인지는 명확하지 않았다. 드문 경우지만 민감성 피부라면 네일 램프가 피부암 위험을 높일 수도 있다.

네일 램프 방출물

네일 램프를 사용하는 과정에서 노출되는 자외선의 양을 측정한 몇몇 연구가 있다. 연구 결과에 따르면 자외선B에 대한 노출 정도는 무시해도 될 만한 수준(자외선 지수 2 이하인 날 6~10분간 노출된 수준)이며, 자외선A에 대해서는 보통 수준(무더운 여름철 대낮에 6~10분간 노출된 수준)이었다.

몇 가지 간단한 대비를 하면 자외선 노출에 따른 위험을 크게 줄일 수 있다.

- **자외선 차단제(브로드 스펙트럼 등급)를 사용할 것** 젤 네일을 사용하기 전에 손에 자외선 차단제를 바르고, 접착이 잘 되도록 리무버로 손톱만 닦아 준다.
- **자외선 차단용 장갑을 착용할 것** 손가락 끝만 노출하는 특수 장갑을 사용한다.
- **램프 조명을 쳐다보지 말 것**
- **건강 상태에 따라 젤 네일을 사용할 것** 광과민성이 증가하는 약물을 복용 중이거나 광과민 상태일 때는 젤 네일을 애초에 사용하지 않는 것이 좋다.
- **네일 램프는 필요한 경우에만 사용할 것** 자외선이 굳이 필요하지 않은 제품을 건조하는 데 사용하지 않아야 한다.
- **자외선이 필요 없는 제품을 사용할 것** 만일 네일 아트를 수시로 바꿀 생각이라면 다른 타입의 제품을 사용하자.
- **손의 상태를 잘 살필 것** 시술 후 의심스러운 반점이 나타나는지 잘 살펴보아야 한다.

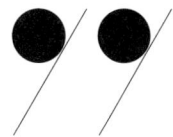

몇 가지 간단한 대비를 하면 네일 램프의 자외선 노출에 따른 위험을 크게 줄일 수 있다.

잘 부러지는 손톱은 어떻게 관리할까?

일상생활을 하다 보면 손톱에 수많은 힘이 가해진다. 손톱이 일상적인 충격에 부러지지 않고 버티려면 단단해야 하지만 그와 동시에 얼마간의 유연성도 있어야 한다.

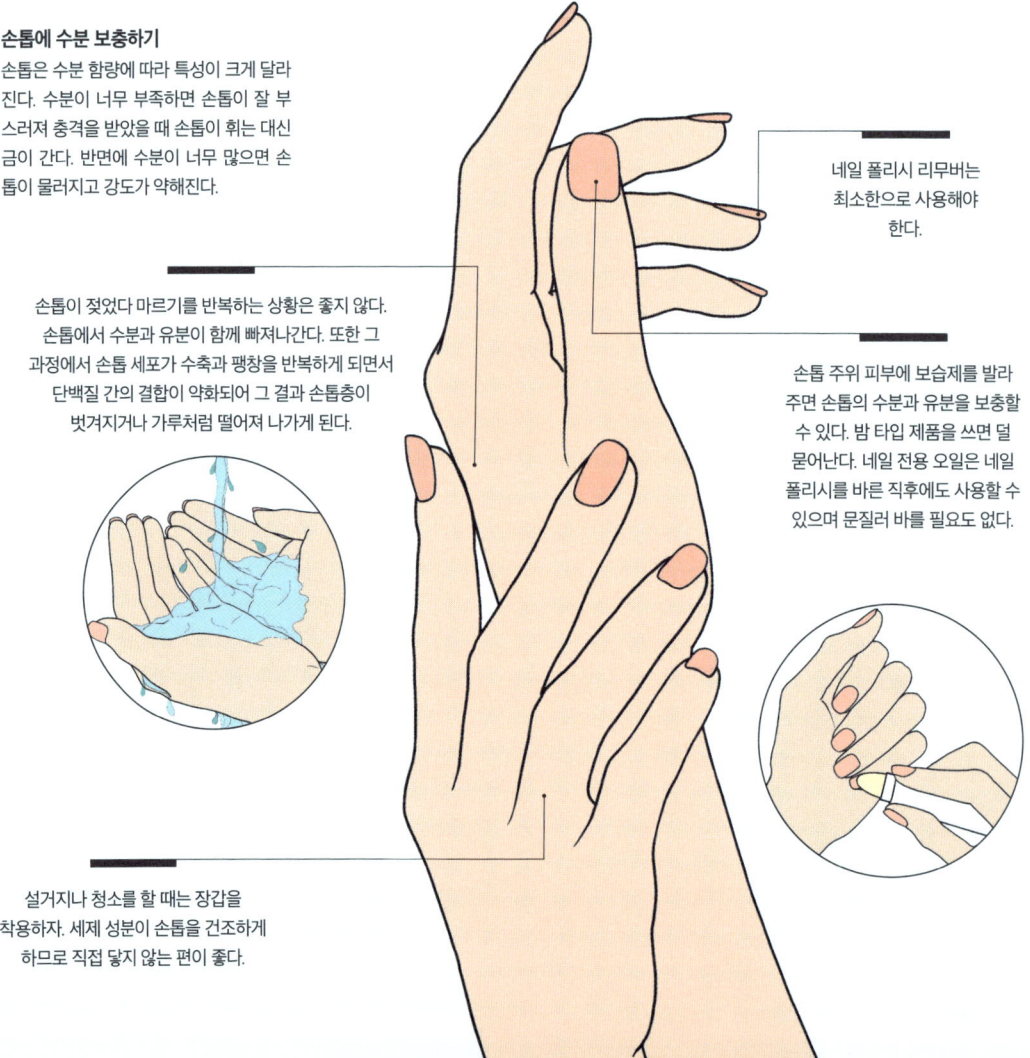

손톱에 수분 보충하기
손톱은 수분 함량에 따라 특성이 크게 달라진다. 수분이 너무 부족하면 손톱이 잘 부스러져 충격을 받았을 때 손톱이 휘는 대신 금이 간다. 반면에 수분이 너무 많으면 손톱이 물러지고 강도가 약해진다.

손톱이 젖었다 마르기를 반복하는 상황은 좋지 않다. 손톱에서 수분과 유분이 함께 빠져나간다. 또한 그 과정에서 손톱 세포가 수축과 팽창을 반복하게 되면서 단백질 간의 결합이 약화되어 그 결과 손톱층이 벗겨지거나 가루처럼 떨어져 나가게 된다.

네일 폴리시 리무버는 최소한으로 사용해야 한다.

손톱 주위 피부에 보습제를 발라 주면 손톱의 수분과 유분을 보충할 수 있다. 밤 타입 제품을 쓰면 덜 묻어난다. 네일 전용 오일은 네일 폴리시를 바른 직후에도 사용할 수 있으며 문질러 바를 필요도 없다.

설거지나 청소를 할 때는 장갑을 착용하자. 세제 성분이 손톱을 건조하게 하므로 직접 닿지 않는 편이 좋다.

손톱 강화제

손톱 강화제는 단백질을 교차 결합하게 하는 성분이 함유되어 무르고 잘 휘는 손톱을 단단하게 할 수 있다. 단독으로 사용해도 되고 베이스코트로 쓸 수도 있다.

많은 종류의 손톱 강화제에는 포름알데히드 형태의 메틸렌글리콜이 들어 있다. 모발 시술에 사용되는 경우보다 더 적은 양을 사용하고 열을 가하지도 않으므로 훨씬 안전하다. 단 환기가 잘 되는 장소에서 사용하되 피부에 닿지 않게 주의해야 한다. 포름알데히드 계열의 강화제를 과도하게 사용하면 손톱이 너무 단단해져 오히려 더 잘 부러질 수 있다.

디메틸 요소와 글리옥살도 유사한 방식으로 작용하지만 손톱 속에 그만큼 깊이 흡수되지는 않아서 과도하게 사용해도 크게 문제가 되지 않는다. 이들 물질은 알레르기 유발 위험도 덜하다. 일부 강화제는 모발용 결합 강화제와 유사한 성분(예: 말레산)을 사용하기도 한다.

손톱의 강도를 높이는 다른 방안으로는 나일론이나 견 섬유가 함유된 제품을 사용하는 방법도 있고, 단순히 더욱 단단한 층을 형성하는 투명 네일 폴리시로도 효과를 볼 수 있다.

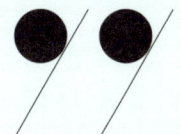

단백질을 적절히 섭취해야 손톱이 단단해진다.

손톱 영양 보조제

신체 전반의 영양이 부족해도 손톱이 약해질 수 있다. 다만 보조제를 먹는 것이 손톱 건강에 도움이 되는지는 명확히 입증되지 않았다. 새로 난 손톱이 끝까지 자라는 데 6개월이 걸리므로 보충된 영양소의 영향이 손톱에 드러나는 데도 꽤 오랜 기간이 걸린다.

손톱의 구성 성분은 단백질이므로 단백질을 적절히 섭취해야 손톱이 단단해진다. 손톱이 약한 경우 비오틴이나 철분이 부족하다는 신호일 수도 있다. 몇몇 연구에 따르면, 손톱이 굉장히 잘 부러지는 상태일 때 비오틴 2.5mg을 매일 복용하면 개선될 가능성이 있다. 다만 비오틴은 혈액 검사 결과를 일부 왜곡할 수 있다.

실리콘과 콜라겐 보조제를 먹으면 손톱이 깨지는 현상을 완화할 수 있다는 연구 결과도 있다.

이 정보, 진짜?

칼슘과 손톱

칼슘을 섭취하면 손톱이 더 단단해질까? 손톱의 구성 성분 중 칼슘은 극소량(0.1~0.2%)에 불과하므로 칼슘 섭취가 손톱의 강도에 영향을 줄 가능성은 거의 없다. 많은 수의 참가자를 대상으로 한 연구에 따르면, 1년간 칼슘 보조제를 먹은 후에도 손톱 상태는 전혀 달라지지 않았다.

손톱 강화

메틸렌글리콜은 포름알데히드를 방출함으로써 단백질을 교차 결합해 손톱을 단단하게 한다. 헤어 트리트먼트 과정과 유사하다.

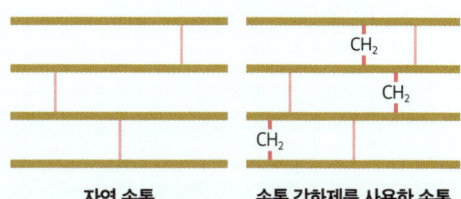

자연 손톱 서로 이웃한 단백질이 교차 결합해 더욱 단단한 구조가 된다.

손톱 강화제를 사용한 손톱 포름알데히드가 단백질 사이에 결합을 추가로 형성해 더욱 단단하고 강도 높은 구조로 만든다.

손톱 색이 달라지는 이유

손톱 색이 달라지는 원인은 다양하게 나타날 수 있다. 외부 충격에 따른 손상이나 염증 때문일 수도 있고 영양 부족, 심장 질환이나 암처럼 근본적인 건강 상태에 심각한 문제가 있어서일 수도 있다.

그림으로 보는 손톱의 변화
손톱의 변화 양상 및 변화를 일으키는 주요 원인을 살펴보자. 특별한 이유 없이 손톱 상태가 달라졌다면 병원을 찾는 것이 좋다.

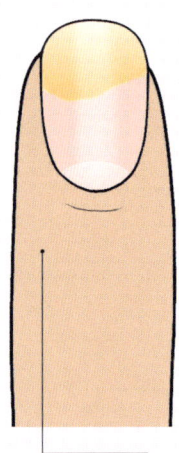

노란색, 주황색, 초록색 얼룩
네일 폴리시의 안료가 착색된 것이다. 네일 폴리시를 제거하고 1~2주 지나면 대개 사라지지만 깊게 착색된 얼룩은 손톱이 새로 날 때까지 기다려야 한다. 베이스코트를 사용하면 얼룩을 방지할 수 있다.

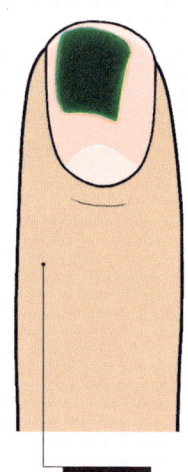

초록색 손톱
주로 슈도모나스라는 녹농균 박테리아에 감염되었을 때 나타난다. 인조 손톱이 깨졌거나 잘못 부착되었을 때 손톱과의 틈에 세균이 침투해서 발생한다. 병원에서 항생제를 처방받는 것이 가장 효과적이다.

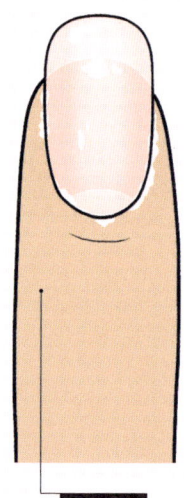

손톱과 주위 피부에서 흰 가루가 일어나는 경우
네일 폴리시 리무버를 사용했을 때 일시적인 탈수 상태에서 비롯된 경우가 많다. 보습 성분이 첨가된 리무버를 사용하거나 리무버 사용 후 별도로 보습해 주는 것이 좋다.

손톱 색이 달라지는 이유

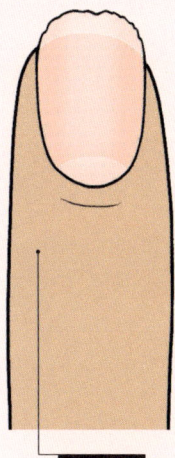

잘 깨지는 손톱
손톱이 수시로 깨지는 증상은 대개 물에 반복적으로 노출되었을 때 발생한다. 아니면 영양 결핍의 문제일 수도 있다(240쪽 참조).

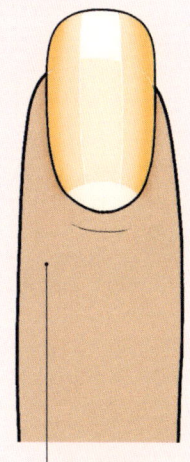

노란빛을 띠는 손톱
손톱이 두툼해지고 푸석한 노란빛을 띠면 보통 곰팡이균에 감염된 것이다. 병원 진료가 최선이다.

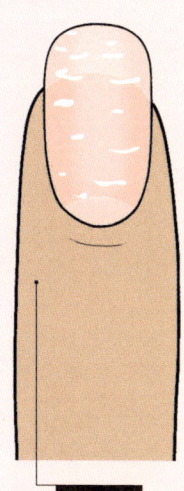

움푹 팼거나 함몰된 손톱
흰 반점이 생기고 손톱 표면의 조각이 떨어져 나오는 것은 대개 네일 제품을 잘못된 방식으로 제거했기 때문이다.

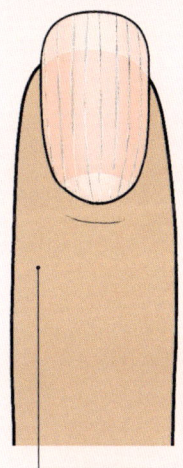

세로선
손톱의 각 부위 아래의 바탕질이 세포를 고르게 생성하지 못할 때 나타난다. 노화에 따라 더욱 흔하게 생기는 현상이다.

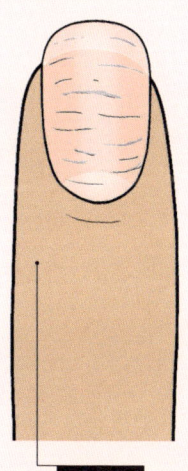

가로선
대개 손톱을 뜯는 습관이나 기타 외상에 의한 것이다. 가로선의 굴곡이 깊게 나타난다면 건강에 심각한 문제가 있을 수도 있다.

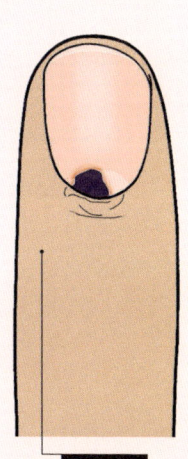

짙은 반점
손톱 부위를 다쳐 손톱 아래 피부에 출혈이 있는 경우 짙은 붉은색이나 갈색 점으로 나타난다. 단, 갈색 점이나 갈색 줄무늬는 흑색종일 가능성도 있다.

용어 해설

각질 제거, 박피
피부 표면의 죽은 세포를 제거하는 것.

각질층
표피의 가장 바깥층으로 죽은 피부 세포(각질)로 구성된다. 피부 장벽이라 불리기도 한다.

계면활성제
친수성 머리와 친유성 꼬리의 구조로 된 성분. 머리 부분의 전하에 따라 분류되며, 주로 세정제나 유화 안정제에 함유된다.

교차 결합
개별 분자 사슬 사이를 사다리의 단처럼 연결해 결합의 강도와 경도를 더한다.

내분비계 교란
인체의 호르몬 기능을 방해해 유해한 영향을 미치는 물질. 호르몬에 어느 정도 영향을 미치는 물질은 많지만 그중 대부분은 내분비계 교란 물질로 간주되지 않는다.

단백질
많은 수의 아미노산이 결합된 형태의 생체 분자.

독성학
생명체에 유해한 영향을 미치는 물질을 연구하는 학문.

레티노이드
비타민 A와 같은 효과를 주는 스킨케어 성분으로 많은 피부 문제를 개선한다.

멜라노마
흔치 않은 형태지만 매우 치명적인 피부암으로 멜라닌 세포에서 시작된다.

멜라닌
인체 내에서 피부와 모발의 색을 결정하는 색소.

모낭
모낭 속에 모근이 포함되어 거기서부터 모발이 자라난다.

무기물
주로 탄소 이외의 원소를 기반으로 한 물질.

미생물
박테리아, 바이러스, 곰팡이 등의 형태가 있다.

산화 과정
전자를 잃는 화학 과정으로 주로 산소나 활성 산소와 관련된다.

산화 스트레스
인체 내에 과도한 활성 산소가 생성되어 중화되지 못할 때 조직의 손상을 초래한다. 노화를 비롯한 많은 질병의 원인이 되는 것으로 알려져 있다.

색소 침착
피부에 색소가 과도하게 생성되는 현상으로 기미, 주근깨, 여드름 자국 같은 형태로 나타난다.

소수성
물과 결합하지 않는 성질. 소수성 물질은 일반적으로 유분과 결합하는 성질(친유성)을 지닌다.

수소 결합
분자 결합의 한 형태로 모발 및 손톱에서 대량 형성되어 강도와 구조에 큰 영향을 미친다. 주로 단백질처럼 질소 및 산소가 많은 분자에서 형성되며 물에 닿으면 쉽게 끊어진다.

알칼리(알칼리성)
pH 수치가 7 이상인 물질. '염기성' 물질이라고도 한다.

에멀션(유제)
일반적으로 혼합되지 않는 액체 물질이 혼합된 제형. 에멀션의 종류는 주성분과 첨가성분의 종류에 따라 구분된다(예: 수중유형(oil-in-water) 에멀션이라면 물속에 유분 방울이 떠다니는 형태).

엘라스틴
피부 조직이 늘어났을 때 원래 형태로 되돌아오게 해주는 단백질. 진피에 존재한다.

염증
외부 유해 성분에 대한 신체의 반응. 흔히 해당 부위가 빨갛게 부어오르는 증상으로 나타난다.

용제, 용액
다른 물질을 용해하는 물질(예: 소금물의 용제는 물이다).

유기물
탄소를 기반으로 한 물질을 의미하는 화학 용어로 주로 생명체와 관련된다.

자외선 차단 지수(SPF)
자외선 차단제의 효과를 측정하는 지표. 차단 지수가 높을수록 차단 효과가 좋다.

자외선(UV)
가시광선보다 에너지가 강하고 파장이 짧은 빛으로 햇빛 가운데 인체에 가장 해로운 영향을 준다.

용어 해설

점도 조절제
제품의 점도를 높이는 데 사용하는 성분.

지질(지방질)
물에 용해되지 않는 유분이 함유된 물질. 흔히 '오일' 또는 '유분'이라고 한다.

진피
피부의 표피 아래에 위치한 중간층으로 혈관, 신경, 모낭이 들어 있다. 진피의 성질에 따라 피부의 강도, 유연성, 탄력성이 달라진다.

친수성
물과 잘 결합하는 성질.

케라틴
단단한 성질의 단백질로 피부, 모발, 손톱에 존재한다.

콜라겐
피부의 진피를 비롯한 결합 조직이 단단하게 결속되게 하는 단백질.

큐티클
모발의 표면을 얇게 덮은 층 또는 손톱 표면의 얇은 각질층.

탈수
수분의 손실.

파장
빛과 같은 파동에서 같은 위상의 인접한 두 지점 간의 거리를 뜻하며, 빛은 파장의 길이에 따라 다른 색을 낸다. 파장이 짧을수록 에너지가 더 강하다.

폐색제
수분을 차단하는 장벽의 기능을 하는 성분으로 주로 보습제로 활용된다.

폴리머
유사한 구조의 분자가 다수 연결되어 긴 사슬 형태를 이루는 고분자. 플라스틱, 단백질, 탄수화물이 폴리머의 일종이다.

표피
피부의 표면층으로 인체 조직과 주변 환경 사이의 장벽 역할을 하는 것이 주된 기능이다.

피부 재생
죽은 피부 세포가 떨어져 나가고 새로운 피부가 생성되는 과정.

피지
피지샘에서 생성되는 유분으로 피부 표면을 매끄럽게 해준다.

피질
모발 중심부에 있으며 큐티클에 싸여 있다.

피하 조직
피부의 최하단층으로 대부분 지방으로 구성된다.

항산화 물질, 산화 방지제
반응성 활성 산소를 중화시키는 물질.

화학 결합
원자끼리 화학적으로 연결된 상태.

활성 산소
반응성이 매우 높고 불안정한 분자. 생물학적 기능에 필수적인 요소지만 특히 과잉 형성된 경우 신체의 다른 부분과 반응해 손상을 유발한다. 이러한 반응성은 짝을 이루지 못한 전자에서 비롯된다.

활성 성분
제품의 주요 기능을 담당하는 성분. 스킨케어 제품에서는 주로 효능이 더 오래 지속되게 한다.

효소
인체의 필수 대사 과정을 비롯한 생물학적 반응을 촉진하는 단백질의 일종.

흡습제
수분과 결합하는 성분으로 주로 보습제로 활용된다.

F-층
모발의 표면에 영구적으로 결합된 지질층. 모발 자체의 컨디셔너 역할을 한다.

pH(수소 이온 농도)
산성 또는 알칼리성을 판단하는 지표로 물은 중성(pH 7)이다. pH가 7 이하이면 산성, 7 이상이면 알칼리성이다. pH가 극도로 낮거나 높으면 부식이 나타날 수 있다. 피부, 모발, 손톱은 주로 약산성이다.

참고 자료

저자가 이 책을 위한 연구의 일환으로 언급한 출처의 전체 참고 문헌은 다음에서 확인할 수 있다.

www.dk.com/uk/information/science-of-beauty-biblio/

일반 참조

Baki G, Alexander K. *Introduction to Cosmetic Formulation and Technology*, 1st ed; Wiley & Sons, 2015.

Baumann's Cosmetic Dermatology, 3rd ed; Baumann LS, Rieder EA, Sun MD, eds; McGraw Hill, 2022.

Cosmetic Dermatology: Products and Procedures, 3rd ed; Draelos ZD, ed; Wiley, 2022.

Robbins CR. *Chemical and Physical Behavior of Human Hair*; Springer, 2012.

Practical Modern Hair Science; Evans T, Wickett RR, eds; Allured Business Media, 2012.

Handbook of Cosmetic Science and Technology, 4th ed; Barel AO, Paye M, Maibach HI, eds; CRC Press, 2014.

Marsh J, Gray J, Tosti A. *Healthy Hair*, 1st ed; Springer, 2015.

Anastassakis A. *Androgenetic Alopecia From A to Z*, 1st ed; Springer Cham, 2022.

Principles and Practice of Photoprotection, 1st ed; Wang SQ, Lim HW, eds; Adis Cham, 2016.

Sunscreens: Regulations and Commercial Development, 3rd ed; Shaath N, ed; CRC Press, 2013.

Faulkner EB. *Coloring the Cosmetic World: Using Pigments in Decorative Cosmetic Formulations*, 2nd ed; John Wiley & Sons, 2021.

Morris R. *Makeup Masterclass*; Rae Morris, 2016.

Schoon DD. *Nail Structure and Product Chemistry*, 2nd ed; Thomson Delmar Learning, 2005.

Textbook of Cosmetic Dermatology, 5th ed; Baran R, Maibach HI, eds; CRC Press, 2017.

Discovering Cosmetic Science; Barton S, Eastman A, Isom A, McLaverty D, Soong YL, eds; Royal Society of Chemistry, 2020.

Carli B. *Cosmetic Formulations: A Beginners Guide*, 7th ed; Institute of Personal Care Science, 2020.

아름다움이란 무엇일까?

6 Trujillo LT, et al., *Cogn Affect Behav Neurosci*. 2014, doi:10.3758/s13415-013-0230-2 • Wong JS & Penner AM, *Res Soc Stratif Mobil*. 2016, doi:10.1016/j.rssm.2016.04.002 • Dove, *The Real Cost of Beauty Ideals*, 2022, deloitte.com/content/dam/assets-zone1/au/en/docs/services/economics/deloitte-au-economics-real-cost-beauty-ideals-041022.pdf

뷰티케어의 기초

18 Darbre PD, et al., *J Appl Toxicol*. 2004, doi:10.1002/jat.958 • Golden R, et al., *Crit Rev Toxicol*. 2005, doi:10.1080/10408440490920104 • Scientific Committee on Consumer Safety (SCCS), Opinion on Propylparaben, 2021, health.ec.europa.eu/system/files/2022-08/sccs_o_243.pdf • European Commission, Consumers: Commission improves safety of cosmetics, 2014, ec.europa.eu/commission/presscorner/detail/en/IP_14_1051 • Fransway AF, et al., *Dermatitis* 2019, doi:10.1097/DER.0000000000000429 • International Fragrance Association, Introduction: The IFRA Standards, ifrafragrance.org/safe-use/introduction • Scientific Committee on Consumer Products (SCCP), Opinion on Phthalates in Cosmetic Products, 2007, ec.europa.eu/health/ph_risk/committees/04_sccp/docs/sccp_o_106.pdf

30 Churchill A, et al., *Food Qual Prefer*. 2009, doi:10.1016/j.foodqual.2009.02.002

37 Gonçalves GMS, et al., *Braz Arch Biol Technol*. 2013, doi:10.1590/S1516-89132013000200005

42 National Research Council, Review of Fate, Exposure, and Effects of Sunscreens in Aquatic Environments and Implications for Sunscreen Usage and Human Health, The National Academies Press, 2022, nap.nationalacademies.org/catalog/26381/review-of-fate-exposure-and-effects-of-sunscreens-in-aquatic-environments-and-implications-for-sunscreen-usage-and-human-health • Sudhakar U, This Indian tree prized by Chinese royalty is on the road to extinction, *The Times of India*, 2022, m.timesofindia.com/india/this-indian-tree-prized-by-chinese-royalty-is-on-the-road-to-extinction/amp_articleshow/88967537.cms • Gemedzhieva N, et al., *Sweet dreams: Assessing opportunities and threats in Kazakhstan's wild liquorice root trade*, TRAFFIC, 2021, traffic.org/publications/reports/a-sweet-tooth-for-medicinal-liquorice-a-risk-to-ecosystems-and-livelihoods-warns-a-new-report-released-this-world-health-day • Golsteijn L, et al., *Integr Environ Assess Manag*. 2018, doi:10.1002/ieam.4064 • Kröhnert H & Stucki M, *Sustainability* 2021, doi:10.3390/su13158478 • Herbes C, et al., *J Clean Prod*. 2018, doi:10.1016/j.jclepro.2018.05.106

46 European Commission, Directorate-General for Environment, *Second Report from the Commission to the Council and the European Parliament on the statistics on the number of animals used for experimental and other scientific purposes in the Member States of the European Union*, Publications Office, 1999, op.europa.eu/en/publication-detail/-/publication/bdd270d6-3cbd-494b-a1bd-fe64ed6ed52a • The Humane Society of the United States, Timeline: Cosmetics testing on animals, 2023, humanesociety.org/resources/timeline-cosmetics-testing-animals • Bjerke DL, et al., Skin sensitization next generation risk assessment framework and case study, 2022, cir-safety.org/sites/default/files/160th%20CIR%20EP%20Skin%20Sensitization%20NAM%20Upate%20Don%20Bjerke%20Final%20updated.pdf

50 Dermnet, Skin changes in pregnancy, 2021, dermnetnz.org/topics/skin-changes-in-pregnancy • MotherSafe: NSW Medications in Pregnancy and Breastfeeding Service, Skin Care, Hair Care and Cosmetic Treatments in Pregnancy and Breastfeeding, 2021, seslhd.health.nsw.gov.au/sites/default/files/groups/Royal_Hospital_for_Women/Mothersafe/documents/ skinhaircareandcosmetic treatments april2021.pdf

일상적인 스킨케어

57 Czarnowicki T, et al., *J Allergy Clin Immunol.* 2016, doi:10.1016/j.jaci.2015.08.013 • Man MQ & Elias PM, *Clin Interv Aging.* 2019, doi:10.2147/cia.s235595 • Wen S, et al., *J Eur Acad Dermatol Venereol.* 2022, doi:10.1111/jdv.18360

59 Abbas S, et al., *Dermatol Ther.* 2004, doi:10.1111/j.1396-0296.2004.04s1004.x • Korting HC & Braun-Falco O, *Clin Dermatol.* 1996, doi:10.1016/0738-081x(95)00104-n

64 Sendrasoa FA, et al., *Allergy Asthma Clin Immunol.* 2020, doi:10.1186/s13223-019-0398-2 • Kong F, et al., *Arch Derm Res.* 2017, doi:10.1007/s00403-017-1764-x • Vashi NA, et al., *J Clin Aesthet Dermatol.* 2016, PMID:26962390.

67 Raghunath RS, et al., *Clin Exp Dermatol.* 2015, doi:10.1111/ced.12588

71 Oyetakin-White P, et al., *Clin Exp Dermatol.* 2015, doi:10.1111/ced.12455 • Axelsson J, et al., *BMJ.* 2010, doi:10.1136/bmj.c6614

74 Baldwin H & Tan J, *Am J Clin Dermatol.* 2021, doi:10.1007/s40257-020-00542-y • Fam VW, et al., *Nutrients.* 2020, doi:10.3390/nu12113381

77 Mac-Mary S, et al., *Skin Res Technol.* 2006, doi:10.1111/j.0909-752x.2006.00160.x • Palma ML, et al., *Skin Res Technol.* 2015, doi:10.1111/srt.12208 • Rodrigues L, et al., *Clin Cosmet Investig Dermatol.* 2015, doi:10.2147/ccid.s86822

80 Lupi O, et al., *J Cosmet Dermatol.* 2007, doi:10.1111/j.1473-2165.2007.00304.x • Gye J, et al., *Australas J Dermatol.* 2014, doi:10.1111/ajd.12133 • Marcos LA & Kahler R, *Int J Infect Dis.* 2015, doi:10.1016/j.ijid.2015.07.004

84 Australian Skin and Skin Cancer Research Centre, Position statement: Balancing the harms and benefits of sun exposure, 2023, assc.org.au/wp-content/uploads/2023/01/Sun-Exposure-Summit-PositionStatement_V1.9.pdf

86 Lopes FCPS, et al., *JAMA Dermatol.* 2021, doi:10.1001/jamadermatol.2020.4616 • Coelho SG, et al., *Pigment Cell Melanoma Res.* 2015, doi:10.1111/pcmr.12331 • Rawlings AV, *Int J Cosmet Sci.* 2006, doi:10.1111/j.1467-2494.2006.00302.x • Brenner M & Hearing VJ, *Photochem Photobiol.* 2008, doi:10.1111/j.1751-1097.2007.00226.x • Fajuyigbe D & Young AR, *Pigment Cell Melanoma Res.* 2016, doi:10.1111/pcmr.12511 • Faurschou A & Wulf HC, *Photodermatol Photoimmunol Photomed.* 2004, doi:10.1111/j.1600-0781.2004.00118.x • The International Agency for Research on Cancer Working Group on artificial ultraviolet (UV) light and skin cancer, *Int J Cancer.* 2007, doi:10.1002/ijc.22453 • Holman DM, et al., *JAMA Dermatol.* 2018, doi:10.1001/jamadermatol.2018.0028

89 Cole C, et al., *Photodermatol Photoimmunol Photomed.* 2016, doi:10.1111/phpp.12214

90 International Organization for Standardization, *In vivo determination of the sun protection factor (SPF)* (ISO 24444:2019), International Organization for Standardization, 2019, iso.org/standard/72250.html • International Organization for Standardization, *Determination of sunscreen UVA photoprotection in vitro* (ISO 24443:2021), International Organization for Standardization, 2022, iso.org/standard/75059.html • Reinau D, et al., *Br J Dermatol.* 2015, doi:10.1111/bjd.14015 • Zundell MP, et al., *JEADV Clinical Practice.* 2023, doi:10.1002/jvc2.251 • Petersen B & Wulf HC, *Photodermatol Photoimmunol Photomed.* 2014, doi:10.1111/phpp.12099 • Schneider J, *Arch Dermatol.* 2002, doi:10.1001/archderm.138.6.838-b

92 Toxicology Section, Scientific Evaluation Branch, *Literature review on the safety of titanium dioxide and zinc oxide nanoparticles in sunscreens*, Therapeutic Goods Administration, 2016, tga.gov.au/resources/publication/publications/literature-review-safety-titanium-dioxide-and-zinc-oxide-nanoparticles-sunscreens • Iannacone MR, et al., *Photodermatol Photoimmunol Photomed.* 2014, doi:10.1111/phpp.12109

94 Gambichler T, et al., *BMC Dermatol.* 2001, doi:10.1186/1471-5945-1-6 • Wong JCF, et al., *Photodermatol Photoimmunol Photomed.* 1996, doi:10.1111/j.1600-0781.1996.tb00189.x • Utrillas MP, et al., *Photochem Photobiol.* 2010, doi:10.1111/j.1751-1097.2009.00677.x • Turner J & Parisi A, *Int J Environ Res Public Health.* 2018, doi:10.3390/ijerph15071507 • Sebaratnam D, Vitamin B3, niacinamide and reducing skin cancer risk: what does the research say?, The Conversation, 2022, theconversation.com/vitamin-b3-niacinamide-and-reducing-skin-cancer-risk-what-does-the-research-say-177729 • Jesus A, et al., *Antioxidants (Basel)*. 2023, doi:10.3390/antiox12010138

스킨케어의 모든 것

108 Xin C, et al., *J Cosmet Dermatol*. 2021, doi:10.1111/jocd.13452 • Branchet MC, et al., *Gerontology* 1990, doi:10.1159/000213172 • Reilly DM & Lozano J, *Plast Aesthet Res*. 2021, doi:10.20517/2347-9264.2020.153 • Lephart ED, *Ageing Res Rev*. 2016, doi:10.1016/j.arr.2016.08.001

114 Friedmann D, et al., *Clin Cosmet Investig Dermatol*. 2017, doi:10.2147/ccid.s95830

118 Gómez DM, et al., *Tren Med*. 2019, doi:10.15761/tim.1000210 • Mills OH Jr, et al., *Int J Dermatol*. 1986, doi:10.1111/j.1365-4362.1986.tb04534.x

136 Conti A, et al., *Int J Cosmet Sci*. 1996, doi:10.1111/j.1467-2494.1996.tb00131.x

모발

168 Lee Y, et al., *Ann Dermatol*. 2011, doi:10.5021/ad.2011.23.4.455

메이크업

184 Monnot AD, et al., *Food Chem Toxicol*. 2015, doi:10.1016/j.fct.2015.03.022

187 Gelest, Microparticle Surface Modification: Innovating Particle Functionalization, 2009, technical.gelest.com/brochures/microparticle-surface-modification/innovating-particle-functionalization

200 Petersen B & Wulf HC, *Photodermatol Photoimmunol Photomed*. 2014, doi:10.1111/phpp.12099 • Scientific Committee on Consumer Safety, SCCS Notes of Guidance for the Testing of Cosmetic Ingredients and their Safety Evaluation 11th revision, 2021, health.ec.europa.eu/publications/sccs-notes-guidance-testing-cosmetic-ingredients-and-their-safety-evaluation-11th-revision_en

210 Ciolino JB, et al., *Ophthal Plast Reconstr Surg*. 2009, doi:10.1097/iop.0b013e3181ab443e • Pack LD, et al., *Optometry* 2008, doi:10.1016/j.optm.2008.02.011

212 The Cosmetic, Toiletry and Perfumery Association, PFAS and cosmetics – the facts, thefactsabout.co.uk/news/pfas-and-cosmetics-andndash-the-facts • US Food & Drug Administration, Talc, 2022, fda.gov/cosmetics/cosmetic-ingredients/talc • O'Brien KM, et al., *JAMA*. 2020, doi:10.1001/jama.2019.20079

216 Matsushita S, et al., *J Cosmet Sci*. 2015, PMID:26454904

손톱

220 Wang B, et al., *Prog Mater Sci*. 2016, doi:10.1016/j.pmatsci.2015.06.001 • Baswan S, et al., *Mycoses*. 2017, doi:10.1111/myc.12592 • Walters KA & Lane ME in *Cosmetic Formulation: Principles and Practice*; Benson HAE, Roberts MS, Leite-Silva VR & Walters K, eds; CRC Press, 2019.

226 Mendelsohn E, et al., *Environ Int*. 2016, doi:10.1016/j.envint.2015.10.005

236 Lamplugh A, et al., *Environ Pollut*. 2019, doi:10.1016/j.envpol.2019.03.086

239 Baeza D, et al., *Photochem Photobiol Sci*. 2018, doi:10.1039/c7pp00388a

240 Lipner S, *J Drugs Dermatol*. 2020, doi:10.36849/jdd.2020.4946

사진 출처

다음과 같이 사진 사용을 흔쾌히 허락해 주신 모든 분께 깊은 감사를 전한다.

(Key: a-above; b-below/bottom; c-centre; f-far; l-left; r-right; t-top)

7 Getty Images / iStock: Sasha Brazhnik. **32-33 Getty Images / iStock:** Svetlana Borisova. **34-35 Getty Im** Moment / Iryna Veklich. **40-41 Dreamstime.com:** Anakimfor. **43 Dreamstime.com:** Anastasiia Bidzilia (bl). **Getty Images:** fStop / Norman Posselt (bc); Moment / Elena Noviello (br). **60-61 Getty Images / iStock:** gilas. **76-77 Getty Images:** Moment / Maryna Terletska (bc). **122-123 Getty Images / iStock:** Ekaterina Klishevnik.
131 Getty Images / iStock: Ekaterina Klishevnik. **162-163 Getty Images / iStock:** Ekaterina Klishevnik. **180 Getty Images:** Moment / mikroman6 (bl, bc/Red, br, bc).
181 Dreamstime.com: Viktoriya89 (tr). **Getty Images:** Moment / mikroman6 (bc, br). **Shutterstock.com:** Meowcyber (bl). **186 Depositphotos Inc:** artcasta.
193 Dreamstime.com: Dmitryi Epov (crb/Brush.9); Sharlotta Ulrikh (cra/x3, crb/Brush.7). **Shutterstock.com:** Foonia (tr, cr, br); Pixel-Shot (cra, crb). **196 Dreamstime.com:** Anstasiya Malysheva (tr). **Getty Images / iStock:** moonHo Joe (ca). **197 Dreamstime.com:** Chernetskaya (tl); Tatyanaego (tl/Eyeliner pen); Anstasiya Malysheva (tc); Kozpho (cra). **209 Getty Images / iStock:** Svetlana Borisova. **210-211 Getty Images / iStock:** bonetta (b). **211 Dreamstime.com:**
L M (br). **Getty Images / iStock:** imagehub88 (cra).
212-213 Getty Images / iStock: Floortje. **222 Dreamstime.com:** Sergey Kolesnikov (bl). **225 Getty Images / iStock:** Beeldbewerking (bl). **226-227 Getty Images:** Westend61 (t)

All other images © Dorling Kindersley

찾아보기

ㄱ
가격 22~25
가려운 겨울철 피부 136
가소제 224~225
가용화제(솔루빌라이저) 30
각질 세포 55
각질 제거 70, 116
　각질 제거제의 종류 70, 118, 120
　메이크업 준비 단계 208
　여드름성 피부 120
　태닝 시 각질 제거 131
　DIY 스크럽 80
각질 형성 세포 55, 116~117
각질층 54~55
개봉 후 유효기간(PAO) 39
거품 입욕제(배스밤) 80
거품모 145
건선 99
건성 피부 61~63
겨울철 피부 관리 136~137
견인성 탈모 173
결합 강화 헤어트리트먼트 160
계면활성제 26, 58~59, 101
고정제 26, 209
고주파 시술 102~103
과다 색소 침착 115
과도한 제품 사용 106
과불화화합물(PFAS) 215
과산화벤조일 27, 118
괄사 도구 129
광파 시술 125~127
국소 면역 요법 177
국제향료협회(IFRA) 20
극세사 타월 129, 199
극한 온도 피하기 137
글리콜산 116
금발 157
기미 50~51, 115
기미, 주근깨 해결법 115~117
기후에 따른 스킨케어 루틴 66
꽃가루 알레르기 79

ㄴ
나노 입자 93

나이아신아마이드 133
날씨 66
남성형 탈모 173
내분비계 교란 92~93
네일 램프의 안전성 239
네일 폴리시
　네일 폴리시 구성 성분 224~225
　아크릴 네일, 젤 네일, 딥 파우더 230~233
　오래가는 폴리시 사용 팁 228
　제거법 229
　특수 효과 폴리시 225
　10-프리 네일 폴리시 226~227
노푸 제품 158
노화 64~66, 93, 108~109, 111
논코메도제닉 33
농장 재배 원료 42
눈 밑 부위 217
눈썹 182~183, 217
눈썹 마이크로블레이딩 204
눈썹 미용 197, 204
니켈 알레르기 78

ㄷ
단백질 트리트먼트 159~160
대머리 173
더마롤러 129
데스모솜 55
동물 실험 46~48
두드러기 99
두타스테리드 176
두피 문신(SMP) 177
드라이 샴푸 158
디부틸프탈레이트(DBP) 226
딥 파우더 230~233

ㄹ
라텍스 알레르기 79
레몬즙 80
레이저 시술 103, 116, 125~127
레티노이드 27, 51, 110, 116, 118
레티놀 35
로사세아(주사피부염) 98
리포솜 101

ㅁ
마스카라 183, 192~195, 207, 210~211
마이크로니들링(미세침) 103, 177
마케팅
　마케팅 용어 32~33
　연구의 신뢰성 34~37
　포장재 31
　효능에 관한 주장 72~73
말라세지아 효모균 174
매끄러운 피부 35
메이크업 178~217
　다양한 종류의 메이크업 제품 182~183, 209
　또렷한 인상 만들기 216~217
　메이크업 상태로 잠들기 201
　메이크업 수정하기 208
　메이크업 순서 206~207
　메이크업 지우기 198~199
　메이크업의 안전성 210~215
　미용 문신 204~205
　브러시 세척하기 202~203
　오래가는 메이크업 208~209
　자외선 차단제와 메이크업 200~201
　제품 조합 208
　파우더 메이크업 190~191
　피부 준비 단계 208
메이크업 피니싱 스프레이 183
메이크업에 함유된 납 성분 212, 214
메타크릴산메틸(MMA) 236
멜라노솜 115~117
멜라닌 116~117
멜라닌 세포 115~117
모공 122~123, 206
모공성 각화증 99
모낭 55, 141
모낭염 99
모발 138~177
　가늘어지는 모발 176~177
　다공성 모발 165
　다양한 제품의 효능 158~161
　매듭진 모발 146, 167
　머리 감기 150~153, 168
　머리숱 155
　모발 건조에 관한 진실 168
　모발 구성 요소 141

찾아보기

모발 복원 수술 177
모발 손상 144~146, 168~169
모발 엉킴 168~169
모발 유분 조절에 관한 진실 151
모발 정돈 169
모발 타입과 제품 156~159
모발의 구조 140
모발의 형태를 결정하는 요인 142~143
부스스한 머리와 흩날리는 잔머리 방지 170~171
비듬 174~175
샴푸와 컨디셔너 고르는 법 154~155
수분 공급 제품 156
수분이 모발에 미치는 영향 150~151
스타일링 142~143, 160~161, 169
염색과 탈색 163~165, 169
인종에 따른 모발 차이 143
임신이 모발에 미치는 영향 50~51
주기적인 제품 교차 사용 155
직모 vs 곱슬머리 143
체모 성장주기 172
컨디셔너 26, 147~149, 154~155
탈모 172~173
탈모 가리는 법 177
특정 성분 피하기 162~163
파마와 스트레이트파마 166~167
폐경이 모발에 미치는 영향 49
화학적 손상 146
모발 끝 갈라짐 145
모발 복원 수술 177
모발 염색 79, 163~165, 169
모발 탈색 164, 169
모발과 인종 143
모발에 볼륨감을 주는 제품 161, 177
모발용 오일 159
무향 제품 33
물, 수분 76~77
미녹시딜 176
미세 전류 기기 128
미셀라 워터 199
미용 문신 204~205
민감성 피부 63
  태양 민감성 106~107

ㅂ

박피 102~103, 116
반흔성 탈모 173
발 갈라짐 136
방부제 28
백발 157
백선 99
베타 하이드록시산 27
보습
  건성 피부 61~62

겨울철 피부 보습 137
메이크업 준비 단계 208
보습이 필요한 이유 60~61
보습제 57
보습제 고르는 법 61
여드름성 피부 120
주름 방지 110~111, 113
지성 피부 61~62, 123
태닝과 보습 131
보톡스 103~105
복합성 피부 62~63
볼(뺨) 217
부스스한(곱슬) 모발 157, 170~171
뷰티 제품
  고가 제품 22~25
  뷰티 제품의 효능 66, 72~73
  성분 선택 12~14
  연구와 테스트 14~15, 34~37
  제품 가격 분석 23
  제품 고르는 법 57, 154~155
  제품 라벨 38~39
  제품 보관법 40~41
  제품 안전성 12~15, 106~107
  제품의 지속 가능성 42~45
  천연 제품 16~17
  크루얼티 프리 제품 46~48
브랜드 22, 25, 39
브러시 129, 202~203
브론저 183
블러셔(루즈) 183
비듬 174~175, 177
비비크림 188
비타민 27, 75, 92, 101
비활성 성분 28~29
뽀루지 118~120, 202~203

ㅅ

사과 발효 식초 80
사마귀 99
사용기한 39
산화 염색제 165
살리실산 116, 118, 175
색소 침착 34~35, 50~51, 115~117
색조 보습제(틴트 모이스처라이저) 188
생리 주기에 따른 스킨케어 67
생명공학 42
생산번호 39
샤워 137
샴푸
  드라이 샴푸 158
  비듬용 샴푸 175
  샴푸 고르는 법 154~155
  샴푸 바 158~159

유아용 샴푸 156
치료용 샴푸(특수 기능성 샴푸) 156
컨디셔너 겸용(투인원) 샴푸 156
석면 215
선베드 87
성분
  다양한 성분의 역할 28~30
  립스틱의 성분 184~186
  메이크업 성분의 안전성 212~215
  모발 케어 제품의 특정 성분 162~163
  비활성 성분 28~29
  성분명 39
  유해 성분으로 오인되는 성분 18~21
  제품의 효능 주장 vs 성분의 효능 주장 36
  천연 성분 vs 합성 성분 17
  천연 성분의 지속 가능성 42
  포장재와 라벨 31, 38~39
  햇볕 차단 95
  화장품 성분 확인 앱 20
  활성 성분 26~27, 71
  DIY 스킨케어 81
성인기 피부 64
세럼 57
세팅 파우더와 스프레이 182, 206
셀룰라이트 34, 114
속눈썹 197, 204
손톱 218~243
  감염 238
  네일 폴리시 224~233
  네일숍 선택하기 237
  네일숍에서의 손톱 관리 233, 236~239
  버퍼 222~223
  보습 관련 팁 240
  손톱 강화 241
  손톱 관리 222~223
  손톱 바닥과 피부 221
  손톱 바탕질(네일 매트릭스) 220
  손톱 부러짐 221, 240~241
  손톱 손상 236
  손톱 영양 보조제 241
  손톱 형태 223
  손톱 부위별 명칭 221
  손톱 호흡에 관한 진실 238
  손톱의 구조 220~221
  손톱의 단면 220
  손톱의 변화 242~243
  손톱판 220~221
  오버레이와 손톱 연장 233
  임신 중 손톱 50~51
  칼슘과 손톱에 관한 진실 241
  큐티클 제거하기 222~223
손톱 파일링 222
수면 71, 111, 201

수분 보충 76~77
수세미 129
수중유형 에멀션 30
순식물성 오일 198
스콸렌 17
스킨케어
　각질 제거 70
　건성 피부의 스킨케어 순서 62
　겨울철 피부 관리 136~137
　기미, 주근깨와 고르지 못한 피부색 관리 115~117
　레이저와 광파 시술 125~127
　메이크업 지우기 198~199
　모공과 피지 줄이기 122~123
　뾰루지와 여드름 118~120
　셀룰라이트 줄이는 법 114
　스킨케어 순서 206
　스킨케어 루틴 바꾸기 66~67
　스킨케어 제품 vs 피부과 시술 102~103
　스킨케어 제품의 안전성 106~107
　스킨케어의 필요성 56~57
　여드름성 피부 120
　일반 비누 vs 페이스 워시 68~69
　제품 고르는 법 57
　제품 효능 확인하는 법 72~73
　제품이 피부에 흡수되는 방식 100~101
　주름 예방 110~113
　지성 피부의 스킨케어 순서 62
　직접 하는 미용 시술 128~129
　튼살 관리 124
　피부 관련 건강 보조제 132~135
　피부 자극 줄이는 법 106~107
　햇볕 차단 84~95
　흉터 옅어지게 하는 법 121
　DIY 스킨케어 80~83
스킨케어의 안전성 12~15, 80, 83, 92~93
스테로이드 175, 177
습진 99
시트러스 오일 80
식단과 피부 74~76, 120
식물 추출 성분 39
신뢰할 만한 연구 34~37
실 리프팅 103
실리콘 163, 215

ㅇ

아름다움의 정의 6~9
아세톤 227
아이 메이크업
　눈이 커 보이는 메이크업 216~217
　마스카라 183, 192~195
　아이라이너 183, 197, 204, 216
　아이섀도 183, 196, 206, 210~211
　아이섀도 프라이머 209
　아이펜슬과 샤프형 펜슬 196
아젤라산 120
아크릴 네일 폴리시 230~233, 236
아토피성 피부염 99
안료 180~181, 185, 191, 204, 212
안색 217
알레르기 반응 78~79, 238
알파 하이드록시산 27
압축 파우더(파우더 팩트) 190
야생 채취 성분 42
얼굴 반쪽 테스트 73
에틸토실아마이드 227
여드름 74~76, 99, 118~120
여성형 탈모 173
연마제 26
연화제 60
열 보호제 160
염색 모발 157
영양 보조제 95, 132~135, 241
오메가-3 지방산 133~134
오버레이 233
오일프리 메이크업 201
옻(포이즌 아이비) 78
용제(용액) 28, 101, 224~225
원료 44
원형 탈모 173
유기농 제품 33
유도체 100~101
유아기 피부 64
유중수형 에멀션 30
유화제 30
의학적 기능성 화장품 32
이산화티타늄 188, 212
인조 속눈썹 197
일루미네이터 183
일반 비누 vs 페이스 워시 68~69
임상 실험, 체내 실험, 체외 실험, 시험관 내 실험 36~37, 46~47
임신 중 나타나는 실핏줄 50
임신선(튼살) 50, 124
임신이 모발과 피부에 미치는 영향 50~51
입술 217
　립 라이너와 립 스테인 182~183, 209
　립글로스와 립오일 183
　립밤 80
　립스틱 183~186, 212
입술주위염 99

ㅈ

자외선 88~89, 94
　광선 치료 127
　모발과 자외선 146, 160, 169
　자외선 필터 26, 30, 225
　자외선과 피부 84~85, 94~95
　자외선 차단제 57, 84~93, 206
　건성 피부용 자외선 차단제 62
　메이크업과 자외선 차단제 200~201
　사용법 85, 91
　수제 자외선 차단제 80
　어두운 피부와 자외선 차단 86~87
　여드름성 피부용 자외선 차단제 120
　자외선 차단 기능 보조제 132
　자외선 차단 등급 90
　자외선 차단 지수(SPF) 90
　자외선 차단제 고르는 법 90~91
　자외선 차단제 알레르기 79
　자외선 차단제의 유해성 92~93
　자외선 차단제의 필요성 84~85
　종류 89
　주름 방지용 자외선 차단제 110
　지성 피부용 자외선 차단제 62
자외선A 84, 86, 90~91
자외선B 84, 86
장갑 129, 131
저자극성 32
저출력 레이저 시술(LLLT) 177
전 과정 평가(LCA) 44~45
점 99
점도 조절제 28, 224~225
정상 피부 63
제품 라벨 38~39
제품 사용법 39
제품 용량 39
제품 테스트 36~37, 73
제품의 효능 주장 34~37, 72
젤 네일 폴리시 230~233, 236~239
주름 34, 71, 108~113
쥐젖(연성 섬유종) 99
지방분해 주사(DCA) 103
지방산 133~134, 174
지성 모발 157
지성 피부 61~63, 122~123
지속 가능성 42~45
지질(지방질) 55
진동 브러시 128
진피 54~55
진피 체액 71

ㅊ

착색제 30, 39, 224
천연 보습 인자(NMF) 54~55
천연 성분 vs 합성 성분 17
천연 화장품 16~17, 42
청소년기 피부 64
초미세박피술 102~103
초음파 시술 102~103

찾아보기

출산 후 탈모 173
친환경 포장재 43

ㅋ
카로티노이드 133
카페인 음료 77
칼슘과 손톱에 관한 진실 241
캠퍼 227
컨디셔너 147~149, 168
    사용량 154
    컨디셔너 고르는 법 154~155
    컨디셔너의 원리 147~149
    컨디셔너의 필요성 149
    컨디셔닝 마스크와 리브인 컨디셔너 159
컨실러 182, 188
컨투어링 제품 183
케라틴 55
코워싱 제품 158
콜드크림 199
콜라겐 108~109, 133~135
콜타르 175, 212
콤비네이션 크림 116
큐티클 140~141, 222~223
크루얼티 프리 화장품 46~48
클렌징 56~57
    건성 피부 62
    겨울철 스킨케어 137
    메이크업 준비 단계 208
    메이크업 지우기 198~199
    세정용 계면활성제 26, 58~59
    순한 클렌저의 중요성 58~59
    여드름성 피부 120
    지성 피부 62, 123
    클렌저 고르는 법 58~59
    포밍 클렌저 59
    황산염 첨가 제품 59
킬레이트제 28

ㅌ
탄소 상쇄 45
탈수 피부 63
태닝 87, 130~131
태양 민감성 106~107
탤크(활석) 215
토실아마이드/포름알데히드 수지 227
톨루엔 226
트레티노인 176
트리페닐포스페이트(TPHP) 227

ㅍ
파라벤 18~19, 227
파마 모발 166~167
파우더 메이크업 188, 190~191

파운데이션 182, 206
    파운데이션의 성분 187
    파운데이션의 종류 187~189
페이셜 롤러 129
페이크 태닝 87, 130~131
폐경이 모발과 피부에 미치는 영향 49
폐색제 60
포름알데히드 163, 226~227
포마드 182, 207
포밍 클렌저 59
포장재 31, 41, 43
폴리 하이드록시산 27
폴리포디움 고사리 추출물 133
표피 54~55
프라이머 182, 206~209
프로바이오틱 133~134
프로스타글란딘 유사체(PGA) 177
프로필파라벤 18~19
프탈레이트 20~21
피나스테리드 176
피부
    가려운 겨울철 피부 136
    기미, 주근깨와 고르지 못한 피부색 115~117
    메이크업 준비 단계 208
    비타민과 피부 75
    셀룰라이트 114
    수면이 피부에 미치는 영향 71
    수분 섭취와 피부의 관계 76~77
    스킨케어 일지 73
    식단이 피부에 미치는 영향 74~76
    씻은 후 건조법 137
    알레르기 78~79
    임신이 피부에 미치는 영향 50~51
    자외선과 피부 84
    폐경이 피부에 미치는 영향 49
    피부 노화 64~65, 108~109, 111
    피부 상태 98~99
    피부 세포 고갈에 관한 진실 107
    피부 알레르기 항원 실험 48
    피부 타입 62~63
    피부 투과성 71, 100~101
    피부색에 따른 자외선 차단제 85~87
    피부의 구조 54~55
    피부의 정의 54~55
피부 시술 102~103
    레이저와 광파 시술 125~127
    보톡스 시술 103~105
    여드름 치료 120
    주름 예방 시술 111
    홈 케어 시술 128~129
피부 알레르기 항원 실험 48
피부 자극 줄이는 법 106~107
피부 톤 보정 189

피부과 관련 테스트 완료 33
피지 50
피질 140~141
피하 조직 54~55
필러 103

ㅎ
하이드로퀴논 51
하이드록시산 110
하이라이터 183
항산화제, 산화 방지제 27~28, 110, 134
항생제 120
항안드로겐제 177
항진균제 175
향미제 30
향수, 향료 20, 30, 39, 78, 227
헤나 165
헤어 도구 169
혈소판 풍부 혈장(PRP) 103, 177
호르몬 49~51, 92~93, 120
화석연료 사용 42
화장품 보관법 39~41
화장품 재활용 44~45
화학물질 노출 238
화학 성분 무첨가 32
화학 처리된 모발 146, 157
화학적 박피 102, 116
화학적 항암치료 173
환경에 미치는 영향 42~43
활성 성분 26~27, 71
황산염 59, 162
회전 브러시 128
휩드 바디버터 80
휴지기 탈모 173
흉터 121
흉터로 인한 탈모 173
흑선 51
흡습제 61, 123
흩날리는 잔머리 170~171

기타
3-프리 네일 폴리시 226
4-프리 네일 폴리시 227
5-프리 네일 폴리시 227
10-프리 네일 폴리시 226~227
DIY 마스크팩과 스크럽제 80
DIY 스킨케어 80~83
IPL 126~127
LED 기기 103, 126~128
pH 조절제 28
SPF 등급 메이크업 제품 200~201

감사의 글

많은 사람이 한마음으로 애써 주지 않았다면 이 책은 세상에 나오지 못했을 것이다. 다음 분들에게 무한한 감사의 인사를 전한다.

이 책의 완성도에 크게 기여한 전문가 여러분: 에스더 올루, 아니카 러굿 박사, 앰버 O. 에반스 박사, 래리 여, 루비 골라니, 앤커 긴즈버그 박사, 마라 에반젤리스타-후버 박사, 스티븐 고, 루비.

이 책의 많은 부분에 필요한 지식과 조언을 준 동료들, 특히 젠 노바코비치, 프레데릭 르브루 박사, 벌린다 칼리, TRI 프린스턴, 안잘리 마토 박사, 해나 잉글리시, 라리타 아이어, 데이빈 림 박사, 그리고 그 밖에 도움을 준 많은 과학자와 교육자들에게 감사를 전한다.

이 프로젝트를 실현 가능하게 하고 참을성 있게 내 아이디어를 가다듬어 내 예상보다 훨씬 더 멋진 책으로 만들어 준 DK 출판부 여러분: 에이미 슬랙, 새라 스넬링, 엠마 힐, 엠마 포지와 탐 포지.

과학 커뮤니케이터를 직업으로 삼을 수 있게 재정적으로 지원해 준 후원자 여러분에게도 감사드린다. 나의 작업이 지닌 가치를 알아봐 주어서 진심으로 감사하게 생각한다.

나의 과학 지식과 커뮤니케이션 기술을 갈고닦는 데 도움을 준 멘토와 동료들, 특히 내가 예전에 가르쳤던 학생들, 박사과정 지도 교수였던 케이트 졸리프 교수, 매트릭스 에듀케이션의 동료들, 그중에서도 DJ 킴, 알렉스 아지로스 박사, 비비안 로, 루이즈 도넬리에게 감사를 전한다. 또한 비즈니스와 관련해서 값진 조언을 해준 크리스티나 부처, 거쉬클라우드 팀, 벤가도라스 여러분에게도 감사드린다.

친구들과 가족들, 특히 굉장히 멋진 나의 파트너 오마르에게 감사를 전한다. 그의 아낌없는 감정적 지원과 실질적 지원 덕분에 내 작업과 나 자신이 존재할 수 있었다. 그리고 그 누구보다도 감사한 이들은 바로 나의 작업을 지지해 주고 잘못된 정보들 속에서도 진정한 과학을 찾으려 애써 준 독자 및 팔로워 여러분이다.

늘 내 영감의 원천이 되어 준 여러분에게 깊은 감사의 인사를 전한다.

지은이 Dr. 미셸 웡

미셸 웡 박사는 과학 커뮤니케이터이자 화학자로 랩 머핀 뷰티 사이언스를 운영하고 있으며, 이 플랫폼을 통해 뷰티 제품에 숨겨진 과학을 설명하며 소비자들이 더 나은 제품을 선택할 수 있도록 돕고 있다. 2011년에 개설된 이 플랫폼은 현재 인스타그램, 유튜브, 틱톡에서 100만 명 이상의 팔로워를 보유하고 있다. 현재 제품 개발 및 과학 커뮤니케이션 컨설턴트로도 활동하고 있다.

미셸은 과학 커뮤니케이터로 활약하면서 로레알과 P&G를 포함한 여러 유명 브랜드와 파트너십을 맺었으며, 구글 뉴스 이니셔티브의 'APAC 트러스티드 미디어 서밋'에 연사로 초청되기도 했다. 미셸의 작업은 <와이어드>, <뉴욕타임스>, <엘르>, <애틀랜틱>, <케미스트리 앤 엔지니어링 뉴스>, <코스메틱스 앤 토일레트리스> 등의 매체에 소개되었다. 아울러 여러 온라인 화장품 과학 학술회의를 공동 주최했으며, 뷰티 과학에 관련된 올바른 콘텐츠의 양과 질을 향상하고 접근성을 높이기 위한 이니셔티브인 <뷰티 사이컴>을 공동 창립했다. 『기초 스킨케어를 위한 랩 머핀 가이드』라는 전자책을 출간했으며, 어도어 뷰티의 팟캐스트 '스킨케어 스쿨'의 공동 진행자로 활동했다.

미셸은 고등과학 학사 학위(최우등 및 대학 메달 수상)와 화학 박사 학위(의약 및 초분자화학)를 소지하고 있으며 화장품 조제 자격증도 보유하고 있다.

미셸 웡의 작업은 온라인에서도 찾아볼 수 있다.

옮긴이 김민경

한양대학교 전자전기공학부를 졸업했으며, 현재 번역 에이전시 엔터스코리아에서 전문 번역가로 활동 중이다. 옮긴 책으로는 『동물의 감정은 왜 중요한가: 동물의 삶을 사랑하는 과학의 모든 시선』, 『스페이스X의 비밀: 인류 최후의 개척지와 일론 머스크의 마스터플랜』, 『세상을 움직이는 놀라운 물리학』, 『AI 메디컬 레볼루션: 챗GPT4 너머 열리는 뉴 패러다임』, 『다시 보는 블록체인: 블록체인 비즈니스와 데이터 전략』 등이 있다.

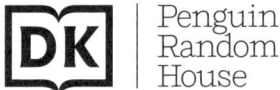

뷰티의 과학

발행일 2025년 5월 12일 초판 1쇄 발행
지은이 Dr. 미셸 웡
옮긴이 김민경
발행인 강학경
발행처 시그마북스
마케팅 정제용
에디터 신영선, 최연정, 최윤정, 양수진
디자인 김문배, 강경희, 정민애

등록번호 제10-965호
주소 서울특별시 영등포구 양평로 22길 21 선유도코오롱디지털타워 A402호
전자우편 sigmabooks@spress.co.kr
홈페이지 http://www.sigmabooks.co.kr
전화 (02) 2062-5288~9
팩시밀리 (02) 323-4197
ISBN 979-11-6862-318-7 (13590)

이 책은 저작권법에 의하여 한국 내에서 보호를 받는 저작물이므로 무단전재와 무단복제를 금합니다.
파본은 구매하신 서점에서 교환해드립니다.

*시그마북스는 (주)시그마프레스의 단행본 브랜드입니다.

First published in Great Britain in 2024 by
Dorling Kindersley Limited
DK, One Embassy Gardens, 8 Viaduct Gardens,
London, SW11 7BW

The authorised representative in the EEA is
Dorling Kindersley Verlag GmbH. Arnulfstr. 124,
80636 Munich, Germany

Copyright © 2024 Dorling Kindersley Limited
A Penguin Random House Company
Text copyright © Michelle Wong 2024
Photography copyright © Sun Lee 2024
Illustration copyright © Montana Forbes 2024

Michelle Wong has asserted her right to be identified as the author of this work.

10 9 8 7 6 5 4 3 2 1
001–339261–Jun/2024

All rights reserved.
No part of this publication may be reproduced, stored in or introduced into a retrieval system, or transmitted, in any form or by any means (electronic, mechanical, photocopying, recording, or otherwise), without the prior written permission of the copyright owner.

A CIP catalogue record for this book is available from the British Library.
ISBN: 978-0-2416-5699-0

Printed and bound in China

www.dk.com

> **면책 조항**
>
> 이 책의 정보는 다루고 있는 특정 주제와 관련해 일반적인 지침을 제공하기 위해 작성됐습니다. 특정 상황과 특정 장소에 대한 의료, 건강 관리, 제약, 기타 전문적인 조언을 대신할 수 없으며 그런 용도로 사용해서도 안 됩니다. 의학적 치료를 시작, 변경, 중단하기 전에 담당 주치의와 상담하시기 바랍니다. 저자가 아는 한, 이 책에서 제공하는 정보는 2024년 1월을 기준으로 정확한 최신 정보입니다. 관행, 법률, 규정은 모두 변경되기 마련이므로 독자는 이런 문제에 대해서 최신 전문가의 조언을 구해야 합니다. 이 책에 제품이나 치료법, 조직의 명칭이 언급됐다고 해서 이를 저자 또는 출판사가 보증한다는 의미는 아니며, 그런 명칭이 누락됐다고 해서 인증 거부를 의미하지도 않습니다. 저자와 출판사는 법이 허용하는 한 이 책에 포함된 정보의 사용 또는 오용으로 인해 직간접적으로 발생하는 모든 책임을 부인합니다.